医学文献用户指南——循证医学实践要点

（第三版）

主　编　［加］戈登·古亚特（Gordon Guyatt）

　　　　　［美］德拉蒙德·雷尼（Drummond Rennie）

　　　　　［加］莫林·O. 米德（Maureen O. Meade）

　　　　　［加］黛博拉·J. 库克（Deborah J. Cook）

主　审　张亚美

主　译　吴勇延　黎晓华

副主译　杨海涛　辇伟奇　潘　磊

译者名单（按姓氏笔画排序）

刘　鑫　重庆市第十三人民医院

李志鹏　瑞羿奥纳（上海）生物医药有限公司

杨海涛　瑞羿奥纳（上海）生物医药有限公司

吴勇延　深圳大学总医院

张亚美　成都大学附属医院

张继军　山西医科大学第一医院

罗　璇　内蒙古自治区人民医院

赵文斌　云南中医药大学第一附属医院（云南省中医医院）

郝又国　同济大学附属普陀人民医院

钟　华　益阳市中心医院

唐惠君　惠州卫生职业技术学院附属医院

黄　雅　深圳市中医院

梁誉斌　瑞羿奥纳（上海）生物医药有限公司

辇伟奇　重庆市中医院

黎晓华　同济大学附属杨浦医院

潘　磊　佛山市三水区人民医院

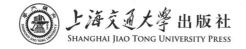

上海交通大学出版社

SHANGHAI JIAO TONG UNIVERSITY PRESS

图书在版编目（CIP）数据

医学文献用户指南：循证医学实践要点：第三版 /（加）戈登·古亚特（Gordon Guyatt）等主编；吴勇延，黎晓华译 .—上海：上海交通大学出版社 , 2023, 6

书名原文：Users' guides to the medical literature. Essentials of evidence - based clinical practice

ISBN 978-7-313-26638-5

Ⅰ . ①医… Ⅱ . ①戈… ②吴… ③黎… Ⅲ . ①循证医学—指南 Ⅳ . ① R499-62

中国版本图书馆 CIP 数据核字（2022）第 033539 号

医学文献用户指南：循证医学实践要点：第三版
YIXUE WENXIAN YONGHU ZHINAN: XUNZHENG YIXUE SHIJIAN YAODIAN: DI–SAN BAN

主　　编：	［加］戈登·古亚特（Gordon Guyatt）等	主　　译：	吴勇延　黎晓华
出版发行：	上海交通大学出版社	地　　址：	上海市番禺路 951 号
邮政编码：	200030	电　　话：	021-64071208
印　　制：	上海景条印刷有限公司	经　　销：	全国新华书店
开　　本：	787mm×1092mm 1/16	印　　张：	18
字　　数：	396 千字		
版　　次：	2023 年 6 月第 1 版	印　　次：	2023 年 6 月第 1 次印刷
书　　号：	ISBN 978-7-313-26638-5		
定　　价：	148.00 元		

版权所有　侵权必究
告读者：如发现本书有印装质量问题请与印刷厂质量科联系
联系电话：021-59815621

译者简介

张亚美 博士，助理研究员，现任成都大学附属医院/临床医学院科研科科长、中心实验室主任。兼任四川省康复医学会检验医学专委会委员，四川省医学科研管理专委会委员，四川省医学哲学与人文专委会青年委员。2012年毕业于电子科技大学生物医学工程专业，获工学博士学位。在分子遗传学研究领域工作近十年，目前主要从事药物基因检测和临床应用研究工作。

吴勇延 博士，临床医学博士后。现就职于山西医科大学第一临床医学院耳鼻咽喉头颈外科，山西省首批科技创新重点团队核心成员。研究方向为非编码RNA对头颈肿瘤侵袭转移的调控作用机制，主要结合转录组学、蛋白组学和生物信息等技术挖掘头颈肿瘤特异性生物标志物，研究关键基因的调控作用及机制。

曾主持完成中国博士后科学基金一等资助项目1项、省部级研究课题2项。现主持国家自然科学基金项目1项、省部级项目3项，发表SCI收录论文20余篇。获陕西省科技进步奖1项，获国家发明专利权2项、中国计算机软件著作权登记1项。

黎晓华 主任医师，医学博士。从事手足、上肢及周围神经外科工作37年。现就职于晋江市医院（上海市第六人民医院福建分院）骨科，2001年上海市重点专科引进人才，曾任上海同济大学附属杨浦医院等三级医院骨科副主任。第九届中华全国青联委员，国家科委及教育部卫生专业专家库评审成员。兼任上海市运动医学专委会委员，上海市骨科专委会足踝外科学组委员，上海市医师协会骨科分会运动医学组、足踝外科组委员，亚太重建显微外科联盟中国部委员，中国修复重建外科专委会皮瓣学组委员，中国康复医学会修复重建外科专委会再植再造及周围神经外科学组委员，中国研究型医院学会骨科创伤与转化专委会足踝外科学组委员。

2007年公派法国巴黎Institut de la Main进修，2012年12月赴美国哈佛大学麻省总院上肢外科访问。主持省、市级科研项目共6项。发表国内外期刊论文30余篇，主编专著2部，参编著作7部。获省部级科技进步三等奖2项，市局级科技进步一、二、三等奖5项。

编写说明

　　医学是一门不断发展变化的科学，随着研究的增加和临床经验的不断积累，我们的知识面不断拓宽，治疗方式和治疗药物也发生变化。这本书的作者和出版商已经尽可能根据其认为可靠的信息进行了核查，在出版时，本书中提供的信息是完整且符合标准的。但是，人为错误的可能性或医学的发展变化，作者、出版商以及任何参与准备或出版本书的单位和个人均无法确保本文所编写的信息在每个方面都是准确完整的，同时，对因本书的任何错误或遗漏以及因使用本书中所包含的信息造成的任何不良后果均不承担任何责任。因此，读者应该查阅其他资料以确认信息正误。例如，我们强烈建议读者仔细阅读药品说明书，以确定本书中包含的信息是否准确以及推荐剂量和治疗的禁忌证是否有所变更。该建议对于新药或不常用的药物而言尤为重要。

版权申明

再版自医学文献用户指南：循证医学实践要点 / 循证医学工作组，主编 Gordon Guyatt ... ［等人］。第二版。2008 年。

医学文献用户指南：循证医学实践手册。第三版。2015 年。

"JAMA 网络"

含参考书目和索引。

ISBN 978-0-07-179415-2（pbk. : alk. paper）

ISBN 0-07-179415-8（pbk. : alk. paper）

I. Guyatt, Gordon, 编者。II.Rennie, Drummond, 编者。III.Meade, Maureen, 编者。IV.Cook, Deborah, 编者。V. 医疗文献的用户指南。循证医学的临床实践手册。删节版：VI. 标题：循证医学实践要点。

［DNLM:1. 循证医学。2. 临床医学。 3. 决策。 4. 文献综述（主题）。WB 102.5 ］

RC46

616—dc23

2014031341

麦格劳 – 希尔教育集团出版图书均有一定数量的折扣用于奖励和促销活动，或企业培训项目。如需联系销售代表，请点击 www.mhprofessional.com 上的联系方式进入访问页面。

致我们的学生乃至其他国家的学生，是他们的兴趣、激情和探索精神促进了循证医学概念的发展。

GG, MOM, and DJC

在我加入这个优秀的小组后，Deb 给予了我很多的帮助，在此感激她的爱心，同时欣赏她的幽默感。

Drummond Rennie

译者前言

文献可用于指导医疗实践，然而，我们非常清楚，医学文献的数量非常大，且更新速度也非常快，而医生用于阅读文献的时间却非常少，充分利用文献来指导医疗实践变得愈加困难。《医学文献用户指南——循证医学实践要点》（第三版）这本书旨在改变这一现状，让临床医生获得最为相关的信息，为患者提供最合适的医疗服务。

本书共 18 章，主要从循证医学的概念、如何寻找最佳证据、偏倚与误差、治疗决策的确定等几个方面展开论述，有助于让医生理解各种类型的医学文献，获得最合适的医学证据，对各种新疗法新药物的获益与风险做出合理判断，同时根据所在医疗机构的实际情况做出最佳的临床实践，最终让医生的整体诊疗水平上一个大台阶。

希望本书的出版有助于临床医生通过查阅各种文献，并综合自己的经验以及实际情况，做出最佳临床决策，为患者提供最合适的医疗服务。

另外，非常感谢参与本书翻译的每一位译者，感谢他们在工作之余花很多时间进行精推细敲、反复斟酌原文和译文，同时感谢参与本书的编辑们，感谢他们对本书的多次修订。

本书虽然经过多次修改，但疏漏之处在所难免，敬请广大读者提出宝贵意见。

原著序

循证医学（evidence-based medicine，EBM）是一个具有特定含义的概念，已有近25年历史。回顾过去，该学科渡过了婴儿时期、童年、青春期，[1] 现在显然已进入成熟阶段。[2]《医学文献应用指南——循证医学实践要点》（第三版）更是确立了 EBM 的成熟地位。

1981年，由医学博士 David Sackett 领导的麦克马斯特大学临床流行病学家发表了系列文章来指导临床医师如何阅读临床期刊，[3]EBM 也正由此而诞生。虽然这是理论前进的一大步，但这系列的文章也有其局限性。在多年教授所谓的批判性评估之后，这个群体越来越意识到其所面临的挑战：不能仅仅以浏览模式进行文献阅读，而应利用研究成果来解决患者的日常管理问题。

1990年，我在麦克马斯特大学的内科医学项目任驻院主任。在 Dave Sackett 的领导下，批判性评估已经发展为医疗实践学，其基础是理解支撑临床决策的医学文献。我们认为，这代表了一种完全不同的实践风格，需要一种能够表达这种差异的术语。

作为住院医师，我的任务是训练医师将这种新方法应用于实践之中。在1990年的春天，我向医学部门的成员们提出了这一改变计划，但很多人对此漠不关心，并建议用科学医学这一术语来概述这一新方法。他们不友好的态度以及对于这一方法既往"不科学"的暗示让我有些懊恼。第二次，我尝试将这一医疗实践学命名为循证医学，它在很短的时间内迅速流行开来。用现在的话来说，可谓是风靡一时。[4]

在麦克马斯特大学召开重大医学部门会议之后，EBM 这个术语在1990年秋季首次出现在为居民进入或正考虑申请居留项目的信息文件中。相关的篇章如下：

教导居民对患者日常管理中的诊断、治疗和预后技术应用持"开明的怀疑态度"。这种方法……被称为"循证医学"……目标是要认识到自己的实践依据、证据的可靠性以及证据所容许的推断力度。所采用的战略要求清楚界定相关问题；对相关问题的文献进行全面搜索；对证据及其对临床情况的适用性进行批判性评估；将结论平衡应用于临床问题。

这个词首次出现在1991年的美国医师学会俱乐部中。[5] 与此同时，我们在麦克马斯特大学热情的循证医学教育者团体正在完善我们的循证医学实践和教学。我们相信自己正在做一些重要的事情，我们与一大批主要来自美国的学术医生建立联系，组成了第一个循证医学工作组，并在《美国医学会期刊》上发表了一篇文章，进一步增加对 EBM 的定义描述，并将其称作"范式转换"。[6]

随后，该工作组负责编写一套新的《读者指南》后续文章，提出一个更实用的方法来将医学文献应用于临床实践。得益于 JAMA 副主编医学博士 Drummond Rennie 的鉴定支持和中肯意见，循证医学工作组自1993年～2000年间在 JAMA 上发表了包括25个部分的系列文章，其名称为《医学文献应用指南——循证医学实践要点》。[7] 而这一系列之后又继续在 JAMA 上发表了涉及新概念和实践的文章。

《医学文献应用指南——循证医学实践要点》（第一版）是 JAMA 系列的直接延续。到 2002 年这本书出版之时，EBM 已经经历了第一次的根本性演变，并认识到这些证据尚不足以做临床决策。相反，管理决策往往涉及在理想和不理想结果之间的权衡，因此需要做出价值和偏好的判断。事实上，在《医学文献应用指南——循证医学实践要点》的第一版中，EBM 的第一原则被描述为临床决策：证据永远不够，但是可以加入证据层次预先明确的原则。

人们很快认识到 EBM 的原则同样适用于其他医护人员，包括护士、牙医、正畸医师、物理治疗师、职业治疗师、脊柱外科医生以及足踝外科医生。因此，循证医疗保健和循证实践等术语适用于以循证为基础的患者护理临床实践。因为我们的用户指南主要针对医生，所以我们继续使用术语 EBM。

第二版将两方面 EBM 的新发展融入 EBM 思想中。首先，我们已经意识到，只有少数临床医师能够熟练地对原始期刊文章进行批评性评估，而预评估的证据对于循证临床实践而言至关重要。其次，我们对如何确保临床决策与患者之间价值观和偏好一致的认识尚处于初始阶段，仍需开展进一步广泛研究。

这本《医学文献应用指南——循证医学实践要点》（第三版）建立在以上内容的基础之上，最重要的是在修订之后的指南中查找证据。而现在的重点是预评估的资源，尤其是医学文献的后续资料：随着数据的出现，电子出版物会产生更新的证据概要，并提供用作的实践的循证建议。

预先证实证据和循证建议的重要性都在第三版中有所阐述。同时，对于证据层次及价值和偏好判断的必要性，我们也增加了一个基本原则：最佳的临床决策需要对最优的可用证据进行系统总结。

这一原则需要我们对用户指南作根本修订，以备系统评审，而后者目前明确包括了元分析，并承认了两个核心考虑因素。第一，系统评价和元分析的完成情况。第二，受到 GRADE（建议评测分级、发展和评估）工作组[8] 的影响，我们需要估测人们对评审和元分析效果的信心。然而，如果评审工作尚佳，且其所依据的主要证据值得信任，那么评审的推论就将极为有限。

《医学文献应用指南——循证医学实践要点》（第三版）将 20 多年来我们 EBM 教学的经验同学生们的不同背景、预先准备、临床兴趣及地理位置相结合。事实上，我们的诸多福利之一包括有机会环游世界，助力 EBM 研讨会的任教活动。参加泰国、沙特阿拉伯、埃及、巴基斯坦、阿曼、科威特、新加坡、菲律宾、日本、印度、秘鲁、智利、巴西、德国、西班牙、法国、比利时、挪威、美国、加拿大和瑞士（这份名单还在不断更新）的研讨会，这些研讨会都为我们提供了尝试和改进我们教学方法的机会，以适应不同背景和观点的学生。在每个研讨会上，当地的 EBM 老师会分享自己的经验、挣扎、成绩和 EBM 教学技巧，我们可以将这些内容加入书中。

因此，我们很荣幸推出《医学文献应用指南——循证医学实践要点》（第三版），分享我们所学到的知识。

Gordon Guyatt, MD, MSc

麦克马斯特大学

参考文献

［1］ Daly J. Evidence-based Medicine and the Search for a Science of Clinical Care.Berkeley, CA:Milbank Memorial Fund and University of California Press; 2005.

［2］ Smith R, Rennie D. Evidence-based medicine—an oral history.JAMA. 2014; 311(4):365-367.

［3］ Department of Clinical Epidemiology & Biostatistics, McMaster University.How to read clinical journals, I: why to read them and how to start reading them critically.Can Med Assoc J. 1981; 124(5): 555-558.

［4］ Evidence-based medicine—an oral history website. http://ebm.jamanetwork.com.Accessed August 17, 2014.

［5］ Guyatt G. Evidence-based medicine.ACP J Club (Ann Intern Med). 1991;114(suppl 2): A-16.

［6］ Evidence-Based Medicine Working Group.Evidence-based medicine: a new approach to teaching the practice of medicine.JAMA. 1992;268(17): 2420-2425.

［7］ Guyatt GH, Rennie D. Users' guides to the medical literature.JAMA. 1993; 270(17): 2096-2097.

［8］ Guyatt GH, Oxman AD, Vist GE, et al; GRADE Working Group.GRADE: an emerging consensus on rating quality of evidence and strength of recommendations.BMJ. 2008; 336(7650): 924-926.

原著前言

当我在英国上学时是处于战争期间，我的生活除了冷水浴、数学、煮白菜、长时间跨国逃难之外，就是关于拉丁语和法语的主课。显然，拉丁语仅仅适合理论学习——毕竟罗马人已经消失了。此外，虽然法国就在英吉利海峡对岸，从英国这边就能够看到法国，但是多年来法国要么被占领要么就难以入境，所以学习法语似乎不现实，也过于理论化。对于我和老师来说，将法语应用到实践中难以想象——而法语是一门语言，是用以交流的。

这反映了太多医学从业人员与医学文献之间的关系——文献就在那儿却无从下手。我们认识到，医学实践应基于医学刊物上公布的最新成果。但是我们也意识到，每隔几年，医学文献的数量就会翻倍，而每年我们用于查看文献的时间似乎更少了。[1] 所以每一天，分析利用医学文献的任务更显得愈加无望。将这些成千上万的文章转化为日常医学实践似乎也是一个不可完成的任务，所以运用医学文献来治疗某个患者的想法也变得更加不现实。

而本书目前为第三版，旨在改变这一现状。本书意在使临床医师能够通畅理解各类医学文献，让临床医师不再需要通过生搬硬套、猜测以及各自形成的经验来为患者提供诊疗服务；让临床医师不再受医药公司代理或患者的困扰，告诉他们医生对于新疗法新药物无法做出评价。让临床医师不再依赖过时权威意见；让医师根据患者的实际情况和医学文献为患者提供诊疗服务；为临床医生提供相关的文献信息，让其评估有效性及是否适用于特定患者。换言之，即让临床医师掌握医学中最有力的资源。

JAMA（美国医学会杂志）的用户指南系列

我邀请医学博士、理科硕士、进步人士、主编以及 JAMA 医学文献系列用户指南最多产的合著者 Gordon Guyatt，请他在书中所附的序言中讲述本书及本系列书籍的历史。但是，JAMA 是从何处开始这方面工作的呢？

在 20 世纪 80 年代后期，应朋友医学博士 David Sackett 的邀请，我访问了麦克马斯特大学中他所在的学院，讨论与 JAMA 的合作项目——这个系列的项目研究了临床病史和检查背后的根据。经过这些讨论后，出现了一系列文章和系统综述，并在当时的 JAMA 主编 George Lundberg 医师的热心支持下，于 1992 年 JAMA 开始发表合理临床检查系列（The Rational Clinical Examination）。[2] 而那时，我已与麦克马斯特大学这一杰出团队建立了极佳的工作关系。像他们的领导 Sackett 一样，他们愿意打破传统，擅长团队合作及同新的医学人才结成联盟，在学术上也很严谨。与 Sackett 一样，这群人也信守诺言。

所以，当我听说他们正在考虑更新 1981 年《加拿大医学会杂志》（*Canadian Medical Association Journal*，CMAJ）出版的《读者指南》时，我利用这种合作关系力劝他们更新和增加 JAMA 的系列指南。在与 Sackett 的共同努力下，首先由医学博士 Andy Oxman

领导，后由 Gordon Guyatt 牵头（因为 Oxman 离开去奥斯陆工作），《医学文献用户指南》系列由此诞生。自 1993 年开始，由 JAMA 出版这些文章。[3]

一开始，我们认为我们能收到 8 篇或 10 篇文章，但读者的回应是如此热烈，而文献中的此类文章种类又极为丰富，所以，自那时起我便一直在为此系列做接收、派送审稿以及编辑新文章的工作。在本书于 2002 年出版第一版之前，我和 Gordon Guyatt 收到 25 篇文章后这个系列就结束了，当时就有 33 篇独立期刊文章。

原版 JAMA 系列编写的准备工作以及本书第一版的出版历经多年，取得了富有意义的成果。20 世纪 90 年代早期主要医学杂志上鲜少关注的一些话题，在获得应有的关注的几年之后，相关谈论便逐渐增多。例如，在 2000 年，JAMA 出版了两份关于读者应如何获得卫生医疗方面定性研究文献的用户指南。再举一个示例，正如 Gordon Guyatt 在其序言中指出的那样，在 Cochrane 协会的强力推动下，系统评价和荟萃分析已经成为文献的突出特征，用户指南的重心发生了变化，对文献的再评价仍在继续。

关于本书

从一开始，读者们就一直敦促我们将该系列编纂成一本书。这也是我们的初衷，但每一篇新文章的出现，让这本书出版一再延迟。不过，这本书最终还是问世了，这着实是一大幸事。当 1981 年 CMAJ 出版第一版读者指南时，Gordon Guyatt 还未创造出"循证医学"一词，拥有电脑的医护人员也极少，彼时互联网也尚未问世，电子出版只是个遥不可及的梦想。1992 年，有实际用途的网络几乎没有，互联网泡沫还尚未出现，更不用说破灭了，医疗保健行业才开始接触电脑。然而，到了 20 世纪 90 年代末，当我和 Guyatt 同我在美国医学会杂志的同事商量，不仅可以出版标准的印刷书籍，还想出版基于网络和 CD-ROM 格式的书籍，他们立刻欣然接受了该提议。而艾伯塔大学健康循证中心的医学博士 Rob Hayward 则将这一想法付诸实践。

循证医学的科学和艺术在过去的 25 年里有了显著的发展（本书也为此作了不少贡献），这本书中的每一页都反映了这一事实。《医学文献用户指南》的第一版和第二版大获成功，在此鼓舞下，戈登·盖亚特（Gordon Guyatt）和循证医学工作组将每一章节再次更新，以备第三版。他们还增加了 6 个全新的章节：循证医学和知识理论，如何使用非劣效性试验，如何使用关于质量改进的文章，如何使用关于遗传协会的文章，了解和应用系统评价与元分析以及网络元分析。其中一些章节将在本书的详细版手册中予以阐述。

新版书籍将附上最新的《医学文献用户指南》网络版本。作为在线教育资源的一部分，JAMA 证据、在线医学文献用户指南与《合理临床检查：循证临床诊断》的在线版本同时存在，共同作为全面在线教育资源的基石，用于教学和学习循证医学。交互式计算器和工作表为此提供了实用补充，可下载使用的 PPT 演示文稿也可作为教师们的宝贵教学资源。最后，播客演示将 EBM 背后的核心思想展示给全世界的医学生、群众和教师。

我要再次感谢戈登·盖亚特，他是一位颇有灵感的作家、也是我们的主要组织者，同时更是一名优秀的老师、同事和朋友。我个人非常钦佩他在 EBM 工作组的许多同事，但鉴于这是集体共同努力的成功，要一一说出他们的名字并不适宜。这项艰苦的事业正是因为很多人的艰苦努力才得以成功。而在 JAMA 方面，我要感谢 JAMA 的注册护士、文科硕士 Annette Flanagin，她也是一位工作出色、富有创造性和擅长对外交际的同事。所有这一切都仰赖于马萨诸塞州 Kate Pezalla 所付出的心血和细致规划，因为她的努力，才使得该项目处于良好协调状态并持续进展。我的同事外科医生和敏锐的评论家 Edward Livingston 博士，正在接管 JAMA 医学文献系列的用户指南，我相信这本书将在他的手上再次迸发活力。此外，我也要感谢我们在麦格劳 – 希尔（McGraw-Hill）教育的合作伙伴——詹姆斯·沙纳汉（James Shanahan）、斯科特·格里洛（Scott Grillo）、迈克尔·克鲁姆索（Michael Crumsho）和罗伯特·潘科蒂（Robert Pancotti）所付出的努力。

最后，我要感谢我的朋友医学博士及公共卫生硕士 Cathy DeAngelis 和她的继任者——医学博士和公共卫生硕士 Howard Bauchner，他们分别是 JAMA 的上任和现任网络主编，他们对我、我的同事及这个项目都给予了坚定支持，而 Howard 继续了这一项目。自从我发现他对于这一项目如此热情（因为他经常引用《用户指南》系列的早期文章），我对此所有的担忧都烟消云散。事实上，霍华德是《循证医学 – 口述历史》[2,3] 的发起人，这一系列关于循证医学诞生和早期发展个人观点的视频有助于对读者对《用户指南》做进一步了解。 Howard 的精神及其敏锐的头脑带动了大家，所以我们有望未来看到本书不断迭新的更多版本。

医学博士 Drummond Rennie

加州大学旧金山分校

参考文献

[1] Durack DT.The weight of medical knowledge.N Engl J Med. 1978; 298(14): 773–775.

[2] Smith R, Rennie D. Evidence–based medicine—an oral history.JAMA. 2014; 311(4): 365–367.

[3] Evidence–based medicine—an oral history website. http://ebm.jamanetwork.com.Accessed August 17, 2014.

编 者

Thomas Agoritsas, MD, Dr Med
Health Information Research Unit
Department of Clinical Epidemiology & Biostatistics
McMaster University
Hamilton, Ontario, Canada

Elie A. Akl, MD
Department of Medicine
American University of Beirut
Riad–El–Solh, Beirut, Lebanon

Paul Elias Alexander
Department of Clinical Epidemiology & Biostatistics
Health Research Methodology Graduate Program
McMaster University
Hamilton, Ontario, Canada

Waleed Alhazzani, MD, FRCPC, MSc
Departments of Medicine and Clinical Epidemiology & Biostatistics
McMaster University
Hamilton, Ontario, Canada

Pablo Alonso–Coello, MD
Hospital de la Santa Creu i Sant Pau
Barcelona, Spain

Shannon M. Bates, MDCM, MSc, FRCP（c）
Department of Medicine
McMaster University
Hamilton, Ontario, Canada

Heiner C. Bucher, MPH
Basel Institute for Clinical Epidemiology and Biostatistics

University Hospital Basel
Basel, Switzerland

Alonso Carrasco–Labra, DDS, Msc, PhD（c）
Department of Clinical Epidemiology & Biostatistics
McMaster University
Hamilton, Ontario, Canada
Evidence–Based Dentistry Unit
Universidad de Chile
Santiago, Chile

Deborah J. Cook, MD, FRCPC, MSc, OC
Departments of Clinical Epidemiology & Biostatistics and Medicine
McMaster University
Hamilton, Ontario, Canada

PJ Devereaux, MD, PhD, FRCPC
Departments of Clinical Epidemiology & Biostatistics and Medicine
McMaster University
Hamilton, Ontario, Canada

Glyn Elwyn, MD, MSc, FRCGP, PhD
The Dartmouth Centre for Health Care Delivery Science
Hanover, New Hampshire, USA

Toshi A. Furukawa, MD, PhD
Departments of Health Promotion and Human Behavior and Clinical Epidemiology
Kyoto University Graduate School of Medicine
Kyoto, Japan

Gordon Guyatt, MD, MSc, FRCPC, OC
Departments of Clinical Epidemiology & Biostatistics and Medicine
McMaster University
Hamilton, Ontario, Canada

Alfred Theodore（Ted）Haines, MD, CCFP, MSc, DOHS, FRCPC
Departments of Clinical Epidemiology & Biostatistics and Family Medicine
McMaster University
Chedoke–McMaster Hospitals

LAMP Community Health Centre
Occupational Health Clinic for Ontario Workers
Hamilton, Ontario, Canada

Rose Hatala, MD, MSc
University of British Columbia
Vancouver, British Columbia, Canada

R. Brian Haynes, MD, PhD
Departments of Clinical Epidemiology & Biostatistics and Medicine
McMaster University
Hamilton, Ontario, Canada

Robert Hayward, MD
Owogo Inc.
Centre for Health Evidence
Department of Medicine
University of Alberta
Edmonton, Alberta, Canada

John P. A. Ioannidis, MD, DSc
Departments of Medicine, Health Research and Policy, and Statistics
Stanford Prevention Research Center
Meta–Research Innovation Center
Stanford University
Stanford, California, USA

Cynthia A. Jackevicius, BScPhm, PharmD, MSc, BCPS, FCSHP
Western University of Health Sciences
Pomona, California, USA
Institute for Clinical Evaluative Sciences
Institute for Health Policy, Management and Evaluation
University of Toronto
Toronto, Ontario, Canada
Veterans Affairs Greater Los Angeles Healthcare System
Los Angeles, California, USA

Roman Jaeschke, MD, MSc, FRCPC
Department of Medicine

St. Joseph's Healthcare
Hamilton, Ontario, Canada

Mitchell Levine, MD, MSc
Department of Clinical Epidemiology & Biostatistics
McMaster University
Centre for Evaluation of Medicines
St. Joseph's Healthcare
Hamilton, Ontario, Canada

Braden Manns, MD
Departments of Medicine & Community Health Sciences
University of Calgary
Calgary, Alberta, Canada

K. Ann McKibbon, MLS, PhD, FMLA
Department of Clinical Epidemiology & Biostatistics
McMaster University
Hamilton, Ontario, Canada

Maureen O. Meade, MD, MSc, FRCPC
Departments of Clinical Epidemiology & Biostatistics and Medicine
McMaster University
Hamilton, Ontario, Canada

Edward J. Mills, PhD, MSc, MSt
Global Evaluative Sciences
Vancouver, British Columbia, Canada

Victor M. Montori, MD, MSc
Knowledge and Evaluation Research Unit
Mayo Clinic
Rochester, Minnesota, USA

Sohail M. Mulla, MSc
Department of Clinical Epidemiology & Biostatistics
Health Research Methodology Graduate Program
McMaster University
Hamilton, Ontario, Canada

M. Hassan Murad, MD, MPH
Division of Preventive Medicine
Mayo Clinic
Rochester, Minnesota, USA

Reem A. Mustafa, MD
Department of Medicine
University of Missouri–Kansas City
Overland Park, Kansas, USA

Ignacio Neumann, MD, MSc
Department of Internal Medicine
Pontificia Universidad Cat ó lica de Chile
Santiago, Chile
Department of Clinical Epidemiology & Biostatistics
McMaster University
Hamilton, Ontario, Canada

Vlado Perkovic, MBBS, PhD, FASN, FRACP
George Institute for Global Health Australia, Medicine
University of Sydney
Sydney, New South Wales, Australia

Kameshwar Prasad, MD, DM, MMSc
Department of Neurology
Neurosciences Centre
All India Institute of Medical Sciences
New Delhi, India

Milo A. Puhan, MD, PhD
Department of Epidemiology and Public Health
Epidemiology, Biostatistics and Prevention Institute
University of Zurich
Zurich, Switzerland

Adrienne G. Randolph, MD, MSc
Department of Anaesthesia
Harvard Medical School
Department of Anesthesia, Perioperative and Pain Medicine

Boston Children's Hospital
Boston, Massachusetts, USA

W. Scott Richardson, MD
Department of Medicine
Georgia Regents University–University of Georgia Medical Partnership
Athens, Georgia, USA

David M. Rind, MD
Department of Medicine
Harvard Medical School
Editorial and Evidence–Based Medicine, UpToDate
Wolters Kluwer Health
Waltham, Massachusetts, USA

Bram Rochwerg, BSc, MD
Department of Medicine
McMaster University
Hamilton, Ontario, Canada

Nancy Santesso, BSc（Hon）, MLIS, PhD（c）
Department of Clinical Epidemiology & Biostatistics
McMaster University,
Hamilton, Ontario, Canada

Holger J. Schünemann, MD, PhD, MSc, FRCPC
Departments of Clinical Epidemiology & Biostatistics and Medicine
McMaster University
Hamilton, Ontario, Canada

Ian A. Scott, MBBS, FRACP, MHA, MEd
Department of Internal Medicine and Clinical Epidemiology
Princess Alexandra Hospital
Department of Medicine
University of Queensland
Brisbane, Queensland, Australia

Sadeesh Srinathan, MD, MSc
University of Manitoba Health Sciences Centre

Winnipeg, Manitoba, Canada

Sharon E. Straus, MSc, MD, FRCPC
Department of Medicine
Division of Geriatric Medicine
University of Toronto
Li Ka Shing Knowledge Institute
St. Michael's Hospital
Toronto, Ontario, Canada

Kristian Thorlund, MSc, PhD
Department of Clinical Epidemiology & Biostatistics
McMaster University
Hamilton, Ontario, Canada

Per Olav Vandvik, MD, PhD
Department of Medicine
University of Oslo
Norwegian Knowledge Centre for the Health Services
Oslo, Norway

Michael Walsh, MD, PhD
Departments of Medicine and Clinical Epidemiology & Biostatistics
Population Health Research Institute
Hamilton Health Sciences and McMaster University
Division of Nephrology
St. Joseph's Hospital
Hamilton, Ontario, Canada

Stephen D. Walter, PhD, FRSC
Department of Clinical Epidemiology & Biostatistics
McMaster University
Hamilton, Ontario, Canada

Mark C. Wilson, MD, MPH
Department of Internal Medicine
Graduate Medical Education
Carver College of Medicine
University of Iowa Hospitals and Clinics

Iowa City, Iowa, USA

Peter Wyer, MD
Columbia University Medical Center
New York, New York, USA

John J. You, MD, MSc
Departments of Medicine and Clinical Epidemiology & Biostatistics
McMaster University
Hamilton, Ontario, Canada

目　录

1 如何利用医学文献 – 和这本书 – 来提高医疗服务质量

Gordon Guyatt 和 Maureen O. Meade

> **本章内容**
>
> 1.1《医学文献用户指南——循证医学实践要点》(第三版) 的结构体系：循证医学基础
> 1.2 更深层次内容

这本书的目的是帮助您有效地利用已公开发表的文献来指导诊治工作。那么，公开发表的文献包括哪些呢？其实，文献范围很广，有多种来源，包括原始杂志文章（一级文献）、一级文献的综述和临床实践指南，以及传统和新型医学教科书等。同时，临床医生可以越来越容易地通过网络获取这些资源。

1.1 《医学文献用户指南——循证医学实践要点》(第三版) 的结构体系：循证医学基础

这本书不像小说那样，需要从头读到尾。实际上，这本用户指南在设计上使得每一部分内容尽可能地独立出来。因此，临床医生们可以选择性地阅读本书的核心章节，当然，也可以选择性的地阅读核心章节以外的内容。第一次翻看此书，您可能会倾向于只选择您感兴趣的前沿内容。就像阅读医学文献一样，如果您发现需要深入理解诸如筛查试验或替代目标等这方面的文献，您可以查阅相关章节让自己熟悉有关的内容。同时，您也会发现书末的词汇术语表能让我们进一步加深对本书中所述有关术语正式定义的理解，这对理解和记忆本书的内容大有裨益。最后，本书通过大量引用例证来支持本书所阐述的观点，所有例证均在灰色背景下列出。

这本书的精华版包括七部分，共分为 18 章，分别是：循证医学的基础、治疗、损伤、诊断、预后、证据总结以及把证据应用到临床（见专栏 1-1）。

专栏 1-1
本书分为以下七部分
循证医学的基础
治疗
损伤
诊断
预后
总结证据
将证据应用到临床

　　这本书的第一部分介绍了循证医学的基础。这一部分前两章内容，分别阐述了什么是循证医学以及循证医学及其理论知识，该部分提出了循证医学（EBM）三大指导原则，并在临床实践中把循证医学置于人文主义关怀的环境下。这一部分后面的章节探讨了如何定义临床问题，如何找到最佳证据解决具体临床问题以及如何区分随机误差和偏倚（是严格评读文献的一个关键原则）。

　　临床医生最感兴趣的部分是如何做出正确诊断以及选择最佳的治疗方式。同时，他们也需要避免对患者造成损伤以及为患者提供预后信息。因此，本书其中四个部分（治疗、损伤、诊断和预后）概述了所有医学生、实习生、住院医师、执业医师以及其他临床医生如何利用一级文献解决医疗实践中遇到的这四大问题。

　　我们也逐渐意识到单个研究结果通常不能代表所有相关研究结果（换言之，与所有相关研究相比，治疗效果要么偏好，要么偏差），要么结果不准确，要么适用范围窄 – 这样的研究不胜枚举，因此，自本书的上一版开始，我们就增加了所有相关研究的系统性总结并将其作为 EBR 的核心原则。意义在于临床医生通过利用这类文献为患者提供最佳诊疗服务。如果有这类文献，在医疗实践中可以直接参考这类质量较高的系统综述，来指导医疗实践，绕过对一级文献进行评价这个环节，为患者提供切实有效的循证医学服务。比查阅系统综述更有效的方式就可以直接查阅循证建议。理想状态下，治疗建议 – 在临床中总结出来的指导原则或决策分析 – 应结合最佳的证据，做出明确的有价值的诊断。不幸的是，临床治疗指南提供的建议与最佳的证据偶与典型患者治疗目标不一致。本书的最后两部分，总结证据和将证据应用到临床，为临床医生提供使用系统综述（或荟萃分析）的指南和建议，最终为患者提供最优化的医疗服务。

　　当临床医生在面对一个临床问题的时候，应对患者的治疗，损伤，诊断，预后的过程就开始了（图 1-1）。临床医生发现问题，然后形成结构化的临床问题（"询问"，图 1-1）（见第 3 章 "临床问题是什么"），然后找到最佳的相关证据（"获得"，图 1-1）（见第 4 章 "寻找最佳证据"）。

　　本书的许多章节都包括寻找最佳证据的案例。这些证据搜索结果在它们被搜索的时候都是正确的，但如果您现在重复上述搜索，得到的结果不可能完全相同。出现这种情况的原因是数据库文献的数量增加，以及数据库有时出现结构性变化。因此，您应该把搜索结果作为搜索原则的例证，不能作为可以解决临床问题的证据。找到了最佳证据后，临床医生通过接下来的 3 个步骤进行证据评估：评价，考虑如何应用这些结果，和效果如何（图 1–1）。其中，评价涉及两个问题，"偏倚风险有多大？"和"结果是什么？"。第一个问题，"偏倚风险有多大？"回答的是此结果能够在多大程度上代表真实结果。本书的前 2 版，我们把偏倚风险称作有效性，并使用这种问法，"这个结果有效吗？"我们本版做出了修改，原因是"偏倚风险"这个术语更明确也更易懂。在第 7 章，主要讲解如何使用非劣效性试验，因为这些问题在研究设计上的缺陷不仅与偏倚风险有关，还与其他风险有关。因此，在第 7 章，我们继续使用有效性这个术语，并沿用"这个结果有效吗？"这个问法，以解释偏倚的风险和其他问题。

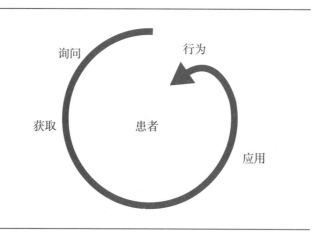

图 1–1 使用医学文献来提供最优质的医疗服务

在评价这一步骤中涉及的第二个问题是，"结果是什么？"。对于治疗或伤害这部分内容，需要考虑干预措施（一种治疗措施或可能的伤害暴露）影响的大小和准确性［见第 6 章，"治疗（随机试验）"；第 7 章"如何使用非劣效性试验"；第 8 章"治疗风险将低了吗？了解这个结果"；第 9 章"置信区间：单项研究或荟萃分析的样本量是否足够大"和第 10 章"危害（观察研究）"］。对于诊断这一部分，包括在测试结果的基础上考虑检查前可能性和检查后可能性（见第 11 章"诊断过程"；第 12 章"诊断检查"）。预后这部分主要介绍某段时间内发生某种结局的可能性和检验这些预测是否准确（见第 13 章"预后"）。

一旦了解了结果，接下来就要考虑适用范围（图 1–1），同时，我们需要问自己第三个问题："如何将这些结果应用到临床实践？"。这个问题可分为两个部分。首先，您能把这些结果概括地（或者换言之，具体地）讲述给您的患者吗？比如，如果您的患者与那些参与试验的人群存在显著的个体差异时，试验结果对于该患者的适用性就会下降。其次，这些结果对患者的意义有多大？研究者是否将对患者有意义的结局都记录了下来？有没有在可供选择的疗法间权衡益处、风险和成本。

通常，您会发现包括荟萃分析（见第 14 章"系统综述和荟萃分析的过程"）在内分析效果较优的系统综述都会分析证据和评价偏倚风险，总结结果和您对估计值的可信程度（见第 15 章"系统综述和荟萃分析的理解和应用"）。另外，您通常会发现，一份编写质量较高的临床建议通常基于可靠的系统综述之上，且会考虑患者的价值取向和选择（见第 17 章"如何使用临床指导意见：临床实践指南和决策分析"），为临床实践提供指导。在我们对系统综述和指南进行讨论时，我们引入了 GRADE（建议分级的评价、制定与评估）方法来总结证据和制定建议，我们认为这种方法代表了循证医学的主要进展（见第 15 章"系统综述和荟萃分析的理解和应用"）。

证据评价的最后一步是应用（图 1-1）。通常，这会涉及与患者一起商讨治疗方案（见第 18 章"决策与患者"），这也是循证医学最关键的部分。

本书每个部分的前几章介绍均较为简要。从指导者的角度来讲，这些核心章节可为医学生、住院医生和其他医疗卫生相关专业的学生在使用文献方面提供一个短期的课程。同时，本书也可满足内科执业医师和其他临床医生继续教育的需要。

1.2 更深层次内容

阐述了基础内容后，本书对相关内容还进行了深入的探讨，这些内容会使期待在更高层次运用循证医学临床医生产生兴趣。这些内容分述在治疗、伤害、诊断、预后这几部分内容中。

更深层次内容的讲述会加深您对研究方法、统计问题和医学研究中样本量的理解。我们感谢循证医学教授专家学者在这一部分内容的编写中给予我们的帮助。许多深入探讨的内容阅读起来像是一种参考，其目的是让医学生和医生进行相互讨论。这种方式才足够真实，因为这些材料就是在这样的小组环境下产生的。事实上，循证医学工作组也引入了一些内容专供讨论，这些内容是在小组讨论中发现的一些难题，包括发表在《加拿大医学会杂志》[1] 上的 5 篇文章和《普通内科医学杂志》[2] 上的 5 篇文章。

病房和门诊经验以及前 2 版《医学文献用户指南》，让我们深信这本书能够满足循证医学实践的需求。

参考文献

[1] Wyer PC, Keitz S, Hatala R, et al.Tips for learning and teaching evidencebased medicine: introduction to the series.*CMAJ*. 2004; 171(4): 347-348.

[2] Kennedy CC, Jaeschke R, Keitz S, et al; Evidence-Based Medicine Teaching Tips Working Group.Tips for teachers of evidence-based medicine: adjusting for prognostic imbalances (confounding variables) in studies on therapy or harm. *J Gen Intern Med*. 2008; 23(3):337-343.

2　什么是循证医学

Gordon Guyatt, Roman Jaeschke, Mark C. Wilson, Victor M. Montori 和 W. Scott Richardson

本章内容

2.1 循证医学的三大基本原则

　　最佳证据摘要

　　估计值可信度评价指南

　　做出临床决策时，仅仅依靠证据是远远不够的

2.2 临床技能，人文精神和循证医学

2.3 循证医学的其他挑战

循证医学（evidence-based medicine，EBM）是与患者一道共同解决（有时）或处理（经常）身体、心理和社会健康相关问题的一种切实方法。循证医学让我们认识到对临床研究证据进行认识和理解的必要性。对于那些参与医疗决策的人来讲，循证医学能够确保医疗决策是在最佳证据总结基础上做出。

如果临床医生临床推理混乱，忽视或误解研究结果，会对患者造成伤害，而循证医学的核心就是避免这类错误，为患者提供合理的医疗服务以及尊重患者。循证医学的从业者致力于寻找清晰全面的临床证据，并与患者合作，选择符合该患者最佳利益的临床方案。循证医学实践要求临床医生能够理解临床研究证据的不确定性以及患者的问题和偏好相交的。在本章中，我们概述了循证医学如何实现这些目标，并在此过程中了解循证医学的本质。

2.1 循证医学的三大基本原则

从概念层面而言，循证医学有三大基本原则。第一，最佳临床决策需要建立在最佳证据基础上。最佳证据在理想情况下是对证据的系统性总结。第二，循证医学提供指导，确定证据是否可信——换言之，我们对诊断性检查、预后或疗效有多大的信心？第三，仅仅依靠证据不足以作出临床决定。决策者必须始终权衡所选择治疗方案的利益和风险，负担和成本，并在此过程中考虑患者的实际问题、价值观和偏好。[1]

2.1.1 最佳证据摘要

在 1992 年，Antman 等人[2]发表了一篇文章，将治疗心肌梗死的专家建议与当时证据基础上的治疗建议进行了比较。他们将结果总结在了图 2-1 和图 2-2 中的森林图中。两者均采用累积荟萃分析：第一组采用溶栓治疗心肌梗死，第二组采用利多卡因进行抗心律失常治疗。在这两种情况下，中心线表示比值比为 1.0（治疗既非有益也非有害）。在任何一个森林图中，点表示处理效果的最佳估计值（通常来自单个研究；在这种情况下，最佳估计值是累积证据的总体估计值），并且相关线代表 95％ 置信区间（CI）。

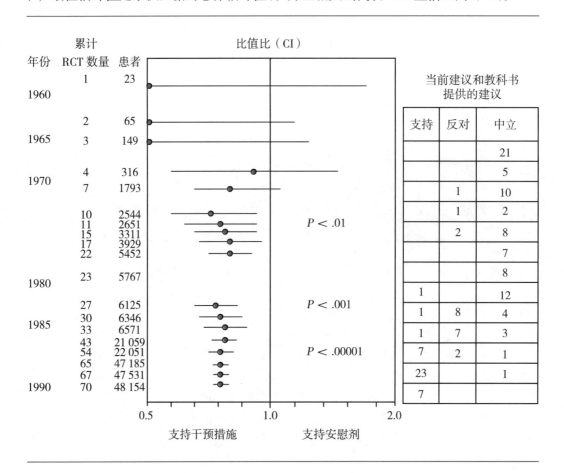

图 2-1　急性心肌梗死治疗

缩略语：CI：置信区间（confidence interval）；RCTS：随机对照临床试验（randomized clinical trials）。

"患者"栏表示在特定的"年份"参与随机临床试验（RCT）的患者总人数——这也是我们将这种研究方法称为累积荟萃分析的原因。从这两个图中，我们可以看出，早期，患者相对较少，置信区间很宽，但是随着试验数量的增加，置信区间逐渐变窄。

对于溶栓治疗这组而言，通过 10 个试验和大约 2500 名患者的数据，发现溶栓治疗似乎可降低病死率，但置信区间仍然很宽，让人们对于该类治疗结果还存有疑问。而当试验数到 30 项，纳入患者达 6000 多名时，病死率降低约 25％，似乎可进一步确定该疗效。

尽管该结果已经非常确定，但仍然再次开展了试验，共计 40000 名患者参与了的额外试验——其中一半的患者未进行延长寿命的溶栓治疗。为什么需要这么做呢？

每个图表的右侧代表当时的观点和建议，但随着数据的积累，大约十年后，专家之间的建议仍存在相当大的分歧，有的专家建议溶栓治疗，有的专家反对，还有的专家保持意见中立。对于在此期间未接受溶栓治疗的患者造成的损害，专家花了十年时间才找到证据。

这是心肌梗死溶栓治疗的累积荟萃分析。中心线表示比值比为 1.0，点代表最佳估计值，点周围的线是 95% CI。图左侧的数字代表试验数量和患者总数。

早期，置信区间很宽。当试验数量达到 10 个时，治疗降低了病死率，但效果仍然不确定。当试验数量达到 30 个时，效果就比较确定了。然而，当效果已经确定时，又对 40 000 多患者进行了试验研究。为什么呢？

每个图表的右侧代表当前的观点和建议。建议有三种，包括支持、反对和中立。两个要点：①与此同时，专家反对；②要经过 10 年的证据积累，才能得出确定答案。

转载自 Antman 等人。[2]

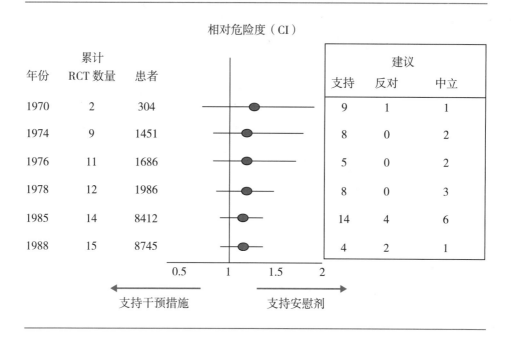

图 2-2　急性心肌梗死的利多卡因预防性治疗

该图显示了利多卡因预防性治疗在预防心肌梗死死亡的效果方面的累积荟萃分析。该分析显示利多卡因预防性给予，未能降低心肌梗死的病死率。虽然最终证实利多卡因不会给心肌梗死带来不良影响，但也不会带来有益影响。然而，尽管有 RCT 证据不支持利多卡因预防性治疗，但大多数专家都建议给予利多卡因治疗。另外，如图 2-1 所示，专家之间存在很多分歧。转载自 Antman 等人[2]。

图 2-2 说明了一个可能更不幸的事实。这项累积荟萃分析显示，从未有任何随机临

床试验证据表明在心肌梗死后预防性应用利多卡因会使病死率较低——实际上，点估计值表明病死率有所增加。然而，尽管我们再次看到专家们普遍存在分歧，但大多数书籍和综述文献建议可预防性应用利多卡因，在 20 年期间随机临床试验证据积累期间均始终提出了该项建议。

专家之间为什么会出现分歧，建议为什么会滞后于证据，以及建议与证据为什么不一致？这些问题出现在 20 世纪 80 年代后期系统评价和荟萃分析出现之前。如果专家们能够获得森林图中提供的证据总结，那么他们会早早了解溶栓治疗的好处，并早早放弃预防性应用利多卡因的疗法。事实上，若遵从循证医学的原则，摆脱对生物学依据依赖的这些限制，更加强调试验证据，专家可能从开始就不建议使用利多卡因了。

合理临床决策需要对最佳证据进行系统总结。没有这样的总结，临床医生 – 专家或者其他人 – 将会受先入之见以及代表性、可靠性较差证据的影响。这就是循证医学的第一个原则，但是，这也引出了另外一个问题："如何识别最佳证据呢？"

2.1.2 估计值可信度评价指南

用于诊断、预后或治疗的最佳证据总结分别为关于如何解释试验结果、预测预后或者理解多种方案策略的疗效提供证据。有时，这些证据是可信的—检查性质、患者预后或治疗效果的估计具有很高的可信度。而有时候，证据瑕疵会让我们对这些估计感到不确定。循证医学可为区分这些情况以及可信程度提供指导。

从历史上看，EBM 用证据等级回答了"什么是最佳证据"这个问题，其中最突出的是与支持治疗性干预的证据等级（图 2-3）。诊断或预后需要不同的证据等级。对于诊断检查的准确性研究来讲，处在等级顶层的研究为研究对象为诊断不确定的患者，以及在候选诊断方法和标准诊断方法之间进行设盲比较的研究（参见第 12 章"诊断检查"和第 13 章"预后"）。对于预后来讲，前瞻性观察性研究能够准确记录暴露和结果，并对患者进行一段时间的观察，这类研究证据等级较高。

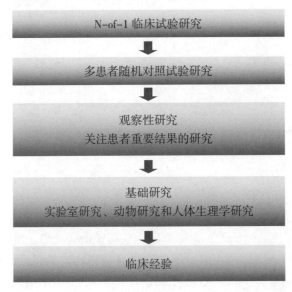

图 2-3　证据层级

我们希望为患者提供最佳的个性性护理服务，因此 N-of-1 随机临床对照试验研究处于研究设计层次结构的顶部，其次是常规的随机对照试验研究。接下来的证据层次是观察性研究；我们应该尝试找到关注患者结果的研究。接下来，如果没有相关临床研究，可以查看基础研究，但是，将基础研究结果外推到临床环境时，必须谨慎。临床经验在证据层级的底部，无论临床经验是你自己的，同事的，还是专家的。

关于治疗的证据等级，我们会注意到人类直觉的局限性，EBM 将临床医生个人的非系统性观察证据置于证据等级的最低层。[3] 我们注意到，虽然基于生理试验的预测往往是正确的，但有时却是错误的，且可能带来灾难性的后果，循证医学将这样的试验证据置于临床医生个人非系统性观察证据的上一层。测量患者重要结果影响因素的观察性研究和随机临床试验构成了证据等级结构中接下来的上面两层。

迄今为止，所有证据都是对患者群体和个体的概括，从该角度而言，所有证据都具有局限性。然而，涉及多名患者的传统治疗试验中所采取的使偏倚最小化的策略同样也可以用于单名患者的研究中，避免出现误导结果。在 N-of-1RCT 中，患者和临床医生均不知道患者是服用药物还是安慰剂。[4] 在每个阶段，患者对症状严重程度赋予数值，N-of-1 随机临床试验不会停止，直到患者和临床医生得出结论，患者是否可从目标干预中获益。一个 N-of-1 RCT 可以为个体患者提供疗效方面的明确证据，因此位于证据等级的顶端。[5,6] 不幸的是，N-of-1 RCT 仅限于慢性疾病，且治疗时起效迅速，停止治疗，疗效立即消除，且对逻辑能力要求也高。因此，我们通常必须依靠其他患者的研究来推断我们的患者的情况。

这种等级结构不是完全绝对的，且出现了更复杂的框架来判断估计效果的可信度。[7,8] 表 2-1 总结了由 GRADE（建议评估，发展和评估等级）工作组制定的框架，最初是为临床实践指南的制定提供了一种方法。[7,8]GRADE 方法涉及评估疗效估计值可信度（也称为证据质量），可信度分为高、中、低或极低几个等级。与以前的证据等级一致，在 GRADE 指南中，RCTs 可信度最高，观察性研究其次。然而，如果研究在设计和执行方面存在重大问题（偏倚风险）；结果是不准确，不一致或没有关联性（例如，感兴趣的人群与所研究的人群不同）；或者我们高度怀疑有发表偏倚（见第 15 章 "系统综述和荟萃分析的理解和应用"），RCT 证据可信度就会下降。当 RCT 证据出现上述瑕疵时，估计值的可信度可能会下降，甚至下降到很低的程度。

表 2-1 可信度评估标准 [8]

研究设计	估计值的可信度	如果 [a]，较低	如果 [a]，较高
随机对照试验	较高	偏倚风险 -1 严重 -2 非常严重	大影响 +1 大 +2 非常大 剂量反应关系 +1 梯度证据
	中度	不一致 -1 严重 -2 非常严重	

（续表）

研究设计	估计值的可信度	如果 [a]，较低	如果 [a]，较高
观察性研究	较低	间接性	大影响
		−1 严重	+1 大
		−2 非常严重	+2 非常大
	非常低	不精确	剂量反应关系
		−1 严重	+1 梯度证据
		−2 非常严重	
		出现偏倚	
		−1 可能	
		−2 很可能	

[a] 减号和加号分别表示降低或增加估计值可信度。1 表示下调或上调 1 个级别（例如，从较高到中度或中度到较高），2 表示下调或上调 2 个级别（例如，从较高到较低或从较低到较高）。

同样，如果观察性研究样本足够大，执行方面没有瑕疵，且结果一致，GRADE 会认为这种观察性研究的可信度较高，可达到中级甚至高级。例如，观察性研究显著阐明了胰岛素在治疗糖尿病酮症酸中毒的作用以及髋关节置换对严重髋关节骨性关节炎患者的疗效。

EBM 为临床医生解决患者问题提供了一个明确的行动方向。临床医生应该寻求最高质量的已有证据来指导临床决策。这种方法清楚地表明，如果某种治疗方法的疗效没有证据支持，那么有关该疗法疗效方面的任何声明都是没有根据的推测。有些证据的可信度非常低，可能是临床医生个人的非系统性观察或者只具有间接相关性的生理学作用机制研究，但这也可作为证据。

2.1.3 做出临床决策时，仅仅依靠证据是远远不够的

首先，想象一下一位癌症晚期女性患者，有慢性疼痛，已经接受了患晚期癌症的事实，安排好了后事，与周围人道了别，并希望只接受姑息治疗。该患者出现了严重的肺炎球菌性肺炎。抗生素治疗可以降低肺炎球菌肺炎的发病率和病死率，这个证据具有很高的可信度。然而，该证据并不表示该患者应该接受抗生素治疗。她的价值取向——在合并症、社会环境和信念影响下——使她宁愿放弃治疗。

现在想象一下第二位患者，男性，85 岁，患有严重老年痴呆症，伴有失语和失禁，没有家人朋友，每日都很痛苦。该患者也患有肺炎球菌性肺炎。虽然许多临床医生会认为不应该应用抗生素进行治疗，但是有些医生则会建议应用抗生素进行治疗。因此，治疗有效性的证据无法表明是否应该给予患者抗生素治疗。

最后，想象一下第三位患者，该患者是一个有 2 个孩子的母亲，同样患有肺炎球菌性肺炎。没有临床医生会怀疑应用抗生素治疗的正确性。然而，这并不意味着基本价值判断是不必要的。相反，我们的价值观完全一致，其益处要明显高于治疗的风险，即基本价值判断不明显。

价值观和偏好是指患者的目标、期望、倾向和信念，这对某些决策和潜在的结果会产生影响。明确说明和利弊权衡是 EBM 的核心，临床医生在做医疗决策时，受到基本

价值判断的影响，使医生在第一个示例中选择姑息治疗。

价值观在重要医疗决策中发挥着重要作用，这种认识表明了我们对如何确保决策与个人和适当的社会价值观相一致方面的理解具有局限性。正如我们在本章最后一节中进一步讨论所言，建立有效过程，让患者和临床医生一起做出与患者价值和偏好一致的最佳决策，仍然是 EBS 的前沿课题。

接下来，我们将阐述的是临床医生做出最佳决策必须掌握的其他技能，以及这些技能与 EBM 的关系。

2.2 临床技能，人文精神和循证医学

专栏 2-1 在总结 EBM 实践所需的技能和特点时，强调 EBM 是对传统临床专业知识的补充。一个重症监护室医生，不久前，在一个重要的演讲之前，发现其唇部有一个病变。他很担心，想知道他是否应该服用阿昔洛韦，在花费 30 分钟的时间搜索和评估最高质量的证据后，还有一些疑问，他就和他的一个同事（一个经验丰富的牙医）进行讨论，同事打断了并大声说："但是，亲爱的，这不是疱疹！"

专栏 2-1
最佳循证实践所需的知识和技能
· 诊断专业技能
· 深厚的背景知识
· 有效的文献搜索技能
· 有效的重要评估技能
· 定义和理解替代方案的好处和风险的能力
· 对生理学知识的深刻理解，有助于将证据应用于患者个体
· 有助于充分了解患者背景所需的敏感性和沟通技能
· 能够引导和理解患者的价值观和偏好的技能，并能够与患者共同做出决策

这个事实说明，在寻求和应用最佳治疗的研究证据之前有必要获得正确诊断。做出诊断后，临床医生依靠经验和背景知识来列出相关治疗方案。在确定了这些选择之后，临床医生可以搜索、评估最佳证据，并将其应用到患者治疗当中。

在应用证据时，临床医生依靠专业知识来判断结果对患者的适用性。临床医生必须判断治疗差异（例如：当地手术专家意见不一致或患者不配合的可能性）或患者特征（例如：年龄、合并症、患者个人情况）在多大程度上可能影响已发表文献上益处和风险评估。

我们注意到，类似于这样的一些技能——对患者的特殊问题的敏感性和共同决策所必需的沟通技巧——通常认为与 EBM 无关。但事实上，我们认为这些技能却是 EBM 的核心。了解患者的个人情况特别重要，需临床医生具备优秀临床技能，包括倾听技巧和

同情心等。对于一些患者来讲，做出重大决策时，我们要考虑到患者的价值，这意味着我们完全考虑到多种治疗方案的利弊。对于某些患者和问题而言，讨论需要患者家属参与。而对于某些疾病而言 – 例如，老年男性患者前列腺特异性抗原的筛查 – 家属参与可能与文化规范相违背。

一些患者对于益处和风险的具体讨论会感到不适，且可能不愿自身参与决定，认为患者做决定超过了患者的应有责任。在这种情况下，医生应该有良好的洞察力，确保选择与患者的价值取向一致，同时对患者在决策中喜欢什么样的角色要具有敏感性。

2.3 循证医学的其他挑战

繁忙的临床医生，特别是在他们培养 EBM 实践技能早期，会发现时间不充裕往往是 EBM 实践的最大挑战。这种看法来自无法充分获得和利用各种循证资源。幸运的是，现在高收入国家的临床医生可获得大量的高质量循证信息，尽管信息更新速度仍然极快（见第 4 章"寻找最佳证据"）。

然而，获得预处理信息外，还需要培养获得高效循证实践所需要的其他技能。这些技能包括系统化阐述临床重点问题、优先问题与最合适的资源相匹配、评估估计值可信度以及如何将结果应用于临床决策。虽然学习这些技能需要花时间，但高效的临床实践带来的回报足以补偿花费的时间。

循证实践的另一个挑战是确保治疗策略与患者的价值观和偏好一致。在时间有限的环境中，我们如何确保患者参与治疗的方式和程度符合他们的愿望，最终的治疗策略如何反映他们的需求和愿望？ EBM 领先者在应对这些挑战方面取得了进展。[9,10]

这本书主要涉及个别患者的决策问题。循证方法还可用于医疗卫生政策制定，公共卫生的日常决策以及系统级决策，例如：医院管理者的决策。在这些领域，EBM 可以提供合适的目标，以在有限的资源中可以获得最大的健康益处。基于证据的方法还可以预示医疗保健政策制定，公共卫生的日常决策以及系统级决策，例如那些面临医院管理者的决策。在这些领域，有些目标可以通过耗费有限资源，获得最大限度的利益，EBM 可以为这类合适目标提供证据支持。

在政策领域，不同价值观提出的挑战比单独患者护理领域要严峻得多。我们是应该在有限的医疗资源范围内进行资源分配，还是应该增加医疗资源扩大医疗服务，例如：向个人或公司加税？大量的观察性研究表明社会和经济因素对人群健康的影响可能要比医疗保健产生的影响更大，我们如何处理该问题？我们应如何处理个人最佳利益与社会最佳利益之间的紧张关系？关于这些问题的讨论是循证医疗卫生决策的核心；它也会对患者水平的决策产生影响。

参考文献

[1] Napodano R. *Values in Medical Practice*[M]. New York, NY:Humana Sciences Press; 1986.

［2］Antman EM, Lau J, Kupelnick B, et al. A comparison of results of meta-analyses of randomized control trials and recommendations of clinical experts: treatments for myocardial infarction.*JAMA*. 1992; 268(2): 240–248.

［3］Nisbett R, Ross L. *Human Inference.*Englewood Cliffs, NJ: Prentice–Hall; 1980.

［4］Guyatt G, Sackett D, Taylor DW, et al. Determining optimal therapy—randomized trials in individual patients.*N Engl J Med*. 1986; 314(14): 889–892.

［5］Guyatt GH, Keller JL, Jaeschke R, et al. The n–of–1 randomized controlled trial: clinical usefulness: our three–year experience.*Ann Intern Med*. 1990; 112(4): 293–299.

［6］Larson EB, Ellsworth AJ, Oas J. Randomized clinical trials in single patients during a 2–year period. *JAMA*. 1993; 270(22): 2708–2712.

［7］Guyatt GH, Oxman AD, Kunz R, et al. What is "quality of evidence" and why is it important to clinicians? *BMJ*. 2008; 336(7651): 995–998.

［8］Balshem H, Helfand M, Sch ü nemann HJ, et al.GRADE guidelines, 3: rating the quality of evidence.*J Clin Epidemiol*. 2011; 64(4): 401–406.

［9］Montori VM, Guyatt GH.Progress in evidence–based medicine.*JAMA*. 2008; 300(15): 1814–1816.

［10］Stiggelbout AM, Van der Weijden T, De Wit MP, et al.Shared decision making: really putting patients at the centre of healthcare.*BMJ*. 2012;344:e256.

3 临床问题是什么

Gordon Guyatt, Maureen O. Meade, Thomas Agoritsas,
W. Scott Richardson 和 Roman Jaeschke

本章内容

3.1 使用医学文献的 3 种方法
　　时刻关注重要新证据
　　解决问题
　　询问背景问题和前沿性问题
3.2 明确您的问题
　　结构：患者、暴露、结果
　　五种前沿性临床问题
　　根据问题类型找到适合的研究方法
　　明确问题的 3 个实例
3.3 结论：明确问题

3.1 使用医学文献的 3 种方法

假设您是一名医学生，在临床实践早期，遇到一个初步诊断为 2 型糖尿病的患者，您将面对如下问题："2 型糖尿病是什么？""为什么会有多尿的症状？""为什么腿部会有麻木和疼痛症状？""治疗方法有哪些？"以上这些问题涉及与 2 型糖尿病相关的人体生理学和病理生理学方面的知识。

传统医学教科书（无论是印刷版还是在线版）描述了疾病的病理生理学或流行病学，是解决上述背景知识问题的极好资源。然而，临床经验丰富的临床问到的前瞻性问题需要寻找其他资源来解决。系统化阐述问题，是循证实践中一个关键、但普遍未受重视的技能。以下这些使用医学文献的方法，为实践该技能提供了机会。

3.1.1 时刻关注重要新证据

一位内科医生，在乘坐公共交通工具上班途中，利用智能手机查收电子邮件。在从 EvidenceUpdates 筛选出来的一篇电子邮件周刊中，看到一篇题为"改变生活方式对 2 型糖尿病患者心血管的影响”的文章，该文章于近期发表，同行认为该文章具有价值且与实践高度相关。

该内科医生正在处理一个问题，即实习医生以及各个职业发展阶段的临床医生不断提出的一个问题：“为患者提供更好的医疗服务，我需要了解什么样的重要新证据？”过去，临床医生大多通过参加会议和会诊来解决这个问题，也可能通过订阅与其实践密切相关的期刊，浏览目录和阅读相关文章让自己的知识不断更新。

EvidenceUPDATES
FROM THE BMJ EVIDENCE CENTRE

Dear Dr. Agoritsas:

New articles: colleagues in your discipline have identified the following article(s) as being of interest:

Article Title	Discipline	Relevance	Newsworthiness
Cardiovascular Effects of Intensive Lifestyle Intervention in Type 2 Diabetes. N Engl J Med	General Practice(GP)/Family Practice(FP)	7	6
	General Internal Medicine-Primary Care(US)	7	6
Comparison of different regimens of proton pump inhibitors for acute peptic ulcer bleeding. Cochrane Database Syst Rev	Hospital Doctor/Hospitalists	6	6
	Internal Medicine	6	6
Effects of Combined Application of Muscle Relaxants and Celecoxib Administration After Total Knee Arthroplasty (TKA) on Early Recovery: A Randomized, Double-Blind, Controlled Study. J Arthroplasty	Hospital Doctor/Hospitalists	6	4
	Internal Medicine	6	4
Corticosteroids for acute bacterial meningitis. Cochrane Database Syst Rev	Hospital Doctor/Hospitalists	6	4
	Internal Medicine	6	4

图 3–1　关于 EvidenceUpdates 的邮件提醒实例

这种传统方法我们称为医学文献浏览，其主要不足在于效率低、效果不好。许多精选的文章可能被证明与本专业没有什么相关性或应用价值，或者根本不符合本书中提出的评估标准。更糟糕的是，文献的数量还在不断激增，并且在各类期刊上均可能发表有相关的研究发表。EBM 为解决这些问题提供了方案。

确保及时了解与实践专业相关的最新进展，最有效策略是订阅电子邮件提示系统，例如前文所述内科医生所使用的 EvidenceUpdates。这个服务是免费的，该机构的研究人员每年从超过 125 个临床期刊中筛选出约 45 000 篇文章，其筛选标准是方法学质量、临床相关性和文献价值。[4] 您可以根据您的信息需求调整邮件提醒系统（可设置临床学科和提醒频率），每年确定会影响您临床实践的 20 ～ 50 篇文章。[5] 此外，还有其他免费或需要订阅的信息提示系统，有多学科的（如 NEJM Journal Watch，http://www.jwatch.org）和针对具体专业的（如 OrthoEvidence，http ：//www.myortho evidence.com）。

以上信息系统的另一种替代方法是基于二级证据的期刊。例如，在内科和一般医学中，ACP Journal Club（http://acpjc.acponline.org）出版符合高临床相关性和方法学质量标准的文章摘要。我们在第 4 章“寻找最佳证据”中更详细地描述了这样的二级期刊。如果您更喜欢通过浏览收集信息，那么这种预先评估的证据来源可能会提高您的效率。

一些专业和亚专业（心脏病学、肿瘤学和妇产科）已经有了专门的二级期刊，还有更多专业缺乏专业期刊。纽约医学院在许多医疗保健学科中保留了现有的二级期刊清单

（http://www.nyam.org/fellows-members/ebhc/eb_ publications.html），如果您的专业还没有自己的专业期刊，您可以应用实践相关性和方法学筛选标准应用于选择目标专业或亚专业期刊中的文章。当您真正掌握这些技能后，您会惊讶地发现，只需要稍加学习就能够有效地提高您识别目标文献的效率。

3.1.2 解决问题

有经验的临床医生在管理 2 型糖尿病患者时会问一些问题，例如"对于初诊 2 型糖尿病患者，哪些临床表征或检查结果可提示预测并发症的进展情况？""在需要药物治疗的 2 型糖尿病患者中，二甲双胍初始治疗在控制血糖并减少长期并发症方面要比其他初治方法是否更优？"在临床实践中，临床医生不断发现患者的具体问题，然后通过查询文献来具体解决这些问题。

3.1.3 询问背景问题和前沿性问题

我们不难想象前文所述医学生面临的一系列问题，包括书本上疾病的基础知识和通过浏览文献才能了解的临床问题。一般来讲，只有透彻地掌握基础知识，才能顺畅地应对临床问题。

比如，临床医生在工作中经常会遇到一些新的病原或综合征（如中东呼吸综合征冠状病毒），一种新的诊断方法（如分子诊断），一种新的治疗药物（如肽酶 4 抑制剂）等，他们首先需了解这些新事物的背景和基础信息。

图 3-2 形象地反映了医务工作者所面对的问题随着个人工作经验而发生着改变，刚入门的新手往往首要面对的是基础知识的储备，而临床专家需要解决的往往是更具特征性的前沿问题。本书着重探讨如何利用医学文献来解决其前沿难题。

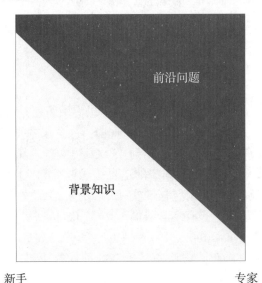

图 3-2　基础问题与前沿问题

3.2 明确问题

3.2.1 结构：患者、暴露、结果

临床实践中的具体问题往往难以在传统的医学书籍中找到答案，因此这就要求医务工作者具备一项基本技能，即将临床问题拆分为几个组成部分，寻找最有效的证据。根据 PICO 框架，治疗或伤害相关的问题可以被拆分为 4 个部分：患者（patients）或人群（population）、干预 [intervention (s)] 或暴露 [exposure (s)]、比较（comparator）和结果（outcome）（专栏 3–1）。对于预后相关的问题，可应用以下两种结构中的任何一种：其一由 3 个要素构成：患者、暴露（时间）和结果；其二以影响疾病的预后的患者相关因素为重心（如年龄和性别），患者、暴露（例如高龄或男性）、比较因素（如低龄或女性）和结局。对于诊断相关研究，建议使用患者、暴露（测试）和结果（标准诊断）的结构。

专栏 3–1

解决临床问题的公式：PICO

患者或人群：相关患者是谁?

干预或暴露：例如，诊断性检查、食品、药物、外科手术、时间或危险因素。研究组间研究因素的差异的方法有哪些或治疗与相关的有害暴露有哪些?

比较：对于治疗、预防或伤害相关的问题，一般都会有干预因素或暴露因素及相应的对照、替代或比较干预因素。

结果：暴露导致的相关结果有哪些? 感兴趣的社会结果包括成本和资源分配。此外，还需要考虑研究所处的时期。

3.2.2 五种前沿性临床问题

除了明确对象、干预或暴露因素，目标结局外，明确需要询问问题本身的性质也是非常重要的。临床问题大致分为以下五种类型。

治疗：确定干预措施对患者重要结局（症状、功能、发病率、病死率和费用）的影响。

伤害：确定潜在有害物质（包括第一类问题中的治疗措施）对患者重要结局的影响。

鉴别诊断：在具有特定临床表现的患者中，能够明确潜在疾病的频率。

诊断：确定检验效能，区分有或无目标病征或疾病。

预后：评估患者的未来病程。

3.2.3 根据问题类型找到适合的研究方法

要解决问题，首先确定合适的研究类型，因为正确的研究类型是解答临床难题的关键。譬如一项随机对照试验的结果是无法用来判断一项诊断性检查的检验效能的。下文将阐述与五类常见问题相关的研究设计类型。

解决治疗相关问题需要寻找随机对照试验研究，所谓随机对照试验研究，就是以一

种类似于抛硬币的方式随机分配受试对象接受干预治疗、对照治疗或标准治疗［见第6章"治疗（随机试验）"］。将试验对象随机分配到干预组或对照组后，研究人员就开始跟进观察是否有诸如卒中或心肌梗死等研究结局出现（图3-3）。如随机对照试验资料不够或者缺乏，我们也可以检索一些观察性研究，在这类研究中，试验对象的分组往往由研究者或患者的主观选择或某些偶发因素决定（见第5章"为什么研究结果会误导人：偏倚和随机误差"）。

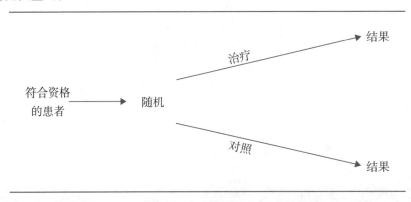

图3-3 随机试验结构

随机对照试验研究也是解决伤害问题最理想的研究类型。然而，将受试对象随机分配暴露于有害因素的做法既不实际也不符合道德原则。例如，研究者无权通过投掷硬币来决定受试对象在未来20年内是否持续吸烟。虽然观察性试验的论证效力不及随机对照试验，但对于类似吸烟这样的暴露因素，观察性研究（还可以细分为队列研究和病例对照研究）是最好的选择［见第10章"危害（观察研究）"］。

图3-4展示了常见的观察性研究的设计方法，即在研究期内追踪观察受试对象暴露与否及结局出现与否。以吸烟为例，其可能相关的结局是癌症的进展。

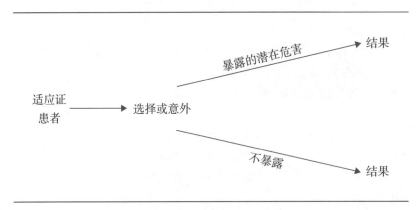

图3-4 观察性队列研究的结构

解决鉴别诊断的问题需要另一种完全不同的研究设计（图3-5）。本例中，研究人员招募了一组具有相似临床症状的患者（例如，无痛性黄疸、晕厥或头痛），进行大量的测试，并尽可能及时随访。最终，研究人员需要确定患者出现这些症状和体征的病因。

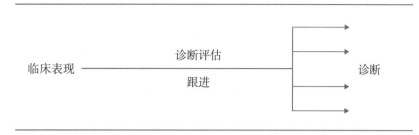

图 3-5 鉴别诊断研究的结构

如果需要确定诊断性检测的效能（即检测的效能或可操作性），那么以上设计方案需要稍加改动。比如，在一项诊断相关的研究中，研究者选择疑似某种疾病或出现某种病征（也称为目标状况，如结核病、肺癌或缺铁性贫血）的患者，采用新的诊断检测方法和标准检测方法（也称为金标准或参考标准）进行诊断，通过比较两种检测方法对患者的诊断结果，评估新诊断检测方法的效能（图 3-6）。

此外，医学工作者还需要设计研究方法用以评价患者的预后及识别与预后相关的因素。例如，在研究特殊人群（如孕妇、术后患者或癌症患者）预后（如年龄或并发症）相关的因素时，暴露因素即为时间。研究者们需要持续追踪患者，以确定他们是否到达预期结果，例如妊娠晚期产科急症或分娩、术后心肌梗死或患癌生存等（图 3-7）。

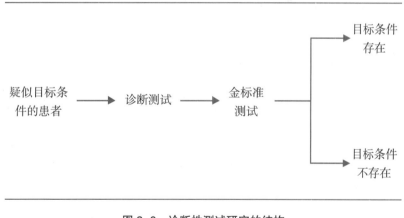

图 3-6 诊断性测试研究的结构

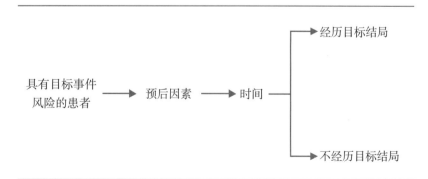

图 3-7 预后研究的结构

3.2.4 明确问题的 3 个实例

下文将举例说明如何将非结构化的临床问题转化为便于进行医学文献检索的结构化问题。

例 1：糖尿病和目标血压

患者，女性，55 岁，白种人，患 2 型糖尿病和高血压。使用二甲双胍控制血糖效果良好，无并发症。每日服用小剂量噻嗪类利尿剂控制血压。近 6 个月，她的血压接近 155/88 mmHg。

临床问题：该患者的血压控制目标为多少？

深入探讨：回答这个问题的难点在于难以找到特征足够相似的人群。对于有无糖尿病、1 型或 2 型糖尿病以及有无糖尿病并发症的不同人群，严格控制血压目标可能完全不同。

将患者按一定的特征进一步细分有利有弊，且该做法是一把双刃剑。一方面，高度的特征化（中年女性患有 2 型糖尿病，无并发症）可确保我们得到适用于特定患者的答案。然而，针对这种特征化人群的研究可能缺如。因此，我们可以从特定的研究群体开始，但也要去除这种特征性限定并检索相关的文献。本例中，可以按照以下顺序去除"女性""中年""无并发症""2 型"。此外，如果糖尿病和非糖尿病患者的最佳目标血压可能相近或已证实相近，可以从检索条件中进一步删除"糖尿病"。

去除限定因素的先后顺序取决于该因素对治疗效果的影响。之所以先删除"女性"，是因为男性和女性的最佳目标血压可能非常相近。此外，青年、中年和老年人的最佳目标血压也可能较为接近（但笔者并不确定对于糖尿病患者是否如此）。由于不同人群的最佳目标血压可能有较大差异（单一糖尿病与复杂性糖尿病患者群，1 型与 2 型糖尿病患者群，糖尿病患者与非糖尿病患者），我们倾向于尽量少地去除这些限定特征。

此外，还可以检索特定的抗高血压药物或者某些降压疗法。并且，干预关键必须是血压控制目标。比如，医务工作者可能想要知道目标舒张压低于 80 mmHg 和小于 90 mmHg 之间是否有差别。此外，为回答临床问题而增加限定条件的另一个方法是限定高血压治疗的目标血压标准（即待研究结果）。

改进（可搜索的）问题：关于治疗的问题

· 患者：高血压和 2 型糖尿病，无并发症。
· 干预 / 暴露：任何以 90 mm Hg 为目标舒张压的抗高血压药物。
· 比较：目标舒张压 80 mm Hg。
· 结果：卒中、心肌梗死、心血管病死率和总病死率。

例 2：一过性意识丧失

患者，男，55 岁，既往健康，酗酒，因一过性意识丧失而急诊。当天晚会上饮啤酒 5 杯后，爬楼梯回房就寝。此后失去意识，被儿子发现时躺在楼梯下。患者被唤醒约一分钟后恢复意识，2分钟后又陷入意识混乱。未见任何抖动或失禁。体格检查无明显发现；心电图显示窦性心律，80次/分，无异常。葡萄糖、钠等实验室检查结果正常；血液酒精检测结果为阴性。

初步问题：还要进行哪些检查？

深入探讨：上述问题完全无法提示我们如何从文献中获得答案，但总有一系列问题可能帮助我们找到合适的搜索策略。比如，可以将上述问题转述为一个鉴别诊断的问题，即假设已知此类患者的最终诊断结果，就可以选择常见和普遍的疾病而忽略发病率极低的疾病。

一些个案诊断检测研究也可能有助于问题的回答。比如，电子颅内成像或24小时心电监测仪分别对癫痫和心律失常的诊断极为敏感，医学研究中多根据此类诊断结果对人群进行筛选和分类，而暂时忽略这类检测可能出现的漏诊和误诊。

此外，还可以将上述问题转述为一个预后相关的问题。面对预后良好的疾病，我们所需要检索和调查的材料将远少于预后不良的疾病。因此，是否要进行深入研究取决于是否有随机对照试验的研究证据，并且这些随机对照试验是选取与前述患者相似的人群进行的研究。

改进（可搜索）问题：关于鉴别诊断的问题

·患者：一过性意识丧失的中年患者。

·干预/暴露：彻底调查和追踪常见和罕见诊断。

·比较：最低限度的调查和后续随访。

·结果：相关病因的概率，如血管迷走性晕厥、癫痫发作、心律失常和短暂性脑缺血发作。

关于诊断的问题

·患者：一过性意识丧失的中年患者。

·干预/暴露：脑电图。

·结果：参考标准调查（最好是长期随访）。

关于预后的问题

·患者：一过性意识丧失的中年患者。

·暴露/比较：时间。

·结果：症状出现后的一年中，相关疾病发病率（复杂心律失常和癫痫发作、卒中或严重事故）和病死率。

关于诊断效能的问题

·也可以将此视为一个治疗性问题，二者评价的标准相同。

·患者：意识丧失的中年患者。

·干预/暴露：综合性研究。

·比较：小范围研究。

·结果：症状出现后一年的发病率和病死率。

例 3：鳞状细胞癌

患者，男，60 岁，40 年吸烟史，咯血。胸片显示具有正常纵隔内一实质性肿块；针刺和组织活检显示为非小细胞癌。无咯血以外症状，体检结果正常。

初步问题：还要进行哪些检查来确认患者是否需要手术？

深入探讨：该例患者的关键特征是非小细胞癌，此外还有其病史、体格检查、胸部 X 线片结果并无明显证据表明癌细胞是否发生转移。此外，研究中还涉及 2 个重要问题：患者是否有隐匿性纵隔疾病，是否有隐匿性的胸外转移性疾病？

判断是否有隐匿性纵隔疾病的可行检查手段包括纵隔镜检查或胸部计算机断层扫描（CT），并根据检查结果进一步分析后续治疗方案。鉴别诊断胸外心脏疾病的检查策略包括颅脑、腹部 CT 和骨扫描。此外，正电子发射断层扫描 CT（PET-CT）也是鉴别胸内和胸外疾病的可行方法。

选择什么样的检查方法取决于想要解决怎样的临床问题。医务工作者始终希望延续患者的生命，而决定患者生存期的主要是肿瘤的恶性程度，而任何检查手段都无法改变肿瘤的发展。但敏感的检测技术能够早期检查出隐窝纵隔转移灶，但癌细胞一旦扩散，切除手术就无法达到理想的效果。因此，一旦发现纵隔转移性疾病，大多会采取姑息治疗，避免不必要的开胸手术。

我们可以通过以下两种方法将以上临床问题结构化。其一是探讨 PET-CT 对于诊断转移性疾病效用。其二则探讨诊断的影响，这就与治疗性问题相似：怎样的检查方案能够提供更多关于疾病的具体信息？

改进（可搜索）问题：关于诊断的问题

- 患者：初诊的非小细胞肺癌，无肺外转移证据。
- 干预：胸部 PET-CT。
- 结果：纵隔镜观察纵隔转移情况。

关于诊断影响的问题（治疗）

- 患者：初诊非小细胞肺癌，无肺外转移证据。
- 干预：PET-CT。
- 比较：替代诊断策略。
- 结果：不必要的开胸术。

3.3 结论：明确问题

构建一个方便搜索并有明确答案指向的问题是使用医学文献解决临床问题的关键，但这一步骤并不简单。首先需要详细了解患者的临床资料。本章中列举的 3 个实例旨在说明临床实践中应对每一位患者的病情都可能遇到新的临床问题，医务工作者需要明确其急需解决的问题。将问题结构化，即患者或人群、干预或暴露、结果以及处理治疗或伤害问题时的类比，有助于形成一个明确的问题。此外，确定问题的类型，如治疗、伤害、鉴别诊断、诊断和预后，有助于选择正确的问题结构和寻找适当的研究类型。

明确问题还有助于及时发现相似研究中的重要差异，并避免被误导和误判。比如，使用干预组与常规方案治疗组进行比较的研究设计可有效克服使用安慰剂或替代剂作为对照组的研究设计的局限性。例如，若旨在研究患者的主要结局（如长骨骨折），那么针对其相关的因素或结局（如骨密度）的研究则具有一定局限性。再如，若致力于防止疾病进展至需要透析的程度，则需要关注透析指标或血清肌酐水平倍增。每个临床工作者都希望准确获取文献信息以指导临床工作，因此准确地将问题结构化将有助于将文献信息辩证的应用于临床工作中。

将问题结构化也是高效地进行文献检索的第一步，有助于我们判定和检索已知的最佳证据（见第 4 章"寻找最佳证据"）。确定结构化问题，并选择适当的研究设计类型有助于有效地选择和使用搜索资源，从而增强循证实践能力。

参考文献

［1］Wing RR, Bolin P, Brancati FL, et al; Look AHEAD Research Group. Cardiovascular effects of intensive lifestyle intervention in type 2 diabetes. N Engl J Med. 2013; 369(2): 145-154.

［2］Bastian H, Glasziou P, Chalmers I. Seventy-five trials and eleven systematic reviews a day: how will we ever keep up? PLoS Med. 2010; 7(9): e1000326.

［3］McKibbon KA, Wilczynski NL, Haynes RB. What do evidence-based sec-ondary journals tell us about the publication of clinically important articles in primary healthcare journals? BMC Med. 2004; 2: 33.

［4］Haynes RB, Cotoi C, Holland J, et al; McMaster Premium Literature Service (PLUS) Project. Second-order peer review of the medical literature for clinical practitioners. JAMA. 2006; 295(15): 1801-1808.

［5］Haynes RB. ACP Journal Club: the best new evidence for patient care. ACP J Club. 2008; 148(3):2.

［6］Agoritsas T, Merglen A, Courvoisier DS, et al. Sensitivity and predictive value of 15 PubMed search strategies to answer clinical questions rated against full systematic reviews. J Med Internet Res. 2012; 14(3): e85.

4 寻找最佳证据

Thomas Agoritsas, Per Olav Vandvik, IgnacioNeumann, Bram Rochwerg, Roman Jaeschke,Robert Hayward, Gordon Guyatt 和 K. Ann McKibbon

本章内容

4.1 前言
 寻找证据是一项临床技能
 明确问题之后的技巧
 医学文献检索有时难以面面俱到
4.2 如何将证据处理和组织成为循证医学资源
 处理水平分级
 区别处理
 EBM 金字塔
4.3 筛选循证医学资源的 3 个标准
 基于当下最佳证据
 覆盖面和特异性
 可用性和可获得性
4.4 使用循证医学资料金字塔答疑
 摘要和指南
 预评估研究
 关注新证据
 未预评研究
 同时检索所有层级的 EBM 资源
 何时使用 Google
4.5 从问题到检索条目
 筛选式搜索和组合式搜索
 曾敏检索与提异检索
 寻找相关文献
 寻求帮助
4.6 结论：通过日常实践提高检索技能

4.1 前言

4.1.1 寻找证据是一项临床技能

在浩如烟海的医学文献中寻找新近最佳证据已成为目前临床实践的必备技能。[1,2]临床医生平均每日会面临 5 ～ 8 个具体的临床问题，[3-5]他们通常选择在线 EBM（EBM）资源以寻求答案。[6-9]有些医生已经意识到"使用搜索引擎与听诊器同样必要"。[10]

然而，由于文献数量激增以及技术频繁更新，高效寻找和筛选有用资源成为横在临床医生面前的一道难题。Pubmed 每日更新文献约 2000 篇，[10]但其中能够指导临床实践的并不多：平均每日更新 75 篇随机临床试验，11 篇系统综述。[11]因此，PubMed 并不适合高效寻找临床需要的证据。例如，在 PubMed 中搜索"预防房颤中引起的卒中"将显示 4000 多篇文献和引文，其中混杂着试验、综述、指南、社论。我们几乎无法有效地识别用于解答我们的疑惑的新近最佳证据。

目前，已经有许多 EBM 数据库能够提供更精炼且更有效的方式。这些数据库对各类证据进行筛选、处理和重组，其中一些优秀者具有较高的可信度。本章概览现有的 EBM 数据库，区分其可信度，可增加快速找到基于目前最佳证据答案的可能性。

4.1.2 明确问题之后的技巧

正如第 3 章"临床问题是什么"中所述，将问题合理的结构化是进行检索的先决条件。首先要明确问题的类型是基础背景问题（如综合征的定义或病理生理学，或疗法的原理），还是前沿性临床问题（如决定后续治疗的治疗、伤害、诊断或预后相关问题）。虽然 EBM 资料也能够回答基础背景问题，本章，乃至本书的重点在于有效地寻找前沿问题的答案。

前沿问题往往很难找到对应的答案（见第 3 章"临床问题是什么"），因此第一要务是使用 PICO 框架将问题转化，结构化为具体的组分，即患者或人群、干预或暴露、比较和结局（见第 3 章，表 3-1）。当结构化问题时，需要充分考虑患者可能出现的所有重要结局，如此获得的证据才能够有效权衡利弊，并作出最合适的决定。

将临床问题结构化不仅可以进一步明确进行文献检索的目的，并且有助于确定用于检索的词条，及词条间相互组合的搜索策略，从而有效地应用各类 EBM 数据资源。本章最后（详见"将问题再转化为词条"）详细探讨了当使用传统资源很难搜索到症状时，如何将各类问题结构化，当如何在更大的数据库（如 Pubmed 中使用适当的搜索策略。此外，将临床问题结构化能够直接帮助您选择适当的研究设计类型（见第 3 章），选择对应的过滤条件（如临床研究）以减少输出文献的数量，并提高找到适当答案的概率和效率。

4.1.3 医学文献检索有时难以面面俱到

以一个临床问题为例："肺栓塞患者中，肺梗死患者比非肺梗死患者的预后究竟会差多少？"

解答这个问题首先要考虑肺梗死患者与非肺梗死患者有哪些不同。而事实上二者之间并无明确的区分方法，也缺乏相应的尸检依据，因此，这可能是一个注定无法进行文献检索的问题。是这样吧？

以上的实例意在说明，如果研究缺乏可行性或无可用的检测手段，医学文献检索将无法帮助解决临床问题。同理，对于完全无人探讨过的领域，文献检索也无能为力。因此，在进行文献检索之前，请务必考虑其时间成本和产出，已确定是否有必要开展文献检索工作。

4.2 如何将证据处理和组织成为循证医学资源

与日俱增的 EBM 资源为证据的搜寻、总结和评价提供了新的途径。[1]目前，EBM资源大多触手可及，我们将现有的 EBM 资源分为三类：一级文献、处理后的文献、成熟的 EBM 资源库（图 4-1）。以上三种层次也阐明了原始材料中的信息如何成为 EBM资源中的证据。

4.2.1 证据分级

面对一级文献，我们首先按照证据分级将其分类（图 4-1，左框）。EBM 认为，不论问题为何，分层研究能将偏倚的风险最小化。然而面对治疗或伤害相关的问题，严格的临床随机对照研究最优，观察性研究次之，无体系的临床观察性报告再次。同样，诊断试验效能、鉴别诊断、预后的相关问题所对应的研究类型也有其分级（见第 2 章"什么是循证医学"）。

此外，即使同属一种研究类型，每项研究证据的质量也有所差异。最理想的 EBM证据应该是设计最为合理且偏倚控制最为恰当的文献。

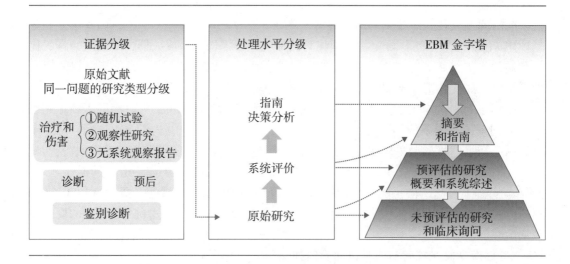

图 4-1　从资料到循证资源

4.2.2 处理水平分级

上文所述第二个类型即证据的处理水平分级（图 4-1，中框）。原始文献可单独或进一步处理形成系统综述。所谓系统综述，即对相关研究进行全面检索，明确准入和准出标准，对研究的质量进行评估，对合格文献进行整体评估，得出结论的一种研究方法。因其考量了相关研究的全局情况，优秀的系统综述远较单篇研究报道更有价值（见第 14 章 "系统综述和荟萃分析的过程"），因此，检索系统综述将更省时省力。

大多用来分辨哪种治疗指南更有价值，而循证医学文献则提供更具价值的治疗方案。

4.2.3 EBM 金字塔

上述两种证据分类（证据分级和处理水平分级）有助于我们分辨和选择用于回答问题的证据，但没有说明去哪里寻找这些证据。例如。哪里能够找到高质量的系统综述呢？要从哪里着手呢？检索 Cochrane Library，还是在 Pubmed 中筛选综述，还是浏览 UpToDate 这样的摘要网站？只有了解了证据的第三种分类方式，即 EBM 金字塔（图 4-1，右框）的构成，才能作出正确的选择。按其对实践的指导意义，EBM 资源基本分为三类：摘要和指导、预评估研究和未预评研。

EBM 资源的基本分类见表 4-1。每种分类更详细的阐述见专栏 4-1 及下文详细论述。

表 4-1　EBM 资源分类

类别	层次	描述	实例
摘要和指南	在线摘要	以主题分类证据的摘要（而不仅限于单一问题、干预或结果）	UpToDate
			DynaMed
	资源	对临床决策提供可行化建议	Clinical Evidence
			Best Practice
	临床指南数据库	定期更新	US National Guidelines
预评估研究	系统综述的概要	系统综述或研究的结构化摘要或简短概述	Clearinghouse
	系统综述		ACP Journal Club
	研究的汇总	不同程度的评估	McMaster PLUS
		– 根据方法学标准的选择	
		– 临床医生评级	DARE
		– 临床医生意见	Cochrane
		– 专家的结构化的评估	
		持续更新	
		证据源提醒	Evidence Updates
无预评估的研究	已筛选的研究	所有无预评估的原始研究	PubMed（MEDLINE）
			CINAHL
			CENTRAL
	未筛选的研究	自动筛选特定研究设计或临床内容的数据库	Filters:
			Clinical Queries in PubMed

（续表）

类别	层次	描述	实例
联合搜索	一次搜索所有类别资源	搜索以上各类研究，并按其分类显示结果	ACCESSSS
			Trip
			SumSearch
			Epistimonikos

数据库：ACCESSSS，获取摘要、概要、系统综述和研究的数据库；CENTRAL，科克伦登记的对照；CINAHL，护理与医疗文献累积索引；DARE，对疗效评价文摘数据库。

你可对单独不同的资源进行有效搜索，也可同时对这三类资源进行搜索，使用联合搜索引擎进行，联合搜索引擎包括 ACCESSSS（http://plus.mcmaster.ca/accessss）、Trip（http://www. tripdatabase.com）、Sum Search（http://sumsearch.org）和 Epistemonikos（http://www.epistemonikos.org）。在具体阐述这些搜索引擎之前，我们需要查看一下搜索 EBM 资源的一般标准，选择给定问题以及避免哪些问题。

有些资源能够回答临床上问题，但还有一些资源能够将证据和实践联系起来，这些资源包括临床决策支持系统（clinical decision support systems）[15]或电子病历在线资源检索系统。[16]虽然临床决策支持系统理论上能够改善护理质量和患者预后，但因其覆盖面窄、缺乏循证依据、质量和标准不一而备受争议。

专栏 4-1

EBM 资源概述

（1）摘要和指南。

摘要作为在线资源定期更新，旨在将针对某些相关问题的证据整合在一个主题下。例如，"老年患者 2 型糖尿病治疗"这一主题通常涵盖药物治疗，控制血糖和避免低血糖的策略，改善生活方式和降低心血管风险。这些摘要通常为实践提供可行建议。当前广泛使用的摘要数据库包括 UpToDate（http://www.uptodate.com）、DynaMed（https://dynamed.ebscohost.com）和 Best Practice（http://bestpractice.bmj.com）。

指南与摘要类似，通常针对特定主题或疾病（例如"抗血栓治疗和预防血栓形成"[12]）。除了总结摘要之外，指南还着重于为患者的管理提供最适建议。由于指南往往散布各种专业期刊和数据库，我们几乎很难找到切实可用的指南。美国国家临床指南数据库（HTTP：//www.guideline.gov）收纳了来自许多国家的指南，是检索指南较好的选择。

（2）预评估研究。

如果我们无法通过检索摘要和指南得到满意的答案（例如，摘要和指南未提供当下最佳证据或根本未提供任何信息）时，可直接查看相关研究内容，且优先选择系统综述，其次是单一研究。有些数据库筛选和收录系统综述需要满足特定方法学，要求且有完整概要（一页结构化摘要或对研究内容的概述）的文献，有效的帮助您免于检索全部的医学文献（但有漏查的风险）或在数千篇 PDF 文档间浏览筛选。预评估的限定条件和筛选质量因资源不同而各异。一些数据库是根据临床医生对相关性和创新性的评分和评价做预评估，如 McMaster PLUS（Premium LiteratUre Service[13,14]；http://plus.mcmaster.ca/evidenceupdates），有些数据库则是根据专家多层面的综合评价而预评估，如 ACP Journal Club（http://acpjc.acponline.org）和 DARE（效应评论摘要数据库；www.crd.york.ac.uk/crdweb）。

（续表）

专栏 4-1

　　还有两种检索预评估研究的方法，即在以上数据库中检索既定问题，或订阅电邮提示系统。个性化的电邮提示能够及时更新和跟进各人感兴趣领域的前沿进展，如使用 BMJ EvidenceUpdates;http://plus.mcmaster.ca/evidenceupdates。

（3）未预评估研究。

　　若以上检索仍无法获悉答案，我们需要在数据量更大的资源库中进行检索，如 MEDLINE（http://www.ncbi.nlm.nih.gov/pubmed）和 CINAHL（HTTP://www.cinahl.com）。唯有提升检索技巧才能够有效使用这些大型数据库。合理使用过滤功能［例如 Clinical Queries（http://www.ncbi.nlm.nih.gov/pubmed/clinical）］能够有效削减摘要数量，以期找到临床问题所对应的当下最佳证据。

4.3 筛选循证医学资源的 3 个标准

　　EBM 资源的可信度参差不齐，且未必能够回答所有临床问题。高效检索意味着为临床问题选择适当的资源——就好像根据患者的症状选择诊断方法一样。表 4-2 显示了选择和评价 EBM 资源的标准。

表 4-2　选择和评价 EBM 资源的标准

标准	描述
基于当下最佳证据	由证据推导至论断的可信度？
	是否有引文链接到参考文献，包括证据性摘要和推论？
	最新的渠道是否公开、可信？
	证据的质量是否得到评价？
	是否涵盖建议强度？
	是否涵盖了所有或多数患者相关的重要结局？
覆盖面和特异性	是否覆盖我的学科和专业？
	是否涵盖检索问题相关领域（如：治疗、诊断、预后、危害）？
可用性和可获得性	能随取随用吗？
	费用如何？

4.3.1 基于当下最佳证据

　　很多在线摘要或指南数据库都声称自己是"循证"的，却几乎均无法链接至全文。为判断证据推导至论断的可信度，就需要区分并获得高质量的证据。对于无法区分的资源全部忽略。资源要有引文可索引到相关文献。此外，时效性也很重要。发表超过 2 年的证据很可能被更新或推翻，因此选择 2 年内的证据是保持证据最新的简单方法。总之，筛选"新鲜"证据的全过程应该是公开、可信的：每项概要和证据均注明最近更新日期和检索采用的策略和机制。反之，不透明的筛选过程则可能引入片面、偏倚和过时的证据。

概要或指南同样也需要建立评价体系来评估引证文献和综述的质量。有指导意义的资源应该基于现有全部相关证据（综述为佳），全面论述各种方案的利弊，并且使用适当的体系对推荐的可行性进行评定，对潜在价值和偏好作出明确判断（参见从循证到实施）。此外，循证资源应涵盖相关因素对患者相关重要结局的相应影响，用于临床决策时护理实践。例如，《抗血栓治疗与预防血栓形成指南》（*Antithrombotic Therapy and Prevention of Thrombosis guideline*）第九版一书中阿司匹林疗效评估的可信度中等（级别：2B），因而不建议阿司匹林用于预防 50 岁以上中老年人的心血管突发事件。[20] 该指南中的相关评估相当精确，如，对心血管中危人群，预防性使用阿司匹林，可使心肌梗死的发生率平均降低 1.9%（从 2.6% 降低到 1.2%），但危重颅外出血风险平均会增加 1.6%（从 0.7% 增加到 2%）。

4.3.2 覆盖面和特异性

理想的 EBM 资源需要最大程度涵盖与实践相关的大多数问题。如果以上"一站式"数据库无法提供足够的数据资源，则需要 EBM 金字塔中 3 个层次的资源进行补充。在金字塔中所处的位置越高，则意味着被处理和概要化的程度越高，也提示其过时的可能性更高。然而，预评估的证据才更有助于全面了解搜索的主题。反之，在金字塔中所处的位置越低，则数据量越大，越缺乏具体指向性。因此，搜索临床实践所对应的预评估研究能够高效的解决临床问题，例如，使用精心编排好的摘要能快速有效的获取某领域或专业的最近进展［参考 *Evidence-Based Mental Health*（http://ebmh.bmj.com）or *Evidence-Based Nursing*（http://ebn.bmj.com）］。

问题的类型也直接影响资源的选择。例如，着眼于治疗问题的资源主要是临床随机对照试验，如 Cochrane 系统综述数据库，这些资源可能并不适宜回答伤害或罕见不良事件的问题。此外，背景问题最适合检索摘要类数据库（UpToDate 或 DynaMed），而非预评估资源（如系统综述和概览）数据库。例如，UpToDate 和 DynaMed 均设有专门条目总结中东呼吸综合征冠状病毒的背景问题，概述其定义和发病情况。

4.3.3 可用性和可获得性

可信度越高、效力越好的资源往往越昂贵，尤其是那些处于金字塔顶端的资源。有些在线摘要数据库的个人用户费用就高达每年 250 美元。节约起见，我们往往优先检索那些能够免费准入的数据库（如学校或机构购买的数据库）。学术型临床工作者往往还能从其学院或机构的数字资源中获取一些研究和综述的全文。

高收入国家私人医疗机构的医生可能通过专业协会获得资源，但有些医生也可指负担费用进行购买。一些国家有国家图书馆，会将一些些资源集中起来，可集中访问。机构选择购买的资源类型往往因财政制约，无法由临床医生自主选择。如果无法获取重要资源，可以直接联系图书管理员（指出无实践意义的资源）。[1] 如果机构不愿意购买数据库使用权限，就只能考虑个人购买了。低收入国家的卫生专业人员可以通过世界卫生组织"卫生互联网访问研究倡议"（http://www.who.int/hinari/en）或其他组织机构获得信息资源，否则会因财务问题而遭遇信息受阻。此外，还可以通过浏览开放的杂志、直接联系作者或求助有更多资源渠道的同行来获取资源。

预评估的资源往往费用较高，我们可以通过联合搜索引擎（如 ACCESSSS 或 Trip）

概览多种资源内的临床信息，据此进行明智订阅。

免费电子邮箱订阅系统，例如：BMJ EvidenceUpdates（http：//plus. Mcmaster. ca/evidenceupdates）会提醒你最新重要信息，虽然要获得全文的权限受机构或个人情况的限制。PubMed、Google Scholar、开放阅览期刊例如 CMAJ、PLOS 期刊和 BioMed Central 期刊（请参阅 http://www.doaj.org 获取开放阅览期刊目录）提供的全文数量越来越多。另外，有很多期刊（例如 BMJ，JAMA 和 Mayo Clinic Proceedings）出版 6 ～ 12 个月后，其全文可免费获得，或是出版时部分内容可免费获得。因此，只检索和关注提供免费全文的资源或免费的网上资源可能因局限和偏倚而错过最佳证据。

最后，还需向所在的机构或专业协会确认如何在工作场所和家中访问 EBM 资源(如通过获取代理服务器权限或使用 VPN 远程访问)。随时从智能手机、平板电脑等设备获取资源对循证实践大有裨益。

4.4 使用循证医学资源金字塔答疑

现代信息科技（包括位于金字塔顶端的概要资源在内的）使大量 EBM 资源触手可及。每种 EBM 资源都因其临床学科、方法论、编辑方式而存在一定差异。迄今没有哪个门户网站能够检索到所有 EBM 资源，但纽约医学院（http://www.nyam.org/fellows-members/ebhc/eb_resources.html） 和 Cochrane 协 作 网（http://www.cochrane.org/about-us/webliography-evidence-based-health-care-resources）收录了大多资源。

本章不讨论每种资源的优缺点，而是探讨如何使用该金字塔中的各类资源，以及各类资源间是如何互补的。文章通过实例旨在说明证据检索和循证实践中需要重点注意的要点，而不是为了全面或说明使用哪些资源。

4.4.1 摘要和指南

首先，通过检索金字塔的顶端的资源寻找问题的答案，即寻找问题相关的摘要和指南。这些资源能够概览某一主题相关证据的全局。以寻找预防心房纤维性颤动患者卒中的抗血栓疗法为例，可选的方案包括阿司匹林、抗血小板药物（如氯吡格雷）、阿司匹林和其他抗凝药联用、华法林和新型抗凝药（如凝血酶抑制剂和 Xa 因子抑制剂)。倘若从金字塔低端开始，则需检索、浏览和整理与该主题及重要结局相关的系统综述或研究。而摘要和指南则已经整合了这一系列资源的证据，同时给予可行化建议。

表 4-3 提供 10 个常使用的摘要数据库及其 URL 地址以备参考。2011 年一项研究对表 4-3 中数据库更新时效、临床问题覆盖、处理和报告质量进行分析，结果显示：更新时间从 3.5 个月（DynaMed）～ 29 个月（First Consult）；临床问题覆盖率从 25%（Clinical Evidence） ～ 83%（UpToDate）。资源间质量参差不齐，譬如，Clinical Evidence 尽管覆盖面有限，但仍被认为是质量最优的资源。EBM 资源日新月异，很多数据可能早已落伍，但数量足够，在线摘要资源间能够互补。此外，摘要资源提供实践建议的评价方式和体系和编辑风格也彼此各异，如 UpToDate 通过 GRADE 评级提出建议，而 Clinical

Evidence 虽然也使用 GRADE 评级，却更重视证据的摘要；DynaMed 和 Best Practice 逐条结构化呈现资源，而 UpToDate 则使用教科书式章节描述。

表 4-3 10 个在线摘要数据库及其属性排名[19]

摘要资源	URL	更新时效	覆盖率，排名（%）	证据质量
DynaMed	https://dynamed.ebscohost.com	1	3（70）	2
UpToDate	http://www.uptodate.com	5	1（83）	2
Micromedex	http://www.micromedex.com	2	8（47）	2
Best Practice	http://bestpractice.bmj.com	3	4（63）	7
Essential Evidence Plus	http://www.essentialevidenceplus.com	7	7（48）	2
First Consult	http://www.firstconsult.com	9	5（60）	2
Medscape Reference	http://reference.medscape.com	6	2（82）	9
Clinical Evidence	http://clinicalevidence.bmj.com	8	10（25）	1
ACP PIER	http://acpjc.acponline.org	4	9（33）	7
PEPID	http://www.pepidonline.com	NA	6（58）	10

缩写：NA，数据不可用。

从杂志 *Journal of Clinical Epidemiology* 授权转载[19]

　　大多数临床指南散在分布于各国家或卫生组织的期刊或网站，而非像摘要那样集中收录。目前，美国国家指南信息交流中心（http:// www.guideline.gov）是收录指南最全面的网站之一，收录全美大多指南的全文和大量国际指南。检索相对较为方便，但检索初期面对的数据量极大。此外还有其他国际指南收录于英国国家健康和护理研究所（https://www.evidence.nhs.uk）或国际指南网（http://www.g-i-n.net/library/international-guidelines-library）。

　　前文讲到预评估资源的质量参差不齐，指南可能是预评估资源中可信度差异最为显著的资源。[22,23] 当您进行搜索的时候检索时尽量筛选那些公开证据处理过程和建议制定原则的指南（见第 17 章"如何使用临床指导意见：临床实践指南和决策分析"）。美国国家指南信息交流中心网站可就针对同一主题的不同指南进行比较。

　　同样位于 EBM 金字塔的顶端的还有决策分析，其处理和分析证据的方法与指南类似，详述不同处理方法及其对应的结果和概率，有助于通过趋利避害选择个体化治疗方案（见第 17 章）。决策分析多见于独立研究、经济评估报告和卫生技术评估报告。英国约克大学评论和传播中心（http://www.crd.york.ac.uk/crdweb）通过过滤器"HTA"和"NHS EED"（用于经济评估）能够有效检索决策分析类资源。

4.4.2 预评估研究

　　若摘要和指南无法提供满意答案，或缺乏相关证据，或答案不确定等，则需要进一步检索预评估研究类资源。当然也可以检索最近更新的摘要或指南，[24] 但我们会对额外的检索是否有价值存在疑问。最近一项研究对在线摘要质量分析后发现，最新高质量证据的结论可能与现有摘要的结论截然不同，这种情况在各数据库均有发生：UpToDate 差异率 52%，Best Practice 60%，DynaMed 23%。最新证据与现有实践建议间的差异也很频繁。对于 2～8 年才更新一次的临床指南，新近证据与实践建议其背道而驰的情况屡见不鲜。[25]

例如，心肺复苏（CRT）是否能够降低心力衰竭并 QRS 波缩窄患者的病死率？若 2013 年 9 月中旬在 DynaMed 或 UpToDate 中进行初步检索，能够找到 CRT 对不同心衰程度和 QRS 时长患者作用的高质量摘要，但这份摘要并未收集发表在《新英格兰医学杂志》（New England Journal of Medicine）的一项最新试验研究。[26] 而这项试验的结论为：CRT 不仅不会降低心衰病死率或住院率，反而增加心衰病死率。这一重要证据当然包含于后续更新的摘要数据库中，但更新周期往往为几个月至 29 个月之久，更新时长与在线摘要数据库有关。

快速有效的找到合适预评估研究的方法就是在只收录研究和综述的专门数据库中进行检索，这类数据库仅包含研究和综述，且方法学上更可靠，临床相关性更高。具体例子见图 4-2，该图表示从 McMaster PLUS（Premium LiteratUre Service）（由 McMaster 健康知识信息公司创建的大型数据库）这个数据库中筛选合适文献的过程（http://hiru.mcmaster.ca/hiru/HIRU_McMaster_PLUS_Projects.aspx），其评价和筛选资源的过程如下：训练有素的研究人员每年评估超过 125 个高质量临床杂志的 45000 余篇文献，筛选出符合其评价标准的研究和综述。例如，该数据库要求预防或治疗方面的研究必须符合随机原则，随访率至少 80%，并且至少出现一个与疾患相关的重要结局。然后，世界各地的一线医生对筛选出的文献就相关性和新闻价值性进行评级。这样，McMaster PLUS 数据库不断更新，已收录超过 32000 篇高质量文献，并以每年约 3300 篇的速度增加，（例如 ACP Journal Club、Clinical Evidence 和 DynaMed）。通过免费搜索引擎 BMJ EvidenceUpdates（http://plus.mcmaster.ca / EvidenceUpdates / QuickSearch.aspx）、McMaster、ACCESSSS 能够轻松访问 McMaster PLUS，进一步论述见后文（参见同时检索全部类型 EBM 资源）。 此外，McMaster PLUS 还拥有护理和康复方面的专门数据库（http : // plus.mcmaster.ca/np）（http://plus.mcmaster.ca/rehab）。

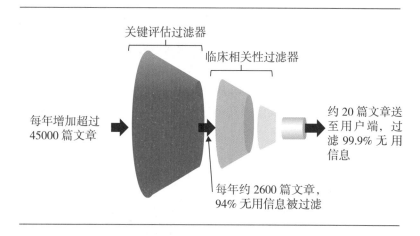

经麦克马斯特大学健康信息研究部门许可转载。

图 4-2　预评估实例：McMaster PLUS

预评估研究的更高一级的研究，就是将与临床实践高度相关的研究或综述整理成为摘要（入选文献少于最初检索量的1%）。这种摘要通常为一页，为结构化的研究结果汇总，并辅以专家的简要评论。二级 EBM 期刊刊发大量基于证据的专业摘要。图 4-3 是一个系统综述进行摘要整理的实例，该实例来自 ACP Journal Club（http://acpjc.acponline.org）的一篇关于"依普利酮相较于其他醛固酮拮抗剂对心衰病死率的影响"文章。该摘要总结了研究方法和研究结果的要点，同时列出了一名专家评论。专家评论可能未必系统或全面，但通常会明确指出研究的优点和不足。类似的数据库还有 EBM 数据库（http：// ebm.bmj.com）、循证心理健康数据库（http://ebmh.bmj.com）、循证肿瘤学数据库（www.sciencedirect.com/science/ journal / 13634054）和 POEMs（好的证据以患者为导向）数据库（www.essentialevidenceplus.com/content/poems）。纽约医学院的网站列举了很多医疗保健学科相关的专业 EBM 期刊，可供参考（www.nyam.org/fellows-members/ebhc/eb_publications.html）。

系统综述的摘要更全面地概括了问题相关的主要证据，当搜索预评估研究时，首先要考虑系统综述的摘要。系统综述的摘要除了从循证杂志上搜索外，还可以从效果评论摘要数据库（Database of Abstracts of Reviews of Effects,DARE）（http:// www.cochrane.org/editorial-and-publishing- policy-resource/ database-abstracts-reviews-effects-dare）内进行搜索。若检索一无所获，则可以考虑直接通过 Cochrane 电子图书馆（http://www.thecochranelibrary.com）一类的数据库检索相关系统综述。

不管使用哪种资源，预评估资源和系统综述摘要搜索仅仅是增加了有效找到最佳证据的可能性。并不表明一定能够找到最佳证据。我们仍要对摘要中的结果进行评判，这个思维是应用在整个书本中。

4.4.3 关注新证据

除了不断更新的预评估研究的数据库外，更多的数据库会配置的邮件提醒服务。为了使大量证据更容易管理，提醒服务在注册时，会根据自己的信息需求（例如：临床学科、质量分级和提醒频率等）进行定制。

如图 4-2 所示通过临床相关性和证据质量等评估和筛选，McMaster PLUS 有效过滤99.9% 无效信息后，每一临床领域平均每年更新 20 ～ 50 份关键研究证据，供用户参考。通过订阅 BMJ Evidence Updates 或 ACCESSSS 能够轻松接收这些更新提示。此外，还有一些免费或收费的提醒系统，如 NEJM Journal Watch、http://www.jwatch.org，适用于大多数学科，而 OrthoEvidence、http：// www.myorthoevidence.COM 适合细化到亚专业。在使用任何提醒服务前，请事先检查其选择和评估标准是否明确、可信且满足自身需要。

4.4.4 未预评研究

若在摘要、指南和预评估资源中均未得到理想答案，那么就要转战于数以千万计的未预评研究了。未预评研究分散收录于许多不同的数据库（通常是搜索系统综述常用的数据库），如 PubMed's MEDLINE、EMBASE、CINAHL 或 Web of Science 等。此类数据库均可直接访问或通过其他搜索引擎访问。还有一些搜索引擎，如 Ovid（http://www.ovid.com），支持复杂的搜索策略，是医学图书馆管理者和系统综述作者搜索特定资源的"杀手锏"。而 PubMed 则是临床工作者使用最频繁的搜索引擎，能够免费访问整个MEDLINE 数据库（http://www.ncbi.nlm.nih.gov/pubmed）。

Therapeutics

Review: Eplerenone is not more effective for reducing mortality than other aldosterone antagonists

Chatterjee S, Moeller C, Shah N, et al. Eplerenone is not superior to older and less expensive aldosterone antagonists. Am J Med. 2012; 125:817-25.

Clinical impact ratings: ⒽⒹ ★★★★★☆☆ Ⓒ ★★★★★☆☆

Question

In patients with left ventricular (LV) dysfunction, what is the relative efficacy of eplerenone and other aldosterone antagonists (AAs)?

Review scope

Included studies compared eplerenone or other AAs with control (placebo, angiotensin-converting enzyme inhibitor, angiotensin-receptor blocker, or β-blocker) in patients > 18 years of age with symptomatic or asymptomatic LV dysfunction, had ≥ 8 weeks of follow-up, and reported ≥ 1 outcome of interest. Studies comparing AAs with each other were excluded. Outcomes were all-cause mortality, cardiovascular (CV) mortality, gynecomastia {per trial definition in individual studies}*, and hyperkalemia {serum potassium > 5.5 mEq/L}*.

Review methods

MEDLINE, EMBASE/Excerpta Medica, CINAHL, and Cochrane Central Register of Controlled Trials (all to Jul 2011); reference lists; and reviews were searched for randomized controlled trials (RCTs). 16 RCTs (*n* = 12 505, mean age 55 to 69 y, 54% to 87% men) met selection criteria. 4 RCTs included patients after acute myocardial infarction LV dysfunction, and 12 included patients with heart failure. Study drugs were spironolactone (10 RCTs), canrenone (3 RCTs), and eplerenone (3 RCTs). Risk for bias (Cochrane criteria) was low for 8 RCTs, intermediate for 7, and high for 1.

Main results

Eplerenone and other AAs reduced all-cause mortality and CV mortality compared with no AA (Table). Eplerenone increased risk for hyperkalemia, and other AAs increased risk for gynecomastia, compared with no AA (Table). Based on an indirect comparison, other AAs reduced mortality more than eplerenone (*P* = 0.009).

Eplerenone or other AAs vs control in patients with left ventricular dysfunction†

Outcomes	Number of trials (*n*)	Weighted event rates		At 2 to 24 mo	
		Eplerenone	Control‡	RRR (95% CI)	NNT (CI)
All-cause mortality	2 (9369)	14%	16%	15% (7 to 23)	41 (27 to 88)
CV mortality	2 (9369)	12%	14%	17% (8 to 25)	42 (29 to 88)
Gynecomastia	2 (9361)	0.49%	0.66%	26% (−27 to 57)	NS
				RRI (CI)	NNH (CI)
Hyperkalemia	3 (9489)	6.1%	3.8%	72% (19 to 147)	37 (19 to 140)
		Other AA§	Control‡	RRR (95% CI)	NNT (CI)
All-cause mortality	12 (3569)	19%	25%	26% (17 to 34)	16 (12 to 24)
CV mortality	4 (2553)	26%	34%	25% (16 to 33)	12 (9 to 19)
				RRI (CI)	NNH (CI)
Gynecomastia	6 (2279)	5.4%	0.86%	526% (238 to 1057)	23 (11 to 49)
Hyperkalemia	10 (3342)	8.1%	4.5%	80% (−17 to 291)	NS

†AA = aldosterone antagonist; CV = cardiovascular; NS = not significant; other abbreviations defined in Glossary. Weighted event rates, RRR, RRI, NNT, NNH, and CI calculated from control event rates and risk ratios in article using a random-effects model.
‡Placebo, angiotensin-converting enzyme inhibitor, angiotensin-receptor blocker, or β-blocker.
§Other AAs were spironolactone or canrenone.

Conclusion

Based on an indirect comparison, eplerenone is not more effective for reducing mortality in adults with left ventricular dysfunction than other aldosterone antagonists.

Information provided by author.

Source of funding: No external funding.

For correspondence: Dr. S. Chatterjee, Maimonides Medical Center, Brooklyn, NY, USA. E-mail sauravchatterjeemd@gmail.com. ■

Commentary

In their thorough review of the use of AAs in systolic heart failure, Chatterjee and colleagues conclude that data are insufficient to recommend eplerenone over spironolactone. Only 3 large outcome trials actually address the issue: RALES, assessing spironolactone (1), and EPHESUS (2) and EMPHASIS-HF (3), assessing eplerenone. Although the populations evaluated in each study were quite different, the relative reductions in mortality were similar (25%, 14%, and 19%, respectively). Indirect comparisons of drug efficacy across clinical trials with different patient populations and study protocols are challenging. Without head-to-head trials of AAs, we should not draw conclusions about their relative efficacy.

Chatterjee and colleagues confirm that spironolactone increases risk for gynecomastia. Hyperkalemia is a known adverse effect of any AA, although potassium increases were "not clinically important" in RALES (1). After RALES was published, however, there was a marked increase in the number of spironolactone prescriptions, with an increase in hyperkalemia and associated mortality (4). Gynecomastia can be distressing to male patients, but hyperkalemia may be fatal to either sex.

A strict, evidence-based practitioner would base drug and dosage selection on the clinical trial most closely matching a patient's presentation. While waiting for a definitive head-to-head trial—noting that benefits seem similar in the studied populations—I start with the less expensive spironolactone, switching to eplerenone if troublesome sexual adverse effects develop (while closely monitoring potassium!).

Ellis Lader, MD, FACC
Mid Valley Cardiology, New York University School of Medicine
Kingston, New York, USA

References
1. Pitt B, Zannad F, Remme WJ, et al. The effect of spironolactone on morbidity and mortality in patients with severe heart failure. Randomized Aldactone Evaluation Study Investigators. N Engl J Med. 1999;341:709-17.
2. Pitt B, Remme W, Zannad F, et al; Eplerenone Post-Acute Myocardial Infarction Heart Failure Efficacy and Survival Study Investigators. Eplerenone, a selective aldosterone blocker, in patients with left ventricular dysfunction after myocardial infarction. N Engl J Med. 2003;348:1309-21.
3. Zannad F, McMurray JJ, Krum H, et al; EMPHASIS-HF Study Group. Eplerenone in patients with systolic heart failure and mild symptoms. N Engl J Med. 2011;364:11-21.
4. Juurlink DN, Mamdani MM, Lee DS, et al. Rates of hyperkalemia after publication of the Randomized Aldactone Evaluation Study. N Engl J Med. 2004;351:543-51.

经 ACP Journal Club 许可转载。[28]

图 4-3 EACP 杂志俱乐部系统综述摘要示例

以他汀类药物能否预防痴呆这一问题为例。现有摘要和预评估资源未提供充足有效的证据，但相关的未预评研究的数量太多，在使用 PubMed 进行检索时需要注意检索技巧，尤其是检索项的选择与组合，否则很难在首页找到真正相关的研究和信息。

合理设置过滤条件（如临床问卷）能有效限制无关研究的输出。如图 4-4 所示，请勿在 PubMed 的主页直接检索，而是进入临床问卷亚分类进行检索，或直接访问 http://www.ncbi.nlm.nih.gov/ pubmed / clinical。此外，还可以根据问题的类型选择特定研究方法的资源进行检索。如表 4-4 列举用于检索针对治疗问题的临床随机对照试验研究的过滤条件。[29] 任一搜索主题均可以设置两个过滤条件，其一是泛定条件（敏感），其二为特定条件（特异），后者更适用于临床实践。合理使用过滤限定能有效增加 PubMed 前 2 页（前 40 篇文献）相关研究的比例（从约 2% 提高到 30%）。[2] 诊断、病因、预后等相关的问题也均需类似的过滤条件。

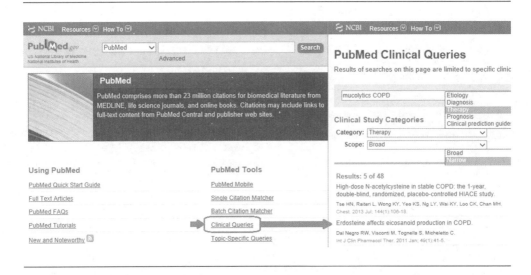

已获得美国国立医学图书馆和 PubMed 的许可同意。

图 4-4　PubMed 中的临床问题：访问主页和选择过滤条件（类别和范围）

表 4-4　临床问题"治疗"文献过滤条件：性能和使用的策略 [a30]

	敏感度 %	特异度 %	Pubmed 当量
宽过滤	99	70	临床［标题 / 摘要］和试验研究［标题 / 摘要］或临床试验研究［MeSH 术语］或临床试验［出版类型］或随机 *［标题 / 摘要］或随机分配［MeSH 术语］或治疗方法［MeSH 副标题］
窄过滤	93	97	随机对照试验［出版类型］或随机［标题 / 摘要］和对照［标题 / 摘要］和试验［标题 / 摘要］

缩写：MeSH（medical subject headings），医学主题词

已获得美国国立医学图书馆和 PubMed 的许可同意。

[a] 这些过滤条件不在 PubMed 中实现；搜索策略需要在获得最佳搜索系统综述后复制粘贴。经 BMJ 许可转载。

表 4-5　在 pubmed 中通过限定条件获得系统综述 [a30]

	敏感度 %	特异度 %	Pubmed 当量
宽过滤	99.9	52	搜索 *［标题 / 摘要］或荟萃分析［文献类型］或荟萃分析［标题 / 摘要］或［条件］网状荟萃分析或评论［文献类型］或［副标题］或相关诊断［标题 / 摘要］
窄过滤	71	99	MEDLINE［标题 / 摘要］或系统［标题 / 摘要和综述［标题 / 摘要］或荟萃分析［出版类型］

缩写：MeSH（medical subject headings），医学主题词

[a] 这些过滤条件不在 PubMed 中实现；搜索策略需要在获得最佳搜索系统综述后复制粘贴。可获得 BMJ 许可转载。

　　表 4-5 显示了在 pubmed 中通过限定条件获得系统综述的宽过滤和窄过滤条件[30]。在 pubmed 中，无法通过这些过滤条件来挑选系统综述，这一点与临床查询不同。如上文提到的例子——搜索词"他汀类药物预防痴呆"。该搜索词是非限定性次，如果用该词搜索，会搜索到数百个文献索引，但这些文献索引在临床应用方面不一定都可靠。搜索时，加入窄过滤条件（见表 4-5），搜索结果会减少到 19 个（2013 年 10 月），其中有 6 个系统综述，包括 1 篇 Cochrane 综述（更新到 2009 年）和最近（2013 年 9 月）发表于梅奥诊所学报（*Mayo Clinic Proceedings*）的一篇综述：*Statins and Cognition: A Systematic Review and Meta-analysis of Short- and Long-term Cognitive Effects*。约克大学对后续的筛查和出版进行跟进，了解关系的发展。例如，除了目标问题之外，还要对其不良事件、经济价值、观察性研究以及定性研究进行过滤（https://sites.google.com/a/york.ac.uk/ issg-search-filters-resource/home/search-filters-by-design）。

　　用于辅助临床实践的另一个重要数据库是 Cochrane Controlled Trials Registry（Cochrane 对照试验注册表），且是目前最大的对照试验电子文献库，该数据库资源主要来自 MEDLINE、EMBASE 及其他人工检索的主流医疗健康期刊。该数据库只收录试验，因此要确定某一主题是否有相关的对照试验，使用该数据库进行检索时目前最快、最可靠的方法。可以通过 Cochrane 数据库主页的高级搜索（http：// onlinelibrary.wiley.com/cochranelibrary/search；选择"搜索限定"，再选择"试验"）进入 Cochrane 对照试验注册表。想要进一步获得全文，则需要订阅 Cochrane 数据库或多个"OvidEBM 评论"数据库（http://www.ovid.com/site/catalog/DataBase/904.jsp）。

4.4.5 同时检索所有层级的 EBM 资源

　　您是否有想过一次检索 EBM 金字塔的所有层级的资源，而非逐层检索呢？联合搜索引擎应运而生。最典型的联合搜索引擎是 ACCESSSS（http://plus.mcmaster.ca/accessss）。ACCESSSS 同时对 EBM 金字塔的所有层级的资源进行检索，即同时检索相关的摘要和指南、预评估研究、Pubmed 中所有临床相关资源等。表 4-6 列出了可通过 ACCESSSS 检索到的循证资源，其检索结果根据其层级 EBM 金字塔汇总于一张纸上，塔尖的资源关联性和有用性最高（见图 4-5）。ACCESSSS 可免费订阅，但其中一些资源的全文链接则可能需要收费。若想与 ACCESSSS 所有特征直接相连，您可以要求

ACCESSSS 将您的机构添加至其用户列表。

其他许多类似的联合免费搜索引擎，都能同时检索不同层级 EBM 资源，但是在检索覆盖面上略有差别。Trip（http://www.tripdatabase.com）使用其特定算法检索临床实践指南，按国家分类呈现，同时能够检索各类摘要、预评估资源和未预评资源。该引擎简单易学，还有许多特色功能，如按 PICO（患者、干预、类比、结果）结构化搜索项，及为发展中国家量身定制检索结果。

表 4-6　联合搜索示例：在 ACCESSSS 中并行搜索的 EBM 资源

摘要	DynaMed
	UpToDate
	Best Practice
	ACP PIER
预评估研究	
系统性综述概要	ACP Journal Club DARE
系统评价	McMaster PLUS（including Cochrane reviews）
研究概要	McMaster PLUS
非预先评估研究	
过滤的研究	Clinical Queries in PubMed
未经过滤的研究	PubMed（MEDLINE）

缩写：ACCESSSS, ACCess to Evidence-based Summaries, Synopses, Systematic Reviews and Studies；询证摘要、概要、系统综述和研究的 ACCess 引擎

DARE, Database of Abstracts of Reviews of Effects; 效果评价摘要数据库

EBM, evidence-based medicine. 循证医学

经麦克马斯特大学健康信息研究部门许可转载。

SumSearch（http://sumsearch.org）也有类似的联合搜索能力，尤其擅长检索临床实践指南，按资源被处理整合的水平分类呈现检索结果（如一级研究文献、系统综述和指南；见图 4-1，中框）。此外，SumSearch 还能够检索 NEJM Journal Watch（http：// www.jwatch.org）上的相关信息。最后，在同时搜索多个资源索引和链接相关证据的方面，Epistemonikos（http：//www.epistemon ikos.org）能够在检索循证资源的同时，对相关证据进行索引和关联。例如，Epistemonikos 将系统综述及其引用的文献相关联，从而可以将使用同一研究的系统综述进行聚类。同时，Epistemonikos 是唯一一个使用多语言界面，能够进行多语言搜索，且对摘要提供 9 种以上不同语言译文的搜索引擎。

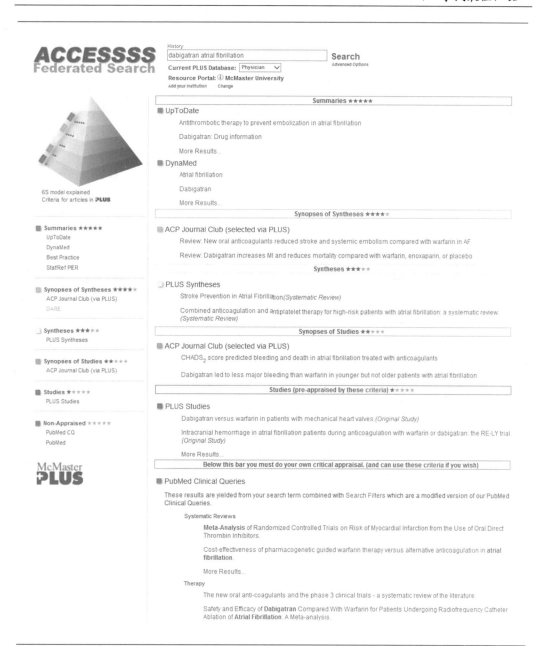

经麦克马斯特大学健康信息研究部门许可转载。

图 4-5　使用 ACCESSSS 进行联合搜索的结果示例

4.4.6 何时使用 Google

Google（http://www.google.com）因其强大的算法足以检索任何问题给互联网检索带来了一场革命。

但影响 Google 输出结果的因素众多，包括查询内容本身，网站被访问或引用的次数、计算机 IP 和服务器、所处国家和地区以及可能的金融和非金融利益。并且，由于其信息检索和筛选方法尚未公开，且因其信息来源可能来自未经证实或未经科学监督，谷歌并不是我们寻找最佳证据的可靠方式。在使用 google 进行检索时，需了解其数据不仅来源于已知数据库，并且广泛囊括了电子信息时代的所有资源。因此，我们无法预期要花多少时间才能找到理想的证据。

但毋庸置疑，"google 搜索"仍是寻找某些确切信息的最佳途径。Google 通过广泛检索多语种的资源，如维基百科（HTTP:// www.wikipedia.org），能够快速获知基础和背景信息，同时也可以检索到目前 EBM 证据尚未收录但已引起媒体广泛关注的新话题、新状况或新疗法（例如，当中东呼吸综合征病毒全球爆发时，google 可以最快检索到其病毒学研究的所有相关发现和信息）。 Google 还能够匹配相关的引证词用以辅助改进搜索字条的措辞。例如，您可能想弄清楚肠促胰岛素是否与胰腺癌有关，但您对各型肠促胰岛素一无所知。您可以通过 Google 和维基百科快速检索到二肽基肽酶 4 抑制剂或胰高血糖素样肽 1 类似物，并通过复制粘贴的方式用以进一步检索。此外，只需要将症状或发现同时输入检索框，Google 就能对其进行联合搜索，就是如此简单易行。尤其对于那些很罕见的组合，大多数医疗数据库都几乎无法提供足够信息，而 Google 往往能给您意想不到的发现。谷歌有时还能检索到罕见的引文，对该综合征的研究提供一丝新线索。

Google Scholar 将 Google 算法用于检索学术文献，能够更有效地解决前景问题(http:// www.google.com/scholar)。

Google Scholar 的检索策略尚未公开，但是通过数据库间的比较不难发现 Google Scholar 能够与专业数据库相媲美，[31] 越来越多的证据表明 Google Scholar 检索到相关结果的效率是 PubMed 的 2 倍，检索结果能够直接获取全文的比例是 PubMed 的 3 倍[32]，并且能够访问涉及罕见问题的会议摘要。因此，Google Scholar 作为一个综合性搜索引擎，对研究的进一步完善具有重要的指导意义（ http://scholar.google.com/intl/en/scholar/ help.html ）。

4.5 从问题到检索条目

4.5.1 筛选式搜索和组合

表 4–7 展示了将问题转述为 PICO 结构并形成相关的检索词。此后，根据每种资源的特点，使用一系列检索策略选择或组合检索词。 在 EBM 资源金字塔顶端进行检索优势在于这些数据库具有高度选择性，信息量较小，搜索易行。只需 1 ～ 2 个检索词就能够找到与相应人群或者疾病的干预、暴露等高度相关的资源。例如，要解决"黏液溶解剂对稳定型慢性阻塞性肺病（COPD）的影响"这一问题，只需在摘要数据库"(如 UpToDate)"和预评估资源数据库（ 如，DARE ）中检索"COPD mucolytic"即可得到高度相关的循证资源。在使用摘要或预评估资源数据库时，若将检索条件进一步限定，很可能导致重要信息的丢失，而检索非预评估资源（ 如 PubMed ）则最好需将检索条件进一步具体化或结构化。

在大型数据库进行检索，检索词条不仅要与问题的 PICO 内容密切相关（见第 3 章"临床问题是什么"），而且要更加直接和精炼。

表 4-7　根据不同的搜索条目制订不同的搜索策略

PICO 构成要素	相关搜索条目
P　慢性支气管炎患者	慢性阻塞性肺病 OR（慢性支气管炎）
I　任何黏液分解剂	黏液溶解剂
C　安慰剂（和目前最好的护理）	安慰剂
O　恶化次数、病死率	恶化率 OR 病死率
金字塔的级别	搜索策略
摘要和预评估研究 COPD 黏液分解	慢性支气管炎黏液分泌
未经评估的研究 ［COPD OR（慢性支气管炎）］AND 黏液分解 ［COPD OR（慢性支气管炎）］AND 黏液分解和恶化 ［COPD OR（慢性支气管炎）］AND 黏液分解 AND（恶化 OR 病死率）	COPD 黏液分解加重

缩写：COPD, chronic obstructive pulmonary disease，慢阻肺。

PICO, patient or population, intervention or exposure, comparator, and outcome,（患者和人群，干预或暴雨，比较和结果。）.

OR 和 AND 是这些搜索中的布尔运算符。

　　比如，若患者为糖尿病患者，那么用于检索的条目可以提炼为糖尿病或糖尿。然而，有些 PICO 的内容则没这么容易提炼，如，若干预措施为"抗甲状腺药物治疗"，可以考虑"抗甲状腺"作为单一检索条目，也可以考虑组合几种药物，如"卡比马唑 OR 丙硫氧嘧啶 OR 甲巯咪唑"。该例中将搜索词与"OR"这一布尔运算符结合，表示检索任一检索词相关的资源。此外，不添加任何运算符则默认为使用"AND"连接检索词，如，键入"神经氨酸酶抑制剂"等同于"神经氨酸酶 AND 抑制剂"，将检索同时涉及这两个检索词的资源。

　　合理的选择检索词，一方面取决于对该问题的掌握程度，另一方面则依靠实践和经验。使用医学主题词词典（MeSH, http://www.nlm.nih.gov/mesh/MBrowser.html）能快速找到既定医学概念所对应的索引词。Google 则能帮助您快速判别检索词是否得当：若检索结果寥寥，则提示可能拼写错误或太过具体（比如，过多的词条自动以"AND"组合并用于检索）。此外，医学术语与常用词汇的定义可能截然不同。例如，"通气"常指"为建筑物或房屋，房间和走廊提供新鲜空气"，而用于医学术语后，"肺通气"即"肺活量"则表示"每单位时间的气体的总容积，通常以升/分计算"。

4.5.2　增敏检索与提异检索

　　表格 4-8 旨在说明如何优化检索。若初步检索无法获取足够证据，就需要通过为每个词条添加同义词或使用不同后缀的单词来扩大检索范围（即增加敏感度、增敏检索）（例如，使用 diabet * 进行检索，将同时 diabetes、diabeti、以及其他不同后缀的术语）。相反，初步检索后得到的资源太多，则可以通过将更多的 PICO 组件与"AND"

相关联，或者添加限制条件及使用方法学过滤等方式进行资源筛选（提高特异度、提异检索）（例如，专业临床资源检索使用 http：// www.ncbi.nlm.nih.gov/pubmed/clinical）。此外，还可以将 PICO 各部分内容根据其重要性依次加入检索条目，以便在大型数据库中（比如 PubMed）获得预期的资源。[33]

表 4-8　优化检索策略 [1,19,30,34]

提高灵敏度的方法	提高特异性的方法
与 "OR" 连接的类似 PICO 组件的许多搜索字词	更多与 "AND" 相关的 PICO 概念：
截断术语，通配符（例如，diabet *，wom？ n）	（P）AND（I）AND（C）AND（O）
同义词（pressure sore，decubitus ulcer）	使用 NOT 排除不相关的条款
变异拼写（tumour, tumor）MeSH 术语的爆炸	使用 NOT 作为布尔运算符
使用 PubMed "相关引用" 或相关文章的参考书目	限制（日期，年龄组别等）
	方法过滤器（临床查询）
	内容过滤器（专题或疾病特定）

缩写：MeSH, 医学主题词；PICO, 患者或人群、干预或暴露、比较和结果。

4.5.3 寻找相关文献

若 PubMed 检索看似劳时费力，我们可以用一点点技巧，找一篇与目标问题相关的文献，并进一步扩大浏览 "相关文献"（如图 4-6）。"相关文献" 将自动查找标题、摘要和索引项相关的文献。链接至相关文献后，可以进一步浏览该文献的 "相关文献"，以此类推，扩大浏览范围。将文献保存至 PubMed 剪贴板，能够持续关注其相关的最新文献（图 4-6）。以上方法能以滚雪球的方式快速收集相关文献。

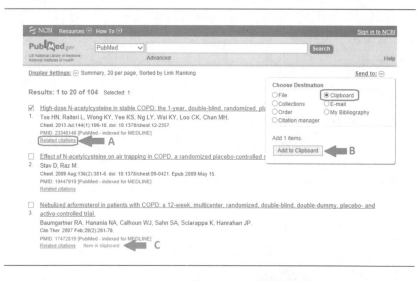

图 4-6　PubMed 功能：相关文献和剪贴板

A，从相关文章链接到 "相关文献"。B，对话框允许用户将相关文章发送到剪贴板。C，在将文章发送到剪贴板后，在输出中将其标记为。

经美国国家医学图书馆和 PubMed 许可转载。

4.5.4 寻求帮助

由于医学数据库本身复杂且相互联系普遍，有些检索可能必须依靠信息专家的帮助。在检索中遇到的问题，请及时联系图书馆员，他们有能力解决检索中的难题并制定科学的检索策略。

专栏 4-2

提高搜索技巧的小贴士

将 EBM 金字塔结构熟记于心，从机构和私人订阅情况明确您能够访问的 EBM 资源。

根据信息需求和本章所描述的标准，选择接下来想要探索的资源。

将这些资源添加到您所有设备的浏览器中——您的桌面电脑、智能手机或平板电脑。明确是否能从机构获得远程访问权限以便随时访问资源。

订阅电子邮件提醒系统，以获得最新公开的可信证据。

熟悉和掌握专业知识，提高鉴别 EBM 资源质量的能力。

持续关注您的问题，并不断学习和更新循证实践。

最后，始终以患者为重心。将重点放在患者相关的重要结局的合理证据，而非一味被最新发现和证据牵着鼻子走。

4.6 结论：通过日常实践提高检索技能

专栏 2-4 提供了可通过日常练习提高检索技能的方法。目前新的研究文献层出不穷、质量参差不齐，使得寻找最佳证据越来越具挑战性。然而，EBM 资源数据库的不断开发和改进极大地提高了临床循证实践的效率。没有任何资源能够一次性满足所有信息需求，因此，为了找到新近最佳证据，我们有必要联合使用几种 EBM 资源进行检索。本章详述了有效使用各种 EBM 资源的方法，尤其是联合搜索引擎的应用。

参考文献

［1］ Straus SE. *Evidence-Based Medicine: How to Practice and Teach EBM.* 4th ed. New York, NY: Elsevier/Churchill Livingstone; 2011.

［2］ Agoritsas T, Merglen A, Courvoisier DS, et al. Sensitivity and predictive value of 15 PubMed search strategies to answer clinical questions rated against full systematic reviews. *J Med Internet Res.* 2012; 14(3): e85.

［3］ Green ML, Ciampi MA, Ellis PJ. Residents' medical information needs in clinic: are they being met? *Am J Med.* 2000; 109(3): 218-223.

［4］ González-González AI, Dawes M, Sánchez-Mateos J, et al. Information needs and information-seeking behavior of primary care physicians. *Ann Fam Med.* 2007; 5(4): 345-352.

［5］Graber MA, Randles BD, Ely JW, et al. Answering clinical questions in the ED. *Am J Emerg Med.* 2008; 26(2): 144–147.

［6］Hoogendam A, Stalenhoef AF, Robbé PF, et al. Answers to ques–tions posed during daily patient care are more likely to be answered by UpToDate than PubMed. *J Med Internet Res.* 2008; 10(4): e29.

［7］Hoogendam A, Stalenhoef AF, Robbé PF, et al. Analysis of queries sent to PubMed at the point of care: observation of search behaviour in a medical teaching hospital. *BMC Med Inform Decis Mak.* 2008; 8: 42.

［8］Thiele RH, Poiro NC, Scalzo DC, et al. Speed, accuracy, and con–fidence in Google, Ovid, PubMed, and UpToDate: results of a randomised trial. *Postgrad Med J.* 2010; 86(1018): 459–465.

［9］McKibbon KA, Fridsma DB. Effectiveness of clinician–selected electronic information resources for answering primary care physicians' information needs. *J Am Med Inform Assoc.* 2006; 13(6): 653–659.

［10］Glasziou P, Burls A, Gilbert R. Evidence based medicine and the medical curriculum. *BMJ.* 2008; 337: a1253.

［11］Bastian H, Glasziou P, Chalmers I. Seventy–five trials and eleven systematic reviews a day: how will we ever keep up? *PLoS Med.* 2010; 7(9): e1000326.

［12］Guyatt GH, Akl EA, Crowther M, et al. Introduction to the ninth edition: Antithrombotic Therapy and Prevention of Thrombosis, 9th ed: American College of Chest Physicians Evidence–Based Clinical Practice Guidelines. *Chest.* 2012; 141(2 suppl): 48S–52S.

［13］Haynes RB, Cotoi C, Holland J, et al; McMaster Premium Literature Service (PLUS) Project. Second–order peer review of the medical literature for clinical practitioners. *JAMA.* 2006; 295(15): 1801–1808.

［14］Holland J, Haynes RB; McMaster PLUS Team Health Information Research Unit. McMaster Premium Literature Service (PLUS): an evidence–based medicine information service delivered on the Web. *AMIA Annu Symp Proc.* 2005; 2005: 340–344.

［15］Garg AX, Adhikari NK, McDonald H, et al. Effects of computerized clinical decision support systems on practitioner performance and patient out–comes: a systematic review. *JAMA.* 2005; 293(10): 1223–1238.

［16］Del Fiol G, Curtis C, Cimino JJ, et al. Disseminating context–specific access to online knowledge resources within electronic health record systems. *Stud Health Technol Inform.* 2013; 192: 672–676.

［17］Roshanov PS, Fernandes N, Wilczynski JM, et al. Features of effective computerised clinical decision support systems: meta–regression of 162 randomised trials. *BMJ.* 2013; 346: f657.

［18］Jeffery R, Navarro T, Lokker C, et al. How current are leading evidence–based medical textbooks? an analytic survey of four online textbooks. *J Med Internet Res.* 2012; 14(6): e175.

［19］ Prorok JC, Iserman EC, Wilczynski NL, et al. The quality, breadth, and timeliness of content updating vary substantially for 10 online medical texts: an analytic survey. *J Clin Epidemiol*. 2012; 65(12): 1289–1295.

［20］ Vandvik PO, Lincoff AM, Gore JM, et al. Primary and secondary preven-tion of cardiovascular disease: Antithrombotic Therapy and Prevention of Thrombosis, 9th ed: American College of Chest Physicians Evidence-Based Clinical Practice Guidelines. *Chest*. 2012; 141(2 suppl): e637S–e668S.

［21］ Wentz R. Visibility of research: FUTON bias. *Lancet*. 2002; 360(9341): 1256.

［22］ Kung J, Miller RR, Mackowiak PA. Failure of clinical practice guidelines to meet institute of medicine standards: two more decades of little, if any, progress. *Arch Intern Med*. 2012; 172(21): 1628–1633.

［23］ Vandvik PO, Brandt L, Alonso-Coello P, et al. Creating clinical practice guidelines we can trust, use, and share: a new era is imminent. *Chest*. 2013; 144(2): 381–389.

［24］ Banzi R, Cinquini M, Liberati A, et al. Speed of updating online evi-dence based point of care summaries: prospective cohort analysis. *BMJ*. 2011; 343: d5856.

［25］ Martínez García L, Aré valo-Rodrí guez I, Solà I, et al. Strategies for monitoring and updating clinical practice guidelines: a systematic review.*Implement Sci*. 2012;7:109.

［26］ Ruschitzka F, Abraham WT, Singh JP, et al; EchoCRT Study Group. Cardiac-resynchronization therapy in heart failure with a narrow QRS complex. *N Engl J Med*. 2013; 369(15): 1395–1405.

［27］ Haynes RB, Holland J, Cotoi C, et al. McMaster PLUS: a cluster randomized clinical trial of an intervention to accelerate clinical use of evidence-based information from digital libraries. *J Am Med Inform Assoc*. 2006; 13(6): 593–600.

［28］ Lader E. Review: Eplerenone is not more effective for reducing mortality than other aldosterone antagonists. *Ann Intern Med*. 2012; 157: JC6–10.

［29］ Haynes RB. ACP Journal Club: the best new evidence for patient care. *ACP J Club*. 2008; 148(3): 2.

［30］ Haynes RB, McKibbon KA, Wilczynski NL, et al. Optimal search strategies for retrieving scientifically strong studies of treatment from Medline: analytical survey. *BMJ*. 2005; 330(7501): 1179.

［31］ Montori VM, Wilczynski NL, Morgan D, et al. Optimal search strategies for retrieving systematic reviews from Medline: analytical survey. *BMJ*. 2005; 330(7482): 68.

［32］ Kulkarni AV, Aziz B, Shams I, et al. Comparisons of citations in Web of Science, Scopus, and Google Scholar for articles published in general medi-cal journals. *JAMA*. 2009; 302(10): 1092–1096.

［33］ Shariff SZ, Bejaimal SA, Sontrop JM, et al. Retrieving clinical evidence: a comparison of PubMed and Google Scholar for quick clinical searches. *J Med Internet Res*. 2013; 15(8): e164.

［34］ Dans AL, Dans LF, Silvestre MAA. Literature searches. In: Dans AL, Dans LF, Silvestre

MAA, eds. *Painless Evidence-Based Medicine.* Chichester, England: John Wiley & Sons; 2008: 115-136.

[35] DiCenso A, Bayley L, Haynes RB. ACP Journal Club. Editorial: Accessing preappraised evidence: fine-tuning the 5S model into a 6S model. *Ann Intern Med.* 2009; 151(6): JC3-JC2, JC3-JC3.

5　为什么研究结果会误导人：偏倚和随机误差

Gordon Guyatt, Roman Jaeschke 和 Maureen O. Meade

本章内容

临床应用都需要找到基于某个对应的事实或真相的准确答案。例如，β–受体阻滞剂对心力衰竭患者病死率的影响，吸入性皮质类固醇对哮喘的缓解率，胫骨骨折扩髓与非扩髓型交锁髓内钉的疗效差异，髋关节骨性关节炎患者的预后，以及妊娠试验的诊断特性。调查研究都试图量化和测量这些答案。然而，事实上我们永远都不会得到准确的答案。研究在其设计或执行中难免有缺陷，并不可避免地产生系统误差（或偏倚）。即使研究的设计完美且执行得当，其结果也难免因随机误差而偏离真相。接下来我们将进行详细论述。

5.1　随机误差

以抛掷硬币实验为例。每次抛硬币时，正面向上或反面向上的概率相等，均为50%。然而，假设我们作为研究人员不知道硬币两面向上的概率是完全等同的——事实上，我们不知道为何等同，我们想找出答案。可以这样陈述问题：在随机抛硬币时，出现正面向上或反面向上两种结果的真正概率分别是多少？我们解决这个问题的第一个实验是抛10次硬币，结果是8次正面和2次反面。我们能得出什么结论呢？以结果为依据，我们推断抛硬币的结果是非常不平衡的，即随机抛硬币时，正面向上的概率是80%。正是因为存在偏倚，该实验中正面向上的次数显著多于反面向上的次数。

没有人信服这样的结论。我们质疑的原因在于即便治疗随机抛硬币时两面向上的机会是均等的，也并不意味着在任何一组10次抛硬币的实验中都会出现5次正面向上和5次反面向上的结果。因此，若实验结果是受机会的影响，则称为随机错误。有些时候，10 次抛硬币实验会产生 8 个正面向上；有时，10次抛硬币实验中出现 9 次正面向上的结果；甚至有些时候，会出现 10 次正面向上的结果。图 5-1 显示了重复的抛硬币实验中正面向上和反面向上的实际分布情况。

如果 10 次抛硬币实验中得到 5 次正面向上和 5 次反面向上的结果，认识又会怎么样？由于我们对随机误差的认识，依旧无法确定硬币两面向上的概率是相同的：即使一个误差非常严重的硬币实验（例如，正面向上的概率是0.8），连续抛 10 次硬币，也有可能得到 5 次正面向上和 5 次反面向上的结果。

再比如说，一个资助机构对第一个小实验的结果很感兴趣，为我们提供了进行更大规模研究的资源。然后，我们显著扩增了实验样本容量，进行了1000 次抛硬币实验。如果最终得到 500 个正面向上和 500 个反面向上的结果，我们是否能够得出结论，而使用的是一枚真正的双面向上结果均衡的硬币进行了实验么？我们只能对结果更加自信，但仍不能完全确定。我们仍然不确定的原因是如果正面向上的真实概率是 51%，那么我们也仍然有机会在连续 1000次抛硬币的结果中，得到我们刚刚观察到的结果（500 个正面向上和 500 个反面向上的结果）。

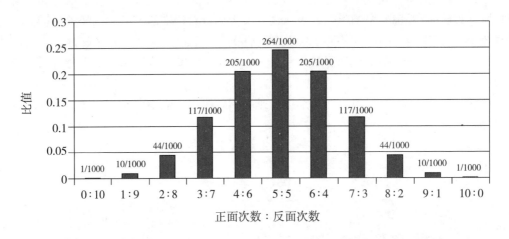

图 5-1　在无偏差硬币的 10 次抛掷中，无数次重复结果的理论分布

我们可以将上述逻辑应用于解决疾病预后、诊断和危害问题的研究结果，也可以应用于解决治疗问题的随机临床试验（RCT）。例如，一个随机临床试验发现，100 例治疗患者中有 10 例在治疗期间死亡，100 例对照组患者中有 20 例死亡。治疗真的将病死率降低了 50% 吗？也许吧，但是不可避免的随机误差将使我们对治疗效果有一定的不确定性，即不确定治疗是否真正有效。

在一项关于充血性心力衰竭的研究中，给予安慰剂的 1320 名中度至重度心力衰竭患者中有 228 名（17%）死亡，而给予双索洛尔的 1327 名患者中有156 人（12%）死亡。[1] 尽管研究结果提示该疾病的相对死亡风险可能在给药后降低约 32%，但其具体疗效仍存在不确定性（请参阅第 9 章 "置信区间：单项研究或荟萃分析的样本量是否足够大"）。

我们现在已经讨论了一开始提出的问题："为什么不管我们的研究样本有多么充足或研究设计得多么精妙，我们永远也无法确定真相？" 答案是偶然性是没有预设和方向性的，因此我们的结果总有可能出现高估或低估治疗效果的情况。

5.2 偏倚

偏倚是指由于其他原因对研究结果造成的误导。与随机误差不同的是，偏倚导致来自基础真值的系统偏差（即，该误差具有方向性）。在预后的相关研究中，偏倚可能导致我们对疾病的预后得出错误的乐观或悲观的结论。在诊断性研究中，偏倚可能致使我们过度乐观（通常）或悲观的评价目标事件有无之间的统计学差异。在治疗或伤害研究中，偏倚导致低估或高估了基本疗效或潜在伤害（专栏 5-1）。

专栏 5-1

干预（治疗）研究是如何发生偏倚的？

干预组和对照组在进入试验时可能有所不同。

示例：对照组年龄较大或老年人的比例随着研究进展更高，干预组和对照组可能因干预措施以外的因素而产生差别。

示例：干预组接受有效的额外用药

干预组和对照组可能会有所不同，但与治疗无关。

示例：干预组中更多的患者在研究进程中失联。

偏倚可能来自试验干预组和对照组在进入研究时的差异，而非干预措施本身造成的。在研究开始时，每个患者如果不接受治疗，注定会出现变好或变差的表现。情况变差即意味着在研究期间发生不良事件（例如，卒中）。我们经常将作为研究重点的不良事件称为目标结果或目标事件。在研究开始时，如果治疗组和对照组（即，发生目标结果的可能性）患者的预后不同，则会产生偏倚。例如，如果对照组患者的动脉粥样硬化程度或比同龄人更严重，则其结局将比干预组或治疗组的不良事件比例更高，研究结果将存在有利于治疗组的偏倚；换言之，研究得出的疗效将高于同类研究。

即使干预组和对照组的患者以相同的预后水平进入研究，研究结果仍可能发生偏倚。如果将有效的干预措施有差别地施用于干预组和对照组，则会产生这种偏倚。例如，在预防动脉粥样硬化并发症的新型药物研究中，干预组可能比对照组接受更多的他汀类药物治疗。

最后，干预组和对照组即使以相同的预后水平进入试验，并在研究期间保持相似的预后水平，但研究结果仍可能存在偏倚。例如，如果研究中失去了对患者的随访〔请参阅第 6 章 "治疗（随机试验）"]，或者因为明显的治疗效果而提前停止研究，就可能发生这类偏倚。

5.3 降低偏倚风险的策略

本书教您如何识别偏倚的风险，不仅适用于解决治疗和伤害问题的研究，也适用于预后和诊断研究。在预后的相关研究中，研究人员可以通过招募具有代表性的样本并确保其完全随访来减少偏倚。在进行诊断相关研究时，研究人员应确保其选择和应用适当的标准或金标准进行诊断，而对那些评价测试结果的人进行设盲。此外，在本章的后半部分，我们将重点放在治疗和伤害的问题上。

我们注意到偏倚往往来自一项研究开始时干预组和对照组预后水平的差异，或随着研究的进展而产生的预后水平的差异。为有效减少这些偏倚，需要采取哪些措施？表 5-1 总结了随机对照试验（RCTs）和观察性研究中减少偏倚的措施。

研究新的治疗方法时，研究人员可以采取大量策略来限制偏倚。可以通过将患者随机分配到两组，从而减少进入试验时干预组和对照组预后水平和治疗效果的差异。他们可以通过对对照组施用表面相同但无任何药效的安慰剂来消除安慰剂效应。通过应用设盲，临床医生无法确知患者接受的是药物还是安慰剂，以此消除其可能介入治疗而引起的偏倚；研究结果的评估者也可以避免其主观因素对事件发生率评估造成的偏倚。

研究人员通过观察性研究来研究治疗效果或危害时，对可控的、可导致偏倚因素的控制显著减少。他们通过比较那些因其个人选择或环境而暴露不同的患者之间的差异，或通过对已知预后因素的统计来比较患者预后和转归的差异。设盲几乎是不可能的，因此研究人员们对安慰剂效果和预后评估中存在的偏倚进行控制的最好办法就是选择较少被系统偏倚所影响的研究终点，如死亡。处理这两类问题的研究人员可以通过最大程度减少失联研究对象来减少偏倚（表 5-1）。

表 5-1　减少治疗和伤害相关研究中偏倚的方法

原始资料偏倚	治疗：减少偏倚的策略	危害：减少偏倚的策略
研究开始时观察到的差异		
治疗和控制患者预后不同	随机选择	数据分析中预后因素的统计调整
	随机分层	匹配
研究收益的差异		
安慰剂效应	对患者设盲	选择较少受安慰剂作用影响的研究终点（例如，病死率）
共同干预	对照护者设盲	治疗差异记录和统计调整
偏见评估结果	判断结果时设盲	选择较少受观察者偏倚影响的研究终点（例如，病死率）
研究完成时存在的差异		

（续表）

原始资料偏倚	治疗：减少偏倚的策略	危害：减少偏倚的策略
遗失随访	确保完全随访	确保完全随访
因影响大而提早终止研究	按样本量计算按计划完成研究	不适用
遗漏未接受指定治疗的患者	包括所有能够随机获得数据的患者	不适用

　　需要注意的是，当研究人员选择观察性研究方案来研究治疗问题时，临床医生必须考虑伤害性因素造成的偏倚。如果潜在的有害暴露来自有效药物的不良反应，那么研究人员还是能够将患者随机分为干预组和对照组。在这种情况下，临床医生面对的主要是治疗因素带来的偏倚。无论是治疗性研究还是伤害性研究，RCTs 的论证效力几乎总是高于观察性研究。

参考文献

CIBIS—II Investigators and Committees. The Cardiac Insufficiency Bisoprolol Study II (CIBIS—II): a randomised trial. *Lancet.* 1999; 353(9146): 9–13.

6 治疗（随机试验）

Michael Walsh, Vlado Perkovic, Braden Manns, Sadeesh Srinathan, Maureen O. Meade, PJ Devereaux 和 Gordon Guyatt

本章内容

6.1 临床情景

外周动脉疾病患者：如何提高身体功能和行走能力？

6.2 寻找证据

用户指南

6.3 偏倚风险有多严重

观察组和对照组是否有相同的预后？

随着研究的进展，预后平衡是否能保持？

研究结束时，各小组的预后是否平衡？

6.4 结果如何

治疗效果有多好

对治疗效果的评估有多精确？

6.5 如何将研究结果应用到患者护理中

临床中的患者是否与试验中的患者相似？

是否考虑了所有患者重要的结果？

治疗措施的好处和害处与费用相比是否值得应用？

6.6 临床情景解决方案

6.1 临床情景

外周动脉疾病患者：如何提高身体功能和行走能力？

临床情景

外周动脉疾病患者：如何提高身体功能和行走能力？

您是一名内科医生，正在治疗一名 62 岁的男性，该患者患有 2 型糖尿病、高血压和高脂血症，正在服用口服的低血糖药物、他汀类药物和噻嗪类利尿剂。血管外科医生最近对患者进行间歇性跛行评估，并对外周动脉疾病进行了诊断。外科医生开了低剂量的阿司匹林和己酮可可碱，以减少患者的血管事件风险并提高其行走能力，并且引用了 2 项系统综述：在针对外周动脉疾病的抗血小板药物综述中，发现血管事件的可能性降低（比值比［OR］，0.78；95% 置信区间［CI］0.63 ～ 0.96），步行距离增加 59 米（95% CI，37 ～ 81m）；另一篇针对外周动脉疾病应用己酮可可碱的综述中，发现患者的最大步行距离增加了 59 米（95% CI，37 ～ 81m）。[1, 2] 尽管采取了新的治疗方法，但患者无法无痛行走超过 2 分钟，这使他的生活质量受到严重损害。

听取患者对治疗的不良反应和持续症状的讲述，您会回忆起既往阅读过的相关文章。您要求他在一周内回来进一步检查他的药物。

6.2 寻找证据

您要为该例患者制定一个相关的问题：让一名虚弱的外周血管疾病患者接受抗血小板治疗，而并非准备为其施行手术。

我们如何才能改善无症状的行走能力？为了快速搜索并关注最新的预评估研究（请参阅第 4 章"寻找最佳证据"），您可以通过您的机构直接访问美国内科医师学会杂志俱乐部（http：//acpjc.acponline.org）。输入"外周血管疾病"和"间歇性跛行"两个词，出现了 7 项预评估的社论研究摘要，其中一个成为您的目标：服用雷米普利改善外周动脉疾病和间歇性跛行中的步行时间和生活质量。[3] 您打印一份摘要[3]和报告试验结果的原始全文，即《雷米普利对周围动脉患者疾病和间歇性跛行行走时间和生活质量的影响》。[4]

本文介绍了一项包括 212 例外周动脉疾病患者和稳定性间歇性跛行病史患者的试验。参与者随机分配，服用雷米普利组和服用安慰剂组，每日 10mg，连续服用 24 周。主要结果为无痛步行时间和最大步行时间。

用户指南

专栏 6-1 介绍了我们通常使用三步法运用医学文献中的文章来指导您的实践。您将发现这些标准有益于解决各种与治疗相关的问题，包括治疗有症状的疾病（例如，哮喘或关节炎），预防疾病的远期并发症（例如，心肌梗死后的心血管死亡），未筛查出但可治疗的疾病（例如，结肠癌筛查），并选择最佳诊断方法（例如，针对患者重要结果的替代诊断策略的随机试验）。

专栏 6-1

关于治疗文章的用户指南

偏倚风险有多严重

观察组和对照组是否有相同的预后？

随着研究的进展，预后平衡能否保持？

研究结束时，各小组的预后是否平衡？

结果如何

治疗效果有多好？

对治疗效果的评估有多精确？

如何将研究结果应用于患者护理中

临床中的患者是否与试验中的患者相似？

是否考虑了所有患者的重要结果？

治疗措施的好处和害处与费用相比是否值得应用？

如果一个关键问题（"患者是否被随机化分组？"）的答案是否定的，其他一些问题（"随机化被隐藏了吗？""患者是否按随机分到的组别进行分析？"）就变得无关紧要。非随机观察性研究通常比随机临床试验（RCT）产生的推论要弱得多。尽管如此，即使该证据的质量有限，临床医生也必须使用最佳证据来管理，请参阅第 2 章 "什么是循证医学"）和第 10 章 "危害（观察研究）" 中的标准，这将帮助您评估一项观察性研究，该研究涉及一种尚未在随机对照试验中评估的潜在治疗方法。

6.3 偏倚风险有多严重

6.3.1 观察组和对照组是否有相同的预后？

1）患者是否随机化？

考虑住院治疗是否能延长生命的问题。一项研究发现，更多的患者在医院死亡，而非在社区内死亡。我们会很容易地拒绝 "医院护理害死人" 的天真结论，因为我们认识到住院患者比社区患者病情更严重。

尽管在比较住院患者和社区患者时，预后平衡逻辑是很清晰的，但在其他情况下可能就不那么明显。许多人认为，富含 $\omega-3$ 脂肪酸的饮食会降低人们发生心血管事件的风险。这种信念来自许多观察性研究，其中摄入较大量 $\omega-3$ 脂肪酸的人患心血管事件的次数少于那些摄入少量 $\omega-3$ 脂肪酸的人。[5] 然而，大规模 RCT 未发现补充 $\omega-3$ 脂肪酸有任何益处。[6, 7]

通过随机试验产生的其他非预期证据，包括得到抗氧化维生素不能减少胃肠道癌症的证据，[8] 而且维生素 E 这种药物实际上可能增加全因病死率，[9] 并且各种最初有希望的药物也会增加心力衰竭患者的病死率。[10-12] 当研究人员进行随机试验，以检验患者和医生决定患者接受哪种治疗的研究观察结果时，这种意外会周期性发生。

患者或医师偏好确定患者是否接受治疗或控制（观察性研究）的研究通常产生误导性结果，原因是发病率和病死率是由许多原因造成的。治疗研究试图确定干预措施对中风、心肌梗死和死亡等事件的影响，我们称为试验的目标结果。患者年龄、潜在的疾病严重程度、合并症的存在以及许多其他因素通常决定了试验的目标结果发生的频率（预后因素或结果的决定因素）。如果预后因素（无论是我们知道与否），在试验性治疗组和对照组之间均不平衡，研究结果将会有偏见，会造成低估或高估治疗效果。由于已知的预后因素常常影响临床医生的建议和患者采取治疗的决定，观察性研究常常产生有偏见的结果，可能会搞错效果的大小甚至方向。

在理论上，观察性研究可以在选择研究对象时或在随后的统计分析中根据已知的预后因素对患者进行匹配［请参阅第 10 章"危害（观察研究）"］。然而，不是所有的预后因素都容易测量或表征，在多种疾病中仅有少数因素可被定量和表征。因此，即使是最细致的患者筛选和统计方法也无法完全解决评估治疗效果的偏差。随机化的优势在于，治疗组和对照组更可能均衡已知和未知预后因素的分布。

再次思考我们的 ω–3 脂肪酸研究示例。ω–3 脂肪酸观察性研究中出现偏倚的原因是什么？摄入更多 ω–3 脂肪酸的人通常比那些摄入较少的人具有更高的社会经济地位。另外，摄入更多 ω–3 脂肪酸的患者可能会摄入更少的不健康食物，且其可能更谨慎地看待其他重要的危险因素（例如，吸烟和运动）。他们从 ω–3 脂肪酸中明显受益，可能反映了他们具有更健康的生活方式。无论应该如何解释，我们现在考虑这部分具有更高社会经济地位的人出现较低的心血管事件发生率的原因可能与更健康的生活方式有关，而与 ω–3 脂肪酸的摄入无关。

虽然随机分组是一种有效的技术，但并不总是能够成功地创建具有相似预后的组别。研究人员可能会犯错误，从而危及随机化，或者随机化可能会因为不太可能发生的偶然性事件而失败。接下来的两个部分将讨论这些问题。当登记患者不知情，不能控制患者分配的手段时，我们将其称为随机化分配隐藏。在非隐藏试验中，负责招募的人员可能会系统地将患者更多地纳入治疗组，这种行为将损害随机化的目的，研究结果将产生有偏倚。[13-15] 细心的研究人员将通过远程随机化的策略来确保分组的隐藏性，致电方法中心来确认患者是否被分配到治疗组。

例如，考虑在 β–阻滞剂与血管紧张素转换酶（ACE）抑制剂治疗高血压的试验中，使用不透明的编号信封来确保隐藏性随机化。在进行研究的时候，证据表明 β–受体阻滞剂对心脏病患者更好。有更多的心脏病患者被指定接受 β–受体阻滞剂（$P = 0.037$）。此外，有证据表明 ACE 抑制剂对于糖尿病患者更好。糖尿病患者更容易接受 ACE 抑制剂（$P = 0.048$）。临床医生有可能打开信封并违反随机化，以确保患者接受了医生认为是最好的治疗方法。因此，随机化本来可以实现的预后平衡被打破了。

2）研究组的患者是否与已知的预后因素相似？

随机分组的目的是创建一组目标结果与预后相似的试验组。有时由于运气不佳，随机化将无法实现这一目标。样本量越小，试验越有可能出现预后不平衡的情况。

如果试验测试一种新的心力衰竭治疗方案，正在招募被列为纽约心脏协会功能Ⅲ级和Ⅳ级心力衰竭的患者。Ⅳ级心力衰竭患者预后差于Ⅲ级心力衰竭患者。试验样本很少，只有8例。如果将所有4例Ⅲ级心力衰竭患者分配到治疗组，并且将所有4名Ⅳ级心力衰竭患者分配给对照组，则不会让人提出异议。但是，这种分配过程的结果将严重偏向于对治疗的研究。如果试验招募了800例患者，将400例Ⅲ级心力衰竭患者随机分配于治疗组中，则会让人感到诧异。样本量越大，随机化越可能实现预后平衡的目标。

您可以通过在研究开始时寻找治疗组和对照组的患者特征——基线特征或进入预后特征，来检查随机分组是否有效地平衡了已知的预后因素。虽然我们不知道对于未知的预后因素是否存在相似性，但是当已知的预后因素平衡良好时，我们则认为该研究的结果更为可靠。

如果治疗组在基线特征上不相似时也不会一无所获。统计技术允许针对基线差异对研究结果进行调整。当调整后的分析和未经调整的分析得出相同的结论时，临床医生就有信心认为偏倚的风险不会过高。

6.3.2 随着研究的进展，预后平衡能否保持？

这项研究在多大程度上是盲目的？

如果随机分组成功，治疗组和对照组将以类似的预后开始研究。然而，随机化不能保证两组在预后上保持平衡。设盲是维持预后平衡的最佳策略。

专栏6-2描述了参与临床试验的5组试验组，理想情况下，他们将不知道患者是在接受试验性治疗还是对照治疗。接受患者自己认为有效的治疗的患者可能会比那些没有治疗的患者感觉和表现更好，即使所接受的治疗没有生物学活性。尽管这种安慰剂效应的大小和一致性仍然不确定，[17-20] 但对确定治疗的生物影响感兴趣的研究人员将确保患者对治疗分配是盲目的。同样，严谨的研究设计将确保对照顾参与者的人以及收集、评估和分析数据的人进行设盲（专栏6-2）。

专栏 6-2	
如有可能，应该对以下五个分组的治疗分配设盲	
患者	避免安慰剂效应
临床医生	预防影响治疗结果的差别管理（共同介入）
数据收集器	防止数据收集中的偏倚
审核人员	为了防止在决定患者是否出现感兴趣的结果时产生偏倚
数据分析师	避免对数据分析的决策有偏倚

由非设盲引入的偏倚证明了应用设盲的重要性，例如在一项针对多发性硬化症中的试验结果中，[21] 评估人员判断非设盲结果时出现的治疗效益会在评估设盲结果时消失。判断患者是否有目标结果时，主观性越强，设盲就越重要。例如，当结果是全因病死率时，对结果评估者的设盲是不必要的。

最后，除研究中的干预措施外，患者护理的差异如果影响研究结果也使结果产生偏倚。有效的设盲消除了有意识或无意识对治疗和对照组进行不同干预的可能性。当不能采用有效的设盲时，对潜在的共同干预进行记录就变得至关重要。

6.3.3 研究结束时，各小组的预后是否平衡？

研究人员有可能有效隐瞒和盲处理治疗任务，但仍然无法取得无偏倚的结果。

1）随访是否完整？

理想情况下，在试验结束时，研究人员将知道每名患者对目标结果的状况。结果不明的患者数量越多（失去随访的患者数量越多），研究越有可能受到影响。原因是失去随访的患者往往与保留下来的患者有不同的预后，他们可能因为有不良反应而消失，或因为效果很好，所以没有返回评估。[22] 偏差的大小可能极为显著。一项系统综述表明，考虑到关于治疗组和对照组不同的随访损失的合理假设，高影响力期刊上报道的多达三分之一的正面试验可能失去意义。[23]

　　后续失去随访行为是否会构成严重的偏倚风险？尽管您可能会遇到像 20% 这样严重的偏倚风险的阈值，但这种经验法则是有误导性的。考虑 2 项假设随机试验，每项试验在治疗组和对照组中均有 1000 例患者进入，其中 30 例（3%）失去随访（表 6-1）。在试验 A 中，治疗组的患者病死率为对照组的一半（200 vs 400），相对危险度（RR）为 50%。随后的失去随访在多大程度上限制到我们的推断，即治疗能减少一半的病死率？如果我们假设最坏的情况（即有失去随访的治疗患者都死亡），试验组的死亡人数将为 230 人（23%）。如果失去随访的对照组患者中没有死亡，则我们对减少病死率的治疗效果的最佳评估从 200/400（50%）下降到 230/400（58%）。因此，即使假设最坏的情况，对治疗效果大小的最佳评估几乎没有差异。因此，我们的推论是安全的。

　　与试验 B 相比，病死率的 RR 也是 50%。然而，在这种情况下，死亡的总人数要低得多；在接受治疗患者中的死亡人数为 30 人，而对照组中的死亡人数为 60 人。在试验 B 中，如果我们对失访患者的命运做出同样的最坏假设，结果将会发生明显的变化。如果我们假定所有患者最初分配给治疗组但随后失去随访的患者均死亡，则死亡人数从 30 人增加到 60 人，与对照组的死亡人数相当。如果这个假设是准确的，那么治疗组和控制组中均有 60 例死亡，治疗效果将减少到 0。由于这种治疗效果的显著变化（如果我们忽略那些失去随访的患者，则 RR 为 50%；如果我们假设治疗组中所有失去随访的患者都死亡，则 RR 为 100%），则在 B 试验中 3% 的随访损伤会威胁到我们对 RR 大小的推断。

　　当然，这种最坏的假设一般不可能出现；如果真实发生，则将从实质上改变试验结果，你必须判断失去随访的治疗组和对照组患者中明显不同的结局事件发生率的合理性。在理想情况下，研究人员会进行敏感性分析来处理这个问题。因为很少这样做，如果你选择自己对试验易失随访的程度进行判断，可以选择使用相关。[23]

　　因此，随访损失行为可能会大大增加偏倚风险。如果假设最坏情况不会改变研究结果的推论，那么后续随访的损失就不大可能是一个问题。如果这样的假设会显著改变结果，那么引入偏倚的程度取决于后续患者治疗失败的可能性和对照组患者的后续随访损失的可能性有多大。该决策是一个关乎判断的问题。

表 6-1　什么时候失去随访会严重增加偏倚的风险？

	试验 A		试验 B	
	治疗组	对照组	治疗组	对照组
随机分组人数	1000	1000	1000	1000
失去随访人数	30（3）	30（3）	30（3）	30（3）
死亡人数	200（20）	400（40）	30（3）	60（6）
不含失去随访人数的 RR	0.2/0.4 = 0.50		0.03/0.06 = 0.50	
最坏情况时的 RRª	0.23/0.4 = 0.58		0.06/0.06 = 1	

缩写：RR（relative risk），相对危险度。

a：最坏情况是指假设所有分配到治疗组并失去随访的患者都死亡，所有分配到对照组并失去随访的患者都存活。

2）试验提早结束了吗？

如果看到受试者因治疗而获得明显利益而则尽早停止试验（即在招募计划样本量之前）存在明显风险，否则有可能危及随机化。这些提前停止的试验有严重高估治疗效果的风险。[24]

随访时间过短的试验可能也会影响到足够长的随访时间所能揭示的关键信息。例如，一项试验考虑将腹主动脉瘤患者随机分配到开放手术修复组和侵入性较小的血管内修复技术组。[25] 在 30 天随访结束时，血管内修复技术组病死率明显降低［相对危险度降低率（RRR），0.61；95% CI，0.13 ～ 0.82］。研究人员又对参与者进行了 2 年的随访，发现第一年后各组之间的病死率没有差异。如果试验提前结束，可能会认为血管内技术的效果显著优于开放手术技术。

3）患者是否按随机分到的组别进行分析？

如果研究人员在分析中遗漏了没有接受指定治疗的患者，或者更糟糕的是，将被分配到治疗的不依从患者发生的事件与对照组相比较，那么将会破坏随机化的优势。如果依从性差的原因与预后有关，这些分析将会对结果产生偏倚。在一些随机试验中，即使在考虑了所有已知的预后因素之后，不接受自己指定的药物治疗方案的患者比接受药物治疗的患者情况更糟。[2-31] 当坚持治疗的患者注定有更好的结果时，忽略不接受指定治疗的患者会破坏随机化提供的不带偏倚的比较。研究人员在遵循"意愿治疗原则"的同时，分析被随机分配的所有患者，而不管患者实际接受了什么治疗，以便防止这种偏倚。然而，遵循"意向治疗原则"并不会减少与随访损失有关的偏倚。

6.4 结果如何

6.4.1 治疗效果有多好？

最常见的情况是，RCTs 监测二分法结果（例如，对癌症复发、心肌梗死或死亡进行"是"或"否"分类）。患者要么有这样的事件，要么没有，文章报告的是发生这样事件的患者比例。例如，在一项研究中，对照组有 20% 的人死亡，而接受新疗法的人只有 15% 死亡（专栏 6-2）。如何表达这些结果？

对照组［对照组风险（CGR）］死亡比例与试验组死亡比例（试验组风险）之间的绝对差异［称为绝对危险度降低率（ARR）或危险差（EGR）］或 CGR — EGR = 0.20 — 0.15 =0.05。另一种表达治疗效果的方法是相对危险度（RR）：对照组患者接受新治疗的患者相对于该风险患者发生事件的风险，或 EGR / CGR = 0.15 / 0.20 = 0.75。

表 6-2　假设随机试验的结果

暴露	结果，患者人数		
	死亡	存活	总数
治疗组（试验性）	15	85	100
对照组	20	80	100

对照组风险（CGR）：20/100=20%。
治疗组风险（EGR）：15/100=15%。
绝对危险降低率或危险差：CGR — EGR，20% — 15% = 5%。
相对危险度：EGR/CGR =（15/100）/（20/100）× 100% =75%。
相对危险降低率：［1 —（EGR/CGR）］× 100% = 1 — 75% = 25%

缩写：CGR（control group risk），对照组风险；EGR（experimental group risk），治疗组风险。

最常报告的二分治疗效果的度量是 RR 的补充，即相对危险度降低率（RRR），以百分比表示：1 —（EGR / CGR）× 100% =（1 — 0.75）× 100% = 25%。RRR 为 25% 意味着那些在对照组会发生死亡的人，如果接受治疗，其中 25% 就不会死亡；RRR 越大，治疗效果越优。研究人员可在指定期间计算 RR，如生存分析中；在时间—事件分析中，对治疗效果的相对测量被称为危险比（请参阅第 8 章"治疗风险降低了吗？了解这个结果"）。当人们未具体说明是否在谈论 RRR 或 ARR 时，例如描述为"药物 X 在降低死亡风险方面有 30% 的有效性"或"疫苗的效力是 92%"，此处所谈论的指标通常都是 RRR（请参阅第 8 章"治疗风险降低了吗？了解这个结果"）。

6.4.2 对治疗效果的评估有多精确？

我们永远无法确定真正的风险降低程度；对真正治疗效果的最佳评估可通过设计良好的随机试验观察观察到。该估算值被称为点估计值，该值提醒我们，虽然正值与其接近，但不太可能是完全精确的。研究人员经常告诉我们，通过计算 CIs 可以确定真正效果的价值范围，真正的效果可能处于该范围中。[34]

我们通常使用 95% CI（请参阅第 9 章"置信区间：单项研究或荟萃分析的样本量是否足够大"）您可以把 95% CI 看作是定义一个范围，假设研究有低风险的偏倚包括真正的 RRR 95% 的时间。真正的 RRR 一般只有 5% 的时间超过这些极值，这是 CI 的一个特性，这传统的 $P < 0.05$ 的统计学意义水平密切相关。我们在下面的示例中说明了 CIs 的用法。

例 1：如果一项试验将 100 例患者随机分配到试验组和对照组，对照组有 20 例死亡，试验组有 15 例死亡，作者将计算 RRR 的点估计值为 25%[CGR = 20/100 或 0.20,EGR = 15/100 或 0.15,1-EGR / CGR =（1- 0.75）× 100 = 25%]。然而，您可能会猜测，真正的 RRR 可能会小于或远高于 25%，这基于仅有 5 人死亡的差异。事实上，您可以推测，治疗可能没有获益（RRR 为 0%），甚至可能会造成伤害（一个负的 RRR）。而您的猜测可能是正确的；事实上，这些结果与 –38% 的 RRR（即接受新治疗的患者可能比对照组患者的死亡概率高 38%）和接近 59% 的 RRR（即患者随后接受新治疗的危险可能比没有治疗的患者少死亡 60%）是一致的。换言之，95% CI 的 RRR 是 –38% 到 59%，而这项试验确实未对我们决定是否应提供新的治疗方法提供任何帮助（图 6-1）。

例 2：如果试验每组接受 1000 例患者，而非 100 例患者，如前所述观察到相同的事件发生率，对照组有 200 例死亡（CGR = 200/1000 = 0.20），150 例死亡试验组（EGR = 150/1000 = 0.15）。那么，RRR 的点估计值为 25%[1-EGR / CGR = 1-（0.15 / 0.20）× 100 = 25%]。

在这次较大的试验中，您可能会认为我们对风险真正下降到接近 25% 的信心显著增加；您的猜测可能又一次正确。对于这一组结果，RRR 的 95% CI 都在 0 的正侧，从 9% 到 41%（图 6-1）。

这些示例表明，试验中样本量越大，结果事件数量越多，我们对真实 RRR（或任何其他影响度量）接近我们观察情况的信心就不断增加。在这种情况下，点估计 25% 是最有可能代表真实 RRR 的一个值。由于人们认为值越来越远离点估计，它们则越来越不可能代表真相。在跨越 95% CI 的上限或下限时，这些值不太可能代表真正的 RRR。所有这些结果都假设研究的偏倚风险很低。

　　并非所有的随机试验都有二分法的结果。在一项针对慢性气流受限患者的呼吸肌训练的研究中，一个主要结果是测量患者在封闭式走廊中6分钟内能走多远。[35] 接受呼吸肌训练的试验组的6分钟步行平均从406米提高到416米（提高10米），对照组从409米提高到429米（提高20米）。因此，呼吸肌训练导致的6分钟步行改善的点估计是负的，为−10米（或有利于对照组的10米差异）。

　　在这里，您还应该查看围绕运动能力变化中这种差异的95% CI，并考虑其影响。研究人员告诉我们，95% CI的下限为−26（即结果与有利于对照组接受治疗的26米差异是一致的），上限为5米。即使在最好的情况下，患者也不可能觉察到在试验开始时记录的400米基础上增加5米是重要的情况，这一结果有效地排除了呼吸肌训练应用到本研究的重要益处。

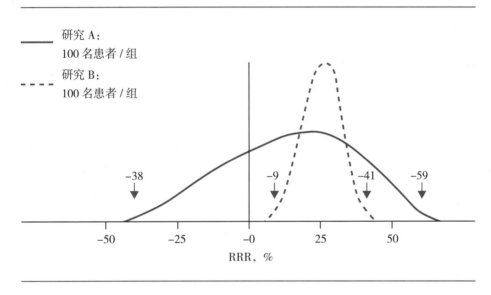

图 6-1　不同样本量试验的置信区间

缩写：RRR（relative risk reduction），相对危险度降低率。

　　两项研究用相同的点估计，即RRR为25%，但样本量不同，相应的CIs也不同。x轴表示不同可能的RRR，y轴表示真实的RRR，具有特定值的可能性。

　　实线表示第一个示例的CI，其中每组有100名患者，试验组和对照组的事件数分别为15和20。虚线表示第二个示例的CI，其中每组有1000名患者，活动组和对照组的事件数分别为150和200。

　　在确定了治疗效果的大小和精确度之后，临床医生可以转向最后一个问题，即如何将文章的结果应用于患者。

应用指南

使用文章中提供的数字，雷米普利组中的 4 名患者在没有疼痛的情况下比安慰剂组多走 75 秒（95% CI，60～89 秒），总体上多走 255 秒（95% CI，215～295 秒）。由于 95% CI 较窄，边界下限远没有显示效果（即 0 秒），所以雷米普利的效果令人信服。鉴于在基线时他们平均能在无疼痛的情况下行走 140 秒，因此行走 75 秒无疼痛的临床重要性可能是显著的。这一发现与雷米普利组患者次要结果（衡量健康相关的生活质量）的大幅改善相当一致。

6.5 如何将研究结果应用于患者护理中

6.5.1 临床中的患者是否与试验中的患者相似？

如果您面前的患者有资格参加研究，您可以相当自信地应用这个结果或者考虑推广该结果。通常情况下，你的患者与参加试验的患者有不同的属性或特征，不会符合研究的资格标准。患者可能更年长或更年轻，可能病得更重或更轻，或者可能有合并症而不能参加研究。

例如，即使成年患者的年龄超过 2 岁，不能参加研究，疾病更严重，以前曾接受过竞争性疗法，或有合并症，研究结果也可能适用。比起死板地应用研究的纳入和排除标准，更好的方法是询问是否有一些令人信服的理由判断结果是否适用于患者。当您未找到令人信服的理由时，您可以自信地将研究结果推广给您的患者。

一个相关的问题涉及我们可以多大程度上可以将某种特定药物的研究结果推广到另一种密切相关（或不那么密切）的药物。药物类别效应的问题以及在假设类别效应时应该有多大的保守性，仍然存在争议。推广手术治疗的结果可能更加危险。例如，颈动脉内膜剥离术的随机试验表明，围术期的卒中发病率和病死率比人们在自己的社区所期望的要低得多，这可能反映出选择参与随机试验的患者或外科医生及其相关专业知识。[36]下面提供了如何考虑专业知识的一个示例。

程序干预的专业知识

与药物干预不同的是，我们期望干预措施在不同患者之间的差异很小，而程序性干预则可能因医生的专业知识和提供干预的技术而有很大的不同。

例如，有人认为"非体外循环"冠状动脉搭桥手术（off-pump CABG）与传统的"体外循环下"冠状动脉搭桥手术（on-pump CABG）相比，可以减少术后并发症的风险。当在随机试验中比较 2 种技术时，由于专业知识可能存在差异，必须谨慎解释结果。例如，如果参与试验的外科医生平均来说不太熟练使用"非体外循环"手术，那么"非体外循环"手术组患者的结果可能反映外科医生缺乏经验，而不是技术的真正风险和优点。此外，外科医生可能会选择从"非体外循环"手术切换到"体外循环下"手术，而不是从"体外循环下"手术切换到"非体外循环"手术。这将使结果偏向于表明技术之间没有差异。防止这些误导性结果的方法之一是确保只有在"非体外循环"手术和"体外循环下"手术技术方面都有足够专长的外科医生被允许参与试验，正如在 CABG off 或 on-pump 血运重建研究（CORONARY）试验中所做的那样。[37] 另一种防止这种差异性专业偏倚的方法是将患者随机分配给擅长一种技术的外科医生或擅长另一种技术的外科医生，而不是将患者随机分配给一个将执行任意一种手术的外科医生。[38]

当患者符合试验报告中亚组患者的特征时，会出现最后一个问题。我们鼓励您对亚组分析持怀疑态度。[39] 只有当治疗效果的差异很大且不可能偶然发生时，治疗才有可能使亚组的人或多或少受益于其他患者。即使这些条件适用，结果可能是误导性的，特别是当研究人员在研究开始之前没有明确他们的假设（如果存在大量假设），或者如果其他研究未能复制这一发现。[40]

6.5.2 是否考虑了所有患者的重要结果？

当治疗有重要的益处时，就说明它们是有效的。证明支气管扩张剂能使慢性气流受限患者的用力呼气量小幅增加，证明血管扩张剂能改善心力衰竭患者的心输出量，或证明降脂药能改善血脂状况，并不能为使用这些药物提供充分的理由。在这些情况下，研究人员选择替代结果，而不是患者认为重要的结果。临床医生和患者需要的是有证据表明治疗方法能改善对患者很重要的结果，如减少日常生活所需活动中的呼吸短促，避免因心力衰竭而住院，或减少严重中风的风险。[41]

关于心肌梗死后抗心律失常药物影响的试验说明了使用替代结果或终点的危险。因为异常的心室去极化与死亡的高风险有关，而抗心律失常药物显示了异常心室去极化的减少（替代终点），因此药物可以降低病死率是合理的。一组研究人员对先前发现的有效抑制异常心室去极化的替代终点的 3 种药物（恩卡尼、氟卡尼定和莫雷西嗪）进行了随机试验。结果发现接受抗心律失常治疗的患者病死率明显高于接受安慰剂治疗的患者，研究人员不得不停止试验。[42, 43] 依赖于替代性心律失常抑制终点的临床医生将继续使用 3 种药物，这对他们的患者来说是相当不利的。

即使研究人员报告了该治疗对患者重要结局有利的影响，您也必须考虑是否可能对其他结果产生有害影响。例如，癌症化疗可能会延长生命，但会降低其质量。随机试验往往不能充分记录试验性干预的毒性或不良反应。[44]

综合终点代表了呈现成果的最终危险趋势。像替代结果一样，综合终点对于减少样本量和减少随访时间是有吸引力的。不幸的是，综合终点可以误导结果。例如，一项减少死亡、非致死性心肌梗死和入院急性冠状动脉综合征的复合结果的试验，实际上证明了试验性治疗的病死率有增加的趋势，而只对因急性冠状动脉综合征入院患者有令人信服的效果。[45] 综合终点尽管没有令人信服的证据表明治疗降低了病死率或心肌梗死的风险，但结果将最有力地反映了最常见的成分治疗效果，即对因急性冠脉综合征入院患者而言。

另一个长期忽视的结果是替代管理策略的资源影响。卫生保健系统面临越来越多的资源限制，迫切需要注意经济分析。

6.5.3 治疗措施的好处和害处与费用相比是否值得应用？

如果一项研究结果适用于您的患者，并且结果对您的患者很重要，则下一个问题就是潜在治疗措施的好处与相关、风险、负担和资源需求相比是否值得应用。可以将病死率降低 25% 的治疗措施听起来令人印象深刻，但其对您的患者的影响可能不大。这个概念通过使用需要治疗的患者数（NNT）的概念来说明，即在特定时期内必须接受治疗干预的患者人数，以防止 1 次不利结果或产生 1 个阳性结果。[46]

治疗方法的影响不仅与其 RRR 有关，也与它所要预防的不良结果的风险有关。一项针对心肌梗死的大型试验表明，与单独使用阿司匹林相比，在应用阿司匹林的基础上加用氯吡格雷可以将心血管原因导致的死亡、非致命性心肌梗死或中风的 RR 降低约 20%。[47] 表 6-3 展示了 2 例心电图上没有 ST 段抬高的急性心肌梗死患者。

因此，决定开始治疗的一个关键因素是考虑患者如果不进行治疗而发生事件的风险。对于任何给定的 RRR，如果我们不治疗，患者出现不良后果的概率越高，患者就越有可能从治疗中获益，而我们需要治疗的患者越少，以防止 1 次不良结果（请参阅第 8 章 "治疗风险降低了吗？了解这个结果"）。了解 NNT 有助于临床医生帮助患者衡量与其管理选择相关的益处和缺点。

对利益和风险的权衡也需要对治疗的不利影响进行准确的评估。样本量相对较小的随机试验不适合检测罕见或严重性的不良反应。临床医生经常必须寻找其他信息来源（通常具有较高的偏倚风险），以获得对治疗不良反应的估计［请参阅第 10 章 "危害（观察研究）"］。

在根据一种疗法的相对益处和危害确定最佳治疗选择时，必须考虑每个患者的价值观和偏好。如何更好地与患者沟通信息，如何将患者的价值观纳入临床决策，仍然是循证医学积极研究的领域（请参阅第 18 章 "决策与患者"）。

表 6-3　氯吡格雷联合阿司匹林或单独使用阿司匹林治疗的 2 例心肌梗死患者的临床考虑

分组	单用阿司匹林治疗心肌梗死 1 年后死亡或心肌梗死的风险（CER）	氯吡格雷联合阿司匹林的风险（EGR）（ARR=CGR — EGR）	NNT（当 ARR 以百分比表示时为 100/ARR）
40 岁患有轻度心肌梗死（MI）的男性患者	5.3%	4.2%（1.1% 或 0.011）	91
70 岁患有重度心肌梗死（MI）和心力衰竭的男性患者	36%	28.8%（7.2% 或 0.072）	14

缩写：ARR（absolute risk reduction），绝对危险度降低率；CER（control event rate），对照组事件发生率；CGR（control group risk），对照组风险；EGR（experimental group risk），治疗组风险；MI（myocardial infarction），心肌梗死；NNT（number needed to treat），需要治疗的患者数。

在第一个病例中，一名 40 岁男性心电图检查结果表明下壁心肌梗死，无 ST 段抬高。您没有发现心力衰竭的迹象；患者有正常窦性心律，速率为 80 次 / 分；不伴有肌钙蛋白升高。该患者在未来一年内发生死亡或复发性心肌梗死的风险估计为 5.3%。与单独服用阿司匹林相比，氯吡格雷联合阿司匹林还会将这种风险降低20%～4.2%，ARR为1.1%（0.011）。ARR的倒数（即100除以ARR表示的百分比）等于为防止一个事件而必须治疗的这类患者的数量（即，1例死亡或轻度心肌梗死患者出现复发性心肌梗死），即需要治疗的患者数（NNT）。在这种情况下，我们必须治疗约91名此类患者，以防止1例复发性心肌梗死或拯救1次生命（100 / 1.1 = 91）。鉴于使用氯吡格雷后，死亡、复发性心肌梗死或卒中（最明显的复发性心肌梗死）的结果略有下降，与氯吡格雷相关的大出血风险略有增加，再加上其额外费用，许多临床医生可能更倾向于在此类患者中单独使用阿司匹林。

在第二个病例中，一名70岁男性存在前壁心肌梗死的心电图特征，并伴有肺水肿和心源性休克。他在随后一年死于或发生复发性心肌梗死的风险约为36%。在此类高风险患者中，死亡的RRR为20%，ARR为7.2%（0.072），意味着我们只需要治疗14例此类患者就可以避免复发性心肌梗死或死亡（100 / 7.2 = 13.8）。许多临床医生会考虑在应用阿司匹林的基础之上加用氯吡格雷。

6.6 临床情景解决方案

研究发现，与安慰剂相比，使用拉米普利治疗的周围动脉疾病患者的无痛行走时间和总行走时间均有所增加。[4] 作者没有描述雷米普利的任何有害影响，除了比安慰剂治疗的患者相比，治疗组患者因咳嗽而退出的更多。这一发现可能会给对患者的治疗收益带来一些不确定性。特别是没有与提雷米普利应用相关的最严重的不良反应，包括肾衰竭或高钾血症引起的心脏骤停。然而，有关其他类型血管疾病患者的大量文献表明，本研究中使用的剂量雷米普利具有良好的耐受性和安全性，特别是当临床医生定期监测上述不良反应的前兆表现（即肾功能或血清钾的变化）。

您的患者的行动因间歇性跛行而受到限制。他的情况与本研究中的患者相似。鉴于行走时间的治疗效果和对健康相关生活质量的观察效果，以及显著的不良反应小特征，该研究表明服用雷米普利对患者有重要益处。

患者发现自己受限的行走能力和疼痛使他衰弱。他认为治疗能让他再多走1分钟都是值得的。然而，他的经济压力很大，如今每片雷米普利的价格为1.20美元，即应用一年大约需要花费450美元。您解释说，研究人员选择的药物让人们对使用最好的药物产生怀疑。研究人员可以选择赖诺普利（Lisinopril），一种与雷米普利相比差异不大的ACE抑制剂，价格仅为雷米普利的1/3。最终，患者默默地接受类效应，选择使用赖诺普利。

参考文献

[1] Momsen A H, Jensen M B, Norager C B, et la. Drug therapy for improving walking distance in intermittent claudication: a systematic review and meta–analysis of robust randomised controlled studies. Eur J Vasc Endovasc Surg. 2009; 38(4): 463–474.

[2] Wong P F, Chong L –Y, Stansby G. Antiplatelet therapy to prevent cardiovascular events and mortality in patients with intermittent claudication. JAMA. 2013; 309(9): 926–927.

［3］Jaar B G. ACP Journal Club. Ramipril improved walking times and QOL in peripheral artery disease and intermittent claudication. Ann Intern Med. 2013; 158(12): JC7.

［4］Ahimastos A A, Walker P J, Askew C, et al. Effect of ramipril on walking times and quality of life among patients with peripheral artery disease and intermittent claudication: a randomized controlled trial. JAMA. 2013; 309(5): 453-460.

［5］Hu FB, Bronner L, Willett WC, et al. Fish and omega-3 fatty acid intake and risk of coronary heart disease in women. JAMA. 2002; 287(14): 1815-1821.

［6］Kotwal S, Jun M, Sullivan D, et al. Omega 3 fatty acids and cardiovascular outcomes: systematic review and meta-analysis. Circ Cardiovasc Qual Outcomes. 2012; 5(6): 808-818.

［7］Bosch J, Gerstein H C, Dagenais G R, et al; ORIGIN Trial Investigators. n-3 fatty acids and cardiovascular outcomes in patients with dysglycemia. N Engl J Med. 2012; 367(4): 309-318.

［8］Bjelakovic G, Nikolova D, Simonetti R G, et al. Antioxidant supplements for prevention of gastrointestinal cancers: a systematic review and meta analysis. Lancet. 2004; 364(9441): 1219-1228.

［9］Miller ER III, Pastor-Barriuso R, Dalal D, et al. Meta-analysis: high-dosage vitamin E supplementation may increase all cause mortality. Ann Intern Med. 2005; 142(1): 37-46.

［10］Ikram H, Crozier IG. Xamoterol in severe heart failure. Lancet. 1990; 336(8713): 517-518.

［11］Califf RM, Adams KF, McKenna WJ, et al. A randomized controlled trial of epo prostenol therapy for severe congestive heart failure: The Flolan International Randomized Survival Trial (FIRST). Am Heart J. 1997; 134(1): 44-54.

［12］Hampton JR, van Veldhuisen DJ, Kleber FX, et al. Second Prospective Randomised Study of Ibopamine on Mortality and Efficacy (PRIME II) Investigators. Randomised study of effect of ibopamine on survival in patients with advanced severe heart failure. Lancet. 1997; 349(9057): 971-977.

［13］Schulz KF, Chalmers I, Hayes RJ, et al. Empirical evidence of bias: dimensions of methodological quality associated with estimates of treatment effects in controlled trials. JAMA. 1995; 273(5): 408-412.

［14］Moher D, Pham B, Jones A, et al. Does quality of reports of randomised trials affect estimates of intervention efficacy reported in meta-analyses? Lancet. 1998; 352(9128): 609-613.

［15］Balk E M, Bonis P A, Moskowitz H, et al. Correlation of quality measures with estimates of treatment effect in meta-analyses of randomized controlled trials. JAMA. 2002; 287(22): 2973-2982.

［16］Hansson L, Lindholm L H, Niskanen L, et al. Effect of angiotensin-convertingenzyme inhibition compared with conventional therapy on cardiovascular morbidity and mortality in hypertension: the Captopril Prevention Project (CAPPP) randomised trial. Lancet.

1999; 353(9153): 611–616.

[17] Kaptchuk T J. Powerful placebo: the dark side of the randomised controlled trial. Lancet. 1998; 351(9117): 1722–1725.

[18] Hr ó bjartsson A, Gøtzsche PC. Is the placebo powerless? an analysis of clinical trials comparing placebo with no treatment. N Engl J Med. 2001; 344(21): 1594–1602.

[19] McRae C, Cherin E, Yamazaki TG, et al. Effects of perceived treatment on quality of life and medical outcomes in a double–blind placebo surgery trial.Arch Gen Psychiatry. 2004; 61(4): 412–420.

[20] Rana JS, Mannam A, Donnell–Fink L, et al. Longevity of the placebo effect in the therapeutic angiogenesis and laser myocardial revascularization trials in patients with coronary heart disease.Am J Cardiol. 2005; 95(12): 1456–1459.

[21] Noseworthy J H, Ebers G C, Vandervoort M K, et la. The impact of blinding on the results of a randomized, placebo—controlled multiple sclerosis clinical trial. Neurology. 1994; 44(1): 16–20.

[22] Ioannidis J P, Bassett R, Hughes M D, et al. Predictors and impact of patients lost to follow–up in a long–term randomized trial of immediate versus deferred antiretroviral treatment. J Acquir Immune Defic Syndr Hum Retrovirol. 1997; 16(1): 22–30.

[23] Akl E A, Briel M, You J J, et al. Potential impact on estimated treatment effects of information lost to follow–up in randomised controlled trials (LOST–IT): systematic review. BMJ. 2012; 344: e2809.

[24] Montori V M, Devereaux P J, Adhikari N K, et al. Randomized trials stopped early for benefit: a systematic review. JAMA. 2005; 294(17): 2203–2209.

[25] Greenhalgh R M, Brown L C, Powell J T, et al. Endovascular versus open repair of abdominal aortic aneurysm. N Engl J Med. 2010; 362(20): 1863–1871.

[26] The Coronary Drug Project Research Group. Influence of adherence to treatment and response of cholesterol on mortality in the coronary drug project.N Engl J Med. 1980; 303(18): 1038–1041.

[27] Asher W L, Harper H W. Effect of human chorionic gonadotrophin on weight loss, hunger, and feeling of well–being. Am J Clin Nutr. 1973; 26(2): 211–218.

[28] Hogarty GE, Goldberg SC. Drug and sociotherapy in the aftercare of schizophrenic patients: one–year relapse rates. Arch Gen Psychiatry.1973; 28(1): 54–64.

[29] Fuller R, Roth H, Long S. Compliance with disulfiram treatment of alcoholism. J Chronic Dis. 1983; 36(2): 161–170.

[30] Pizzo P A, Robichaud K J, Edwards B K, et al. Oral antibiotic prophylaxis in patients with cancer: a double–blind randomized placebo–controlled trial. J Pediatr. 1983; 102(1): 125–133.

[31] Horwitz R I, Viscoli C M, Berkman L, et al. Treatment adherence and risk of death after a myocardial infarction. Lancet. 1990; 336(8714): 542–545.

[32] Montori V M, Guyatt G H. Intention–to–treat principle. CMAJ. 2001; 165(10): 1339–1341.

［33］Alshurafa M, Briel M, Akl E A, et al. Inconsistent definitions for intention-totreat in relation to missing outcome data: systematic review of the methods literature. PLoS One. 2012; 7(11): e49163.

［34］Altman D G, Gore S M, Gardner M J, et al. Statistical guide lines for contributors to medical journals. Br Med J (Clin Res Ed).1983; 286(6376): 1489-1493.

［35］Guyatt G, Keller J, Singer J, et al. Controlled trial of respiratory muscle training in chronic airflow limitation. Thorax. 1992; 47(8): 598-602.

［36］Walker M D, Marler J R, Goldstein M, et al; Executive Committee for the Asymptomatic Carotid Atherosclerosis Study. Endarterectomy for asymptomatic carotid artery stenosis. JAMA. 1995; 273(18): 1421-1428.

［37］Lamy A, Devereaux P J, Prabhakaran D, et al; CORONARY Investigators.Off-pump or on-pump coronary-artery bypass grafting at 30 days. N Engl J Med. 2012; 366(16): 1489-1497.

［38］Devereaux P J, Bhandari M, Clarke M, et al. Need for expertise based randomised controlled trials. BMJ. 2005; 330(7482): 88.

［39］Oxman A D, Guyatt G H. A consumer's guide to subgroup analyses. Ann Intern Med. 1992; 116(1): 78-84.

［40］Sun X, Briel M, Walter S D, et al. Is a subgroup effect believable？ updating criteria to evaluate the credibility of subgroup analyses. BMJ.2010; 340: c117.

［41］Guyatt G, Montori V, Devereaux P J, et al. Patients at the center: in our practice, and in our use of language. ACP J Club.2004; 140(1): A11-A12.

［42］Echt D S, Liebson P R, Mitchell L B, et al. Mortality and morbidity in patients receiving encainide, flecainide, or placebo: The Cardiac Arrhythmia Suppression Trial. N Engl J Med. 1991; 324(12): 781-788.

［43］Rogers W, Epstein A, Arciniegas J, et al; The Cardiac Arrhythmia Suppression Trial II Investigators. Effect of the antiarrhythmic agent moricizine on survival after myocardial infarction. N Engl J Med. 1992; 327(4): 227-233.

［44］Ioannidis J P, Lau J. Completeness of safety reporting in randomized trials: an evaluation of 7 medical areas. JAMA. 2001; 285(4): 437-443.

［45］Pfisterer M, Buser P, Osswald S, et al; Trial of Invasive versus Medical therapy in Elderly patients (TIME) Investigators. Outcome of elderly patients with chronic symptomatic coronary artery disease with an invasive vs optimized medical treatment strategy: one-year results of the randomized TIME trial. JAMA. 2003; 289(9): 1117-1123.

［46］Laupacis A, Sackett D L, Roberts R S. An assessment of clinically useful measures of the consequences of treatment. N Engl J Med.1988; 318(26): 1728-1733.

［47］Yusuf S, Zhao F, Mehta S R, et al. Effects of clopidogrel in addition to aspirin in patients with acute coronary syndromes without ST-segment elevation. N Engl J Med. 2001; 345(7): 494-502.

7 如何使用非劣效性试验

Sohail M. Mulla, Ian A. Scott, Cynthia A. Jackevicius, John J.You 和 Gordon Guyatt

---

本章内容

7.1 临床情景

7.2 导论

7.3 结果有效吗

　　研究人员是否防范了未经验证的非劣效性结论?

　　研究人员是否根据患者接受的治疗和分组情况来进行了分析?

7.4 结果如何

7.5 如何将研究结果应用于患者护理中

7.6 临床情景解决方案

7.7 结论

7.1 临床情景

　　您是一名内科医生,正在治疗一名患有严重骨关节炎且活动受限的 51 岁女性。该患者表现出进行性呼吸困难已有 3 天。呼吸室内空气时感到不适,经测量其脉搏为 105 次 / 分,呼吸频率为 28 次 / 分,动脉血氧饱和度为 85%。身体检查后发现,除关节炎以外,无其他明显症状,下肢检查也未发现明显深静脉血栓形成,但计算机断层扫描(CT)肺血管造影显示 2 条肺动脉有明确的血栓。

　　最近,您在门诊使用低分子量肝素(LMWH)治疗未住院治疗的深静脉血栓患者,您并不太愿意令患者处于更危险的肺栓塞险境。在您订阅的更新服务里,有一项最近针对此问题所进行的随机试验(请参阅第 4 章"寻找最佳证据")。因此,在讨论患者是否应该住院治疗之前,您可以快速回顾这篇文章。[1] 读过文章后发现试验检测了非劣效性,并且当您开始阅读方法和结果时会考虑在使用这篇文章来指导你的临床护理时,是否有一些特殊的问题需要思考。

7.2 导论

　　过去,在提高生活质量或预防病态或致命事件方面,随机临床试验(RCT)一般用于确定试验性治疗是否优于标准治疗或安慰剂——称为有效性结果。在这些优效性试验中,主要目的是确定试验干预比标准治疗对有效性结果的增加效益的大小。

近年来，出现了另一种方法即提供新型试验性治疗，不以有效性结果的优越性为基础，而是相对于标准治疗，试验性治疗减少了危害或其他治疗负担。在现代医学中，临床医生拥有很多有效的治疗方法；不幸的是，这些治疗往往与伤害、不便或成本过高有关。对于这些干预措施，减少治疗负担（包括限制和不便）已成为创新治疗的合理目标。

在这种情况下，会出现一个问题：临床医生是否可以认为，试验性治疗对有效性结果的影响（准备使用此种治疗方法的主要原因）与标准治疗对有效性结果的影响足够接近，以至于医生可以放心地用试验性治疗来替代现有的标准治疗？用技术术语来说，新疗法的效果是否不劣于标准疗法？

非劣效性试验作为等效性试验的替代方法，等效性试验致力于确定一种试验性治疗方法既不比标准治疗方法好，也不比标准治疗方法差（超出一定的范围）。相比之下，非劣效性试验者就不会关心试验性治疗是否效果更好——只要求效果不会更糟糕。也许阐明这个术语的局限性后，非劣效性治疗效果本身可能是较差的，只是没有糟糕到需关注的程度。临床医生可接受的糟糕程度（即效率有多低）将取决于有效性结果的重要性以及新疗法所带来的危害或负担的减少程度。

在前文所述的临床情景中，考虑一下如何将"不太糟糕"这个概念传达给患者。患者可能不喜欢在医院内耗费时间，强烈希望在家里治疗，但她选择家庭管理可能会有风险。也许她在医院接受护理可能使得复发性静脉血栓栓塞（VTE）的发生风险较低，大出血的风险也降低——这两种并发症可能使抗血栓治疗复杂化。我们的患者是否愿意承担与家庭治疗相关的静脉血栓栓塞或大出血的额外风险？如果答案为是，患者愿意容忍何种程度的风险增加？

该示例说明了以下几点：鉴于患者只有在风险不比标准治疗差的情况下才会选择新的试验性治疗方法，解释非劣效性试验的关键问题是选择一个可接受的"不差很多"的阈值。该非劣效性阈值（图 7-1 中标记为 Δ 的虚线）是与标准治疗相比，从试验性治疗产生的结果事件的最大允许超值。

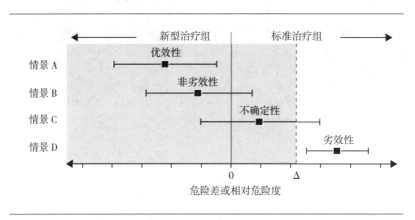

图 7-1　非劣效性试验中可能出现的结果

标有 Δ 的虚线代表非劣效阈值，或试验性治疗与标准治疗相比所产生的结果事件的最大允许超值。灰色的区域代表非劣效性区域。

在设计非劣效性试验时，研究人员通常基于统计学标准设定自己的阈值。然而，由于没有广为接受的方法来确定一个适当的阈值，所以适当阈值的确定取决于观察者的眼睛。因而专家建议使用合理的统计推理和临床判断来确定非劣效阈值。[2,3] 仅凭一位研究人员的合理推理可能会误导其他人的判断。

美国食品药品监督管理局（FDA）制定了有关非劣效性阈值的指导草案，已被证明具有很大的影响力。[4] 美国食品药品监督管理局制定指南的逻辑出发点为现有标准治疗与期望是非劣效试验性治疗相比较所得的最小可信效益。通过检查先前最佳治疗或安慰剂的治疗结果，研究人员确定了现有标准治疗方法的最小可信效益。为了确定最小可信效益，重要的是观察到的效应估计值附近的置信区间（技术术语是点估计值周围的置信区间），特别是最接近无效的置信区间边界。

例如，点估计表明相对于安慰剂来说，现行的标准治疗可能降低中风的绝对发生率，绝对差为3%，95%置信区间为2%～4%（图7-2，图A）。标准药物的最小可信效益为2%，换句话说就是每100例接受治疗患者的卒中发生减少2次。

如果在随后进行的非劣效性试验中，其卒中差异的95%置信区间包含2%的额外风险（例如，点估计值无差异，置信区间上下波动为2%），结果显示新药组效果不比安慰剂组更好（图7-2，图B情景A）。这是因为现行标准的绝对优势可能使卒中率减少2%，接受试验性治疗的患者的卒中率可能比标准治疗的卒中发生率高出2%，这与使用安慰剂治疗的卒中率极其相似。

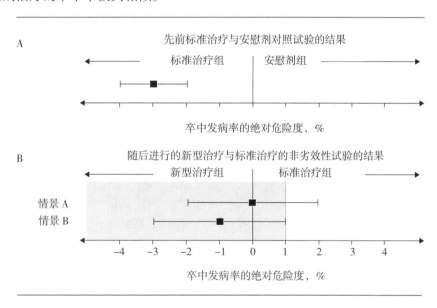

图 7-2　设置一个可接受的非劣效性阈值

A，相对于安慰剂，标准治疗将卒中绝对发生率降低3%，95%置信区间为2%～4%。B，蓝色虚线代表非劣效性区域。在情景A中，试验性治疗与标准治疗之间的卒中差异的95%置信区间包含高达2%的试验性治疗卒中额外发生率，从而不能维持标准治疗的50%的最小治疗效果。在情景B中，相同的95%置信区间表明试验性治疗可将卒中发生率增加不多于1%，因此至少有50%的把握通过标准治疗成功地使卒中绝对发生率减少2%。

因此，应该坚持对治疗效果进行一定的保留。通常，药物管理当局规定，至少要保留 50% 的最小治疗效果。在本例中，阈值为 1%；如果试验性治疗相对于现有标准将卒中发生率提高不超过 1%，则有 50% 把握使卒中绝对发生率减少 2%（图 7-2，图 B 情景 B）。[5, 6] 根据结果的严重程度，有些人可能认为维持较大比例的效益会导致产生更具挑战性的非劣效性阈值。在此主要以绝对值表示非劣效性阈值；有时，阈值的选择是基于相对效果而非绝对效果的影响。

应用指导

有时，设定非劣效阈值的标准方法并不适用，这类似于患者住院治疗与门诊治疗肺栓塞的情况。因为尚无比较肺栓塞抗凝治疗与无抗凝治疗的随机试验，研究人员无法使用以前提出的方案中所描述的非劣效性阈值的方法。作为替代方案，他们首先考虑了低风险住院肺栓塞患者在 90 天内复发静脉血栓栓塞的可能性，估计为 0.9%。然后，他们将非劣效性阈值定位 4%（意味着如果门诊患者的静脉血栓栓塞复发率小于 4.9%，则患者会觉得可以接受）。他们为自己的选择辩护说，这与其他试验中对急性静脉血栓栓塞采用不同抗凝方案以及对深静脉血栓的门诊和住院治疗设置的非劣效性阈值（3%～5%）相似。研究人员无疑会选择相同的非劣效性阈值（4%），尽管他们没有提供这种选择的理由。

当后续审查结果时，如果研究人员发现关于主要结果事件差异的估计值附近的置信区间完全低于其选择的非劣效性阈值，则他们将声称治疗具有非劣效性（图 7-1，情景 B），甚至在某些情况下，试验性治疗具有优势性（图 7-1，情景 A）。另一方面，如果置信区间跨越阈值，则试验未具有非劣效性（图 7-1，情景 C）。如果置信区间完全超过非劣效阈值，则试验性治疗就比标准治疗差（图 7-1，情景 D）。

如果非劣效性试验选择了不够严格的阈值，他们就有可能得出非劣效性结论的风险（即有效性降低），而实际上，如果许多患者被告知使用该试验可能带来的最大风险增加，他们就不愿意接受该试验治疗。如果非劣效性阈值的选择毫无争议，那么试验性治疗的广泛应用可能会对患者造成不利影响。在解释非劣效性阈值时，我们建议您相信自己的判断，而非接受研究人员的判断。许多人可能会通过晦涩的统计推理来定义阈值，避免自己去理解。

虽然其他人已经解释了非劣效性试验的基本原理并提供了解释标准，[2, 3, 5—9] 但是本章力图在用户指南原则的基础上提出一种简单实用的方法。我们将通过当前示例来说明用于指导最佳临床实践的概念。阐明该概念时，我们遵循其他用户指南中的 3 步方法，重点讨论有效性问题、结果解释以及非劣效性试验特有结果适用性问题。

7.3 结果有效吗

非劣效性试验的研究设计局限包括偏倚风险之外的问题。因此，在本章中，我们继续使用"有效性"一词来解决偏倚风险及其附属问题（见专栏 7-1）。

专栏 7-1

评估非劣效性试验的用户指南

结果有效吗？ [a]

试验性治疗组和标准治疗组是否以相同的预后开始？

随着治疗进展，预后平衡是否保持不变？

在治疗完成后，这些小组的预后平衡是否不变？

研究人员能否防范非劣效性的无根据结果？

标准治疗的效果是否得以保留？

研究人员是否根据患者接受的治疗方法和分组来分析患者情况？

结果如何？

如何将结果运用于患者的治疗？

研究中的患者是否与我的患者相似？重点患者的结果都考虑了吗？

试验性治疗可能带来的好处与害处及费用相比是否值得应用？ [b]

_____

[a] 非劣效性试验的研究设计局限包括偏倚风险之外的问题。因此，在本章中，继续使用"有效性"一词来解决偏倚风险及其附属问题。

[b] 包括针对非劣效性试验的问题。

问题"结果是否有效？"可能在一定程度上代表了效果的无偏倚估计，而不是系统性的高估或低估。与处理疾病管理问题的其他研究一样，非劣效性试验将减少偏倚风险，前提是他们能确保随机化分组；证明已知预后因素的平衡；对患者、临床医师和结果评估者设盲；并确保完整的后续随访［请参阅第 6 章"治疗（随机试验）"］，则非劣效性试验的偏倚风险将降低。然而，非劣效性试验容易受到误导性的结论影响，但是优效性试验则不会。虽然严格来说与偏倚风险无关，但我们将有关问题归为有效性问题，见专栏 7-1。

7.3.1 研究人员是否防范了未经验证的非劣效性结论？

标准治疗的效果是否得以保留？

实现显著非劣效性的一种方法是次优管理标准治疗。次优疗法可包括招募对标准治疗无依赖性或对标准治疗有反应的患者；招募具有低效风险的人群，特别是当非劣效性阈值以绝对值表示的情况下；减少治疗强度或通过次优途径进行治疗（例如，口服而非静脉注射）；或在治疗效果完全显现之前终止随访。评估治疗效果是否得以保留的一种策略是评估该研究的设计和实施在多大程度上能克服这些对标准治疗效果有影响的威胁。

另一个确定标准治疗效果是否被保留的方法是将非劣效试验中的事件率与涉及标准治疗的历史试验中的事件率进行比较。在非劣效性试验中，若标准治疗组中的对照事件发生率高于历次试验中的典型比率，就会引起对标准治疗的次优管理的怀疑。然而，非劣效试验与历史性试验的入选人群之间的预后差异也可用于解释。比较试验中的患者特征可以帮助确定哪种解释更有可能，但不可测量的预后特征可能是观察到的事件率差异的原因。

例如，每日一次口服利伐沙班直接 Xa 因子抑制剂与维生素 K 拮抗剂比较用于预防房颤患者的卒中与栓塞（ROCKET AF），该项试验研究人员宣布利伐沙班在管理房颤患者方面不逊于华法林。[10]与以往比较华法林和安慰剂的RCTs研究相比，本研究中用华法林治疗的患者处在抗凝治疗的何种范围内仍不确定。研究人员记录了ROCKET AF中华法林组有效药浓度为55%（TTR）的平均时间，显著低于先前研究和当前非劣效性试验中所观察到的约75%（浓度范围，42%～83%）的治疗时间，[11, 12]因而我们不能相信华法林的治疗效果在ROCKET AF试验中得以保留。[12]利伐沙班对华法林的显著非劣性可能是因为后者次优。[13]

使用第二准则来确定标准治疗效果是否得到保留，尽管ROCKET AF试验中的患者年龄较大，并且高血压和2型糖尿病患病率高于以前的试验，[14]但是在ROCKET AF试验中华法林组的卒中或全身性栓塞发生率低于之前所观察的。[11]因此，认为华法林次优的质疑未能在对照事件发生率体现。但是低TTR的问题依然未解决。

7.3.2 研究人员是否根据患者接受的治疗和分组情况来进行了分析？

另一个问题是，研究人员如何处理那些随机的、随访至研究结束但未按预期服药或者根本未服用药物的患者？随机化的目的是确保治疗组之间的目标结果的预后因素的平衡。那些不遵守研究方案规定治疗的个体很可能与遵守方案的个体在预后上存在差异。[15]

研究人员可能会倾向于只包括那些遵守研究方案规定治疗的个体而省略那些未遵守的个体（通常称为按方案分析）。这很可能会破坏最初随机化的预后平衡。因为通常情况下，依从性差患者的预后比依从性好患者的更差，忽略那些未能坚持试验治疗的患者很可能会使结果偏向于在优势试验中高估治疗益处。事实却相反，随机分析方法（意向性治疗分析）要求分析患者分组情况，并不考虑患者对于治疗的依从性。因此，可以在优势试验中获得对治疗效果的无偏估计（通常更具保守）。[16]

但是，随机分析方法在非劣效性试验中有严重的局限性。假设在非劣效性试验中，试验性治疗完全劣于当前标准。进一步假设，标准治疗组中的许多患者由于某种原因没有坚持治疗。那么在随机分析方法中，将这些不坚持治疗的患者纳入研究，可能会导致对标准治疗益处的严重低估，从而导致得出与试验性治疗相比非劣效的错误推断。

按方案分析只关注那些或多或少按照指示使用治疗的人，这可能会引起预后判断失衡，但可以保证非劣效性。如果这种分析的结果与随机分析方法所得结果一致，并且两者都低于非劣效性阈值，那么我们关于非劣效性的推论就会得到加强。相反，如果两者分析有显著差别，则非劣效性的推断则被削弱。

例如，心功能不全比索洛尔研究（CIBIS）Ⅲ期临床试验涉及首次使用β-受体阻滞剂而非血管紧张素转换酶（ACE）抑制剂来预防心衰患者死亡或住院。[17]研究人员设定了一个在服用β-受体阻滞剂患者死亡或住院主要终点的绝对增量为5%的非劣效性阈值。随机化分析可以满足非劣效性阈值：置信区间的上限显示使用β-受体阻滞剂引起死亡或住院风险的增量大于4.4%是不可能的。然而在符合方案分析中，置信区间的上限是5.1%，略高于研究人员选择的阈值。如果接受作者设定的阈值，则符合方案分析的结果会削弱非劣效性的判断。是否有人会接受作者设定的阈值取决于我们返回的数据。

应用指导

在肺栓塞治疗试验中，[1] 研究人员随机选取 344 例有较低死亡风险的急性肺栓塞患者，使其接受 5 天门诊治疗或更长时间的住院治疗。通过中央计算机随机化系统确保分配的隐蔽性。在分配的治疗情况方面，未对患者及其照顾者设盲，但对结果判断者进行了设盲。治疗组和对照组的患者在已知的预后因素方面相似，包括栓塞位置、并发症和临床发现。除 5 例患者外，其余患者全部完成随访。尽管有人质疑试验未对患者设盲，但对结果评估者设盲可有效地避免偏倚风险。

本研究的标准干预能否最优实施的关键在接受 LMWH 治疗的住院组长期患者和随后华法林治疗期间的 TTR。患者接受 LMWH 治疗的平均时间为 8.9 天，在很多情况下和标准时间相当或更长（甚至令人满意）。而 TTR 仅为 52%，该结果并不理想并且引人关注。但是门诊组的 TTR 也为 52%，这大大缓解了人们的担忧。

研究人员同时进行了随机化分析和符合方案分析，排除了在 24 小时内出院的住院患者以及在随机化后门诊治疗超过 24 小时的患者。正如您将在下面的结果所见，符合方案分析的结果与随机化的结果相差不大。

总之，尽管该试验在偏倚风险方面有一些局限性，但我们会得出结论，其研究结果具有中度至高度可信性。

7.4 结果如何

非劣效性试验的相关结果如下：①试验性治疗和标准治疗在作为主要治疗目标的有效性结果上的差异；②与标准治疗相比，危害和负担结果应有利于试验性治疗；③研究结果是否保证了标准治疗的良好实施。

应用指南

对于肺栓塞，主要的有效性结果是减少复发性静脉血栓栓塞，而治疗成本（住院治疗而非在家治疗）极易测定。另一个重要的问题是大出血的发生率，这可能被概念化为一种额外的结果，需要进行非劣效性研究。即使门诊治疗的主要效果不劣于住院治疗的主要效果，患者也可能选择留在医院，因为家里严重出血的风险明显更高。

对于每一个结果，我们感兴趣的是试验性治疗和标准治疗之间的事件发生率差异的点估计（最优估计）和相关联的置信区间。置信区间的边界代表了真值范围，比点估计的范围更小，但仍然是可信的（请参阅第 9 章，置信区间：单项研究或荟萃分析的样本量是否足够大？）。在此，我们关注 90 天时的组间绝对差异。在随机化分析中，门诊组有 1 人发生复发性静脉血栓栓塞，住院组中则无发生，其差异为 1000 例患者中有 1 例或 0.6% 发生率，95% 置信区间的上限为 2.7%（1000 名门诊患者中有 27 例静脉血栓栓塞患者）。[1] 这一结果显示门诊患者的复发性静脉血栓栓塞发生率不太可能比住院组患者（$P = 0.01$）高 4% 以上（1000 名门诊患者中有 40 例静脉血栓栓塞患者），即不高于作者的非劣效性阈值。

对于严重出血，研究人员在门诊组观察到 3 例，住院组未观察到（1000 门诊患者有 18 例或发生率为 1.8%）。95% 置信区间上限为 4.5%，超过了作者判断的 4% 阈值。因此，因此未能通过非劣效性试验的统计检验（$P = 0.09$）。

作者还提出了符合方案分析，其结果与随机化结果一致。主要的出血事件实际上更有偏向门诊管理（住院管理偏差为 1.2%，95% 置信区间的上界为 3.8%；超过 4% 阈值，$P=0.04$）。

7.5 如何将研究结果应用于患者护理中

在将医学文献的发现应用于患者治疗时，我们建议提出 3 个问题，其中一个是试验性治疗可能带来的好处与害处及费用相比是否值得应用，包括非劣效性试验的具体问题。

试验性治疗可能带来的好处与害处及费用相比是否值得应用？

某项非劣效性试验难道只是一个失败的优效性试验，如同在一个悲伤的结果刻画一张幸福的脸？当研究人员计划他们的试验时，详细说明了这项分析，且这对结果的解释有意义。编辑的工作是确保只有在非劣效性计划中进行的试验才会在发表的文章中被报告为非劣效性试验。不幸的是，编辑们在这方面（和其他方面）的报告中并非始终如一地尽职工作。[18]

被报告为非劣效性的试验其本意可能不是非劣效性，该风险再次强调了对非劣效性阈值进行独立判断的重要性。您可能会倾向于向研究作者寻求指导，以评估非劣效性试验的关键推论：试验性治疗的优点是否值得冒险损失有效性？ 在这样做的时候，您无疑会接受作者的非劣效性阈值。由于各种原因，研究人员会尽可能轻松地选择非劣效性阈值。因此，接受这个阈值可能并不符合患者的最佳利益。

> 首先考虑 CIBIS III 期临床试验，该试验研究了在心力衰竭的初始治疗中用 β - 受体阻滞剂替代 ACE 抑制剂，我们利用该试验来说明符合方案分析的可取性。[17] 随机化结果和符合方案分析的结果越过了作者的 5% 非劣效性阈值，但是这个阈值是否合适？ 由于与 ACE 抑制剂相比 β - 受体阻断剂的危害或显著优势很少（如果有的话）；因此，如果 β - 受体阻滞剂真的意味着死亡或住院终点的绝对增量高达 5%，患者不太可能一开始就使用 β - 受体阻滞剂。
>
> 接下来考虑子宫内膜癌术后放疗 2（PORTEC-2）试验，该试验调查了阴道近距离放射治疗（VBT）与盆腔外放疗（EBRT）对子宫内膜癌阴道复发的主要结果的影响。[19] 研究人员设定了一个非劣效性阈值，即 5 年后两组之间的风险差异为 6%（即在 100 例患者中主要事件发生增加到 6 例）。在分析数据后，研究发现 VBT 方案不劣于 EBRT，其基础是置信区间的上限（绝对差值为 5%）低于其阈值。尽管接受 VBT 治疗的患者比接受 EBRT 治疗的患者的生活质量更好[19]，但是对于像癌症复发这样严重的结果，我们认为如果实际增加达到 5%，则很少有患者愿意选择 VBT 方法。

非劣效性阈值意味着试验性治疗的优势与潜在的疗效缺失之间的权衡。作出这种权衡可能是一个挑战性的判断，但它与其他患者管理决策没有根本的不同：它们都涉及替代品的理想和不良结果。因此，决策涉及价值观和偏好判断，所以必须由患者的偏好推动决策的产生。当理想和不良结果之间的权衡十分接近时，最好的方法（有人认为是唯一的）是通过共同制定决策以确保所选择的行动方式对患者是有利的（请参阅第 18 章 "决策与患者"）。

在准备告知患者决策并且意识到双方可能不得不在此活动上花费的有限时间，您可能需要认真思考您的典型患者的价值观和偏好以及非劣效性阈值的影响。为了更好地了解您的典型患者是如何看待利益和风险的，你可能想要参考已发表的提供了对患者价值观和偏好见解的研究。[20]

考虑到试验干预的好处和坏处，如果您感觉到所有或几乎所有患者都会做出相同的决定，那么您和您的患者可能就会快速做成一个完全令人满意的决定（请参阅第 17 章 "如何使用临床指导意见：临床实践指南和决策分析"）。然而，如果理想和不良结果更加平衡，那么您需要与患者进行详细的讨论。

考虑到最适当的非劣效性阈值将有助于区分这两种情况。首先，看一下主要结果的置信区间上限；然后，注意它超过了主要结果的最大风险增加的程度，一般来说，您的患者愿意接受这种试验性治疗以减少伤害或负担。

如果上限明显高于您的阈值，则您的患者很少会选择该干预方法（如果有的话），那么决策可能会很快做出。然而，如果置信区间的上限接近您的阈值，那么理想结果和不良结果之间的平衡非常接近，就要充分与您的患者探讨对权衡的看法，以确保作出正确的决定。

7.6 临床情景解决方案

患者的临床特征表明肺栓塞死亡风险相对较低。因此，患者本来有资格参加该试验，[1] 其结果可以直接用于他的治疗。点估计表明复发性静脉血栓栓塞的风险相似，风险较低（在 1000 例中有 6 例）；不同于大出血，其有所增加（1000 例门诊患者出血多出 18 例）。置信区间更引人注目，治疗 90 天后，门诊治疗组的栓塞率增加到 2.7%（在 1000 例中有 27 例），出血率增加到 4.5%（在 1000 例中有 45 例）。

由于其静脉血栓栓塞的非劣效性阈值已测，肺栓塞试验的作者得出结论："由于选择了低风险的肺栓塞患者，我们可以安全有效地使用门诊治疗来代替住院治疗。"[1] 在其他条件相同的情况下，患者更喜欢家庭治疗并乐于专注点估计，其值表明不良事件发生率（至少静脉血栓栓塞）可能与门诊管理可能相似。另一方面，那些认为门诊治疗可能增加静脉血栓栓塞和出血风险的风险规避者，认为其不值得在家接受治疗的好处，不会同意这一结论。我们认为风险规避者的人数可能会很大。依靠作者设定的非劣效性，我们不能很好地服务于这类患者。

7.7 结论

对非劣效性研究的批判性评价严格遵循评估任何试验性管理策略研究的原则和标准。关于有效性方面，非劣效性研究的评估需要特别注意标准治疗的最优实施以及随机和全面分析的结果。关于在非劣效性试验中的理想后果和不良后果之间的权衡，需要密切关注试验性治疗和标准治疗之间有效性结果差异的最佳估计和置信区间（CI）。特别是临床医生应该考虑患者是否愿意接受有效性结果的损失（表示为 95% 置信区间上限），无论这个区间是否低于或高于研究人员所选择的非劣效性阈值。

参考文献

［1］Aujesky D, Roy PM, Verschuren F, et al. Outpatient versus inpatient treatment for patients with acute pulmonary embolism: an international, open–label, randomised, non–inferiority trial. Lancet. 2011; 378(9785): 41–48.

［2］Fleming TR. Current issues in non–inferiority trials. Stat Med. 2008; 27(3): 317–332.

［3］Kaul S, Diamond GA. Good enough: a primer on the analysis and interpretation of noninferiority trials. Ann Intern Med. 2006; 145(1): 62–69.

［4］Temple R, O' Neill R. Guidance for Industry Non–Inferiority Clinical Trials. Rockville, MD: Food and Drug Administration, Dept of Health and Human Services; 2010.

［5］Le Henanff A, Giraudeau B, Baron G, et al. Quality of reporting of noninferiority and equivalence randomized trials. JAMA. 2006; 295(10): 1147–1151.

［6］Piaggio G, Elbourne DR, Pocock SJ, et al. CONSORT Group. Reporting of noninferiority and equivalence randomized trials: extension of the CONSORT 2010 statement. JAMA. 2012; 308(24): 2594–2604.

［7］Scott IA. Non–inferiority trials: determining whether alternative treatments are good enough. Med J Aust. 2009; 190(6): 326–330.

［8］Gøtzsche PC. Lessons from and cautions about noninferiority and equivalence randomized trials. JAMA. 2006; 295(10): 1172–1174.

［9］Schumi J, Wittes JT. Through the looking glass: understanding non–inferiority. Trials. 2011; 12: 106.

［10］Patel MR, Mahaffey KW, Garg J, et al; ROCKET AF Investigators. Rivaroxaban versus warfarin in nonvalvular atrial fibrillation. N Engl J Med. 2011; 365(10): 883–891.

［11］Jackson K, Gersh BJ, Stockbridge N, et al; Duke Clinical Research Institute/American Heart Journal Expert Meeting on Antithrombotic Drug Development for Atrial Fibrillation. Antithrombotic drug development for atrial fibrillation: proceedings, Washington, DC, 2005. Am Heart J. 2008; 155(5): 829–840.

［12］Granger CB, Alexander JH, McMurray JJ, et al; ARISTOTLE Committees and Investigators. Apixaban versus warfarin in patients with atrial fibrillation. N Engl J Med. 2011; 365(11): 981–992.

［13］Fleming TR, Emerson SS. Evaluating rivaroxaban for nonvalvular atrial fibrillation-regulatory considerations. N Engl J Med. 2011; 365(17): 1557–1559.

［14］Hart RG, Benavente O, McBride R, et al. Antithrombotic therapy to prevent stroke in patients with atrial fibrillation: a meta—analysis. Ann Intern Med. 1999; 131(7): 492–501.

[15] Kunz R, Guyatt G. Which patients to include in the analysis？ Transfusion. 2006; 46(6): 881–884.

[16] Montori VM, Guyatt GH. Intention–to–treat principle. CMAJ. 2001; 165(10): 1339–1341.

[17] Willenheimer R, van Veldhuisen DJ, Silke B, et al; CIBIS III Investigators. Effect on survival and hospitalization of initiating treatment for chronic heart failure with bisoprolol followed by enalapril, as compared with the opposite sequence: results of the randomized Cardiac Insufficiency Bisoprolol Study (CIBIS) III. Circulation. 2005; 112(16): 2426–2435.

[18] Yank V, Rennie D, Bero LA. Financial ties and concordance between results and conclusions in meta–analyses: retrospective cohort study. BMJ. 2007; 335(7631): 1202–1205.

[19] Nout RA, Smit VT, Putter H, et al; PORTEC Study Group. Vaginal brachytherapy versus pelvic external beam radiotherapy for patients with endometrial cancer of high–intermediate risk (PORTEC–2): an open–label, non–inferiority, randomised trial. Lancet. 2010; 375(9717): 816–823.

[20] MacLean S, Mulla S, Akl EA, et al; American College of Chest Physicians. Patient values and preferences in decision making for antithrombotic therapy: a systematic review: Antithrombotic Therapy and Prevention of Thrombosis, 9th ed: American College of Chest Physicians EvidenceBased Clinical Practice Guidelines. Chest. 2012; 141(2)(suppl): e1S–e23S.

8 治疗风险降低了吗？了解这个结果

Waleed Alhazzani, Stephen D. Walter, Roman Jaeschke,
Deborah J. Cook 和 Gordon Guyatt

本章内容

当临床医生考虑临床试验结果时，他们对治疗和疗效之间的关联感兴趣。本章将帮助您解读每名患者中存在或不存在（二分法或二进制）结果相关的研究成果。这样的二分法结果包括死亡、卒中、心肌梗死、住院或疾病恶化。您将于本章获得这个概念的指南。[1]

8.1 2×2表格

表 8-1 是一个记录临床试验的 2×2 表格。

表 8-1 2×2 表格

暴露	结果	
	是	否
是	a	b
否	c	d

暴露风险 = a /（a + b）

无暴露风险 = c /（c + d）

暴露概率 = a / b

无暴露概率 = c / d

相对危险度 = $\dfrac{a/(a+b)}{c/(c+d)}$

相对危险度降低率 = $\dfrac{c/(c+d) - a/(a+b)}{c/(c+d)}$

危险差 a = $\dfrac{c}{c+d} - \dfrac{a}{a+b}$

需要治疗的患者数 = 100 /（危险差%）

比值比 = $\dfrac{a/d}{c/d} = \dfrac{ad}{cd}$

a：也称为绝对危险度降低率。

例如，在对通过内窥镜结扎或内镜硬化治疗控制出血性食管病变患者病死率的随机试验中，[2]64 名被分配到结扎组的参与者中有 18 人死亡，65 名被分配到硬化治疗组的患者中有 29 人死亡（表 8-2）

表 8-2 内镜下硬化治疗与内镜下结扎治疗食管静脉曲张出血的随机试验结果 [a]

暴露	结果		总计
	死亡	存活	
内窥镜结扎术	18	46	64
硬化治疗	29	36	65

相对危险度 =（18/64）/（29/65）= 0.63 或 63%

相对危险度降低率 = 1－0.63 = 0.37 或 37%

危险差 = 0.446－0.281 = 0.165 或 16.5%

需要治疗的患者数（NNT）= 100 / 16.5 = 6

比值比 =（18/46）/（29/36）= 0.39 / 0.80 = 0.49 或 49%

a：数据来源于 Stiegmann 等人的研究。[2]

8.2 风险

风险（或绝对风险）是最简单的发生率衡量指标。我们通常把对照组的不良结果的风险称为基线风险、对照组风险或对照事件发生率。

结扎组的死亡风险为 28%［18/64 或 a /（a + b）］，硬化治疗组的死亡风险为 45%［29/65 或 c /（c + d）］

8.3 危险差（绝对危险度降低率）

比较两种风险的方法是计算它们之间的绝对差异。我们将这种差异称为绝对危险度降低率（ARR）或危险差（RD）。数值上，RD（对照组风险减去治疗组风险）的公式为［c /（c + d）］—［a /（a + b）］（表 8-1）。这种结果衡量方法使用的是绝对而非相对的术语来观察未出现不良结果的患者比例。

在此示例中，RD 在 0.446～0.281 或为 0.165（比如，RD 值为 16.5%）。

8.4 相对危险度

比较两组风险的另一种方式是比较两者比例，称为相对危险度或危险比率（RR）。RR 表示当患者接受试验性治疗（在本例中，指结扎术）时，仍然存在的原始风险（在本例中，接受硬化治疗患者的死亡风险）的比例。从 2×2 表格中，该计算公式为［a /（a + b）］/［c /（c + d）］（表 8-1）。

在我们的例子中，接受初始结扎和硬化治疗后死亡的 RR 是 18/64（结扎组的风险）除以 29/65（硬化治疗组的风险），等于 0.63。在日常用语中，我们会说结扎手术的死亡风险大约是硬化剂治疗的 2/3。

8.5 相对危险度降低率

衡量治疗有效性的另一个相对指标是相对危险度降低率（RRR），即通过治疗消除的基线风险比例的估值，可以计算为 1-RR。还可以通过将 RD（除去的风险量）除以对照组的绝对风险（表 8-1）来计算 RRR。

在出血性静脉曲张的示例中，RR=0.63，RRR=1-0.63（或 16.5% 除以 44.6%，即硬化治疗组的风险）。无论以何种方式计算，RRR 都为 0.37。换言之，与硬化剂治疗相比，结扎可降低 1/3 以上的死亡风险。

8.6 比值比

我们不是要看某一事件的风险，而是估计发生与不发生该事件的概率。当考虑治疗的效果时，如果将比值比（OR）与 RR 相当，那么通常不会出现错误。例外的情况是，当发生事件的风险非常高时；例如，当超过 40% 的对照组患者出现心肌梗死或死亡时。

8.7 相对危险差 vs 危险差：何必吃惊

当分析随机试验结果时，未区分 OR 和 RR 很少会出现误导性结果；但是，必须区分 RR 和 RD。原因是 RR 通常比 RD 大得多，以 RR（或 RRR）形式表达的结果可能会传达一个误导性信息。此外，患者最感兴趣的是危险差。将患者的风险降低 50% 听起来令人印象深，然而，这可能只是将风险从 2% 降至 1%。相应的 1% RD 听起来就不那么令人印象深刻了，实际上 1% RD 却传达了重要的信息。

如图 8-1 所示，对 3 名不同亚型患者进行治疗，在每种情况下，风险都降低了 1/3（RRR，0.33；RR，0.67）。当对具有 30% 死亡风险的亚群实施治疗时，风险将降低到 20%。当对具有 10% 死亡风险的人群实施治疗时，风险将降低到 6.7%。在第三类人群中，通过治疗将死亡风险从 1% 降低到 0.67%。

虽然通过治疗使每类人群的死亡风险降低了 1/3，但这一结果不足以充分说明该治疗措施的效果。那如果所考虑的治疗是使用一种具有毒性的癌症化疗药物（给予该药物治疗的患者中有 50% 产生严重不良反应）会怎么样？ 在这种情况下，图 8-1 卒中风险最低的大多数患者 RD 仅为 0.3%，他们可能拒绝治疗。在中间人群中，其死亡风险绝对降低值约 3%，有些人可能会接受治疗，但大多数人可能会拒绝治疗。在最高风险人群中，绝对收益为 10% 的人可能会接受治疗，但也有不接受治疗的。

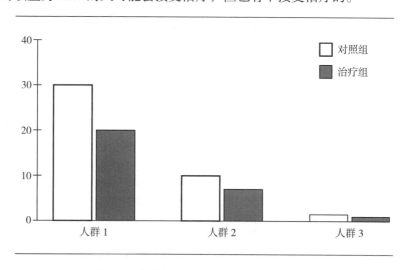

图 8-1　恒定的相对危险度与不同的危险差

我们建议您根据患者的基线风险考虑 RRR。例如，对于可能患有心血管疾病的患者，服用他汀类药物后，您可能会期望心血管事件的 RRR 约为 25%。观察一个没有高血压、糖尿病或吸烟史、低密度脂蛋白水平轻度升高的 40 岁女性（5 年心血管事件风险约 2%，ARR 约为 0.5%）和一个有高血压、糖尿病或吸烟史的 70 岁女性（5 年心血管事件风险约 30%，ARR 为 7.5%）中的 RRR。以上都假定风险群体的 RRR 是不变的；幸运的是，通常情况下，RRR 基本固定不变。因此，我们建议您做出这个假设，除非有证据表明它是不正确的。

8.8 需要治疗的患者数（NNT）

治疗的效果也可以通过需要治疗以防止不良事件发生的患者数量，即需要治疗的患者数（NNT）来表示。[6] 表 8-2 表明，结扎术组的死亡风险为 28.1%，硬化治疗组的死亡风险为 44.6%，RD 为 16.5%。如果治疗 100 例患者可以避免 16.5 例事件发生，那么需要治疗多少名患者避免 1 例事件？答案：100 除以 16.5 大约为 6，即 NNT 等于 6。

NNT 算法总是意味着给定的随访时间（即，我们需要治疗 50 名患者 1 年或 5 年以防止事件发生吗？）。当通过生存方法分析具有长期随访的试验时，有多种计算 NNT 的方法（请参阅 8.11 "生存数据"）。然而，不同的方法很少会导致具有不同临床意义的结果。[7]

假设存在一个固定 RRR，NNT 与有不良事件对照组患者的比例呈负相关。例如，如果对照组的风险增加一倍，那么 NNT 将减少 50%（即，原来的一半）。如果不利事件的风险增加一倍（例如，当我们治疗比临床试验患者死亡风险更高的患者时），那么我们只需要治疗一半的患者来预防不良事件。另一方面，如果风险降低到原先的 1/4（该研究中患者年龄较小，合并症发病率较低），我们将不得不治疗多达 4 倍的患者数。

NNT 也与 RRR 呈负相关。在基线风险相同的情况下，2 倍于 RRR 的更有效的治疗将使 NNT 减少一半。如果一次治疗方法的 RRR 只是替代方案实现的 RRR 的 1/4，那 NNT 将是 4 倍。

表 8-3 列明了这些关系的假设数据。

表 8-3　基线风险、相对危险度下降率、需要治疗的患者数之间的关联 [a]

对照组风险	试验组风险	相对危险度，%	相对危险度下降率，%	危险差，%	需要治疗的患者数
0.02 or 2%	0.01 or 1%	50	50	1	100
0.4 or 40%	0.2 or 20%	50	50	20	5
0.04 or 4%	0.02 or 2%	50	50	2	50
0.04 or 4%	0.03 or 3%	75	25	1	100
0.4 or 40%	0.3 or 30%	75	25	10	10
0.01 or 1%	0.005 or 0.5%	50	50	0.5	200

[a] 相对危险度 = 试验组风险 / 对照组风险；相对危险度降低率 = 1- 相对危险度；危险差 = 对照组风险 – 试验组风险；需要治疗的患者数 = 100 / 危险差（以%表示）。

8.9　治疗导致危害所需人数（NNH）

临床医生可以用类似的方式计算治疗导致危害所需人数（NNH）。如果您预期 100 名患者中有 5 名患者在服用 β – 受体阻滞剂一年后会出现疲劳，那么在你治疗的 20 个患者中，有 1 个会出现疲劳；因此，NNH 为 20。

8.10　置信区间

我们已经展现了结扎术与硬化疗法的所有相关数据，就像它们代表了真正的效果一样。然而，任何试验的结果都只代表对事实的估计。治疗的真正效果可能会比我们观察到的要大一些或小一些。我们知道，置信区间（CI）在合理的范围内（假设偏倚风险较低），真实效应会是多少，变得更大或更小？（请参阅第 9 章"置信区间：单项研究或荟萃分析的样本量是否足够大"）

8.11　生存数据

2×2 表格的数据分析意味着在特定时间点对数据进行检查。如果我们正在寻找在相对较短时间内发生的事件，并且所有患者具有相同的随访时间，那么分析结果会令人满意。然而，在长期的研究中，我们不仅对事件的总数感兴趣，而且对其时间也感兴趣。例如，我们可能侧重于是否对具有统一致命疾病（例如，不可切除的肺癌）的患者进行治疗以延迟患者死亡。

当事件发生的时间很重要时，研究者可以在研究开始后的不同时间点，以几个 2×2 表格的形式呈现结果。例如，表 8-2 表示了研究结束后的情况。可以构建类似的表格来描述所有可供分析的患者在加入试验后 1 周、1 个月、3 个月或我们选择的任何时间点的结局。考虑事件时间的累积数据分析称为生存分析。然而，不要从名称推断，将分析仅限于死亡；事实上，随着时间的推移，任何二分法结果都将有可能符合条件。

一组患者的生存曲线描述了在确定起始点后不同时间的状态。[8] 在图 8-2 中，我们展示了出血静脉曲张试验的生存曲线。由于研究人员对一些患者进行了较长时间的随访，所以生存曲线延伸到平均随访时间约 10 个月之后。在某些时候，预测变得不精确，因为剩下的患者很少，无法估计生存数据。围绕生存曲线的置信区间反映了估计的精度。

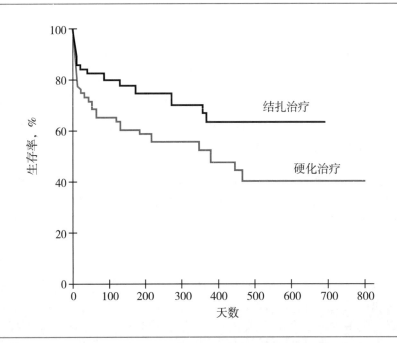

图 8-2　结扎治疗和硬化治疗的生存曲线

即使真正的 RR 或 RRR 在整个随访时间内都不变，偶然性的出现也会使得估计点不尽相同。理想情况下，我们将通过对整个生存经验应用平均值，对可用患者数量进行加权来估计总体 RR。统计学方法正好可以进行这样的估计。在每组中任一时间点发生的事件的概率被称为该组的风险，整个研究期间的加权 RR 被称为危险比率。

使用生存分析的主要优点是可以将随访时间差异纳入考虑。在许多固定期限的试验中，一些患者早期入组，因此有较长的随访时间，而一些较晚入组的患者随访时间较短。生存分析考察短时间随访患者（通过一个称为剔除的过程）和较长时间随访患者，并且都有助于估计风险和危险比率。由于有些患者被剔除后不进行长期随访；因此，在 2×2 表格中仅处理事件数量的情况下，不可能对随访时间不同的人进行适当的核算。

"竞争风险"是当一个事件影响另一个事件的可能性时出现的一个问题。最极端的示例是死亡：如果事件是卒中，那么死亡的人不能再有卒中了。当活着的患者发生 2 次或多次事件时（例如，如果患者发生了卒中，随后发生短暂性脑缺血发作的可能性可能会降低），也可能产生竞争风险。研究人员可以通过在"竞争"事件（前面的示例中的死亡和卒中）时检查患者来处理竞争风险的问题。然而，检查方法有其局限性。[9]

具体来说，通常的假设是，被检查的事件与研究的主要结果无关，但在实践中，这个假设可能不正确。在我们的示例中，患有心肌梗死的患者很可能比没有心肌梗死的患者有更高的病死率，这就违反了独立性假设。研究人员有时也会对丢失随访的患者进行检查。更为棘手的问题是：因为检查是假设那些具有较短随访时间的患者与具有随访更长时间的患者相似——事实上，唯一的区别就是随访时间的长短。因为随访丢失可能与更高或更低的事件发生率相关联（因此，那些随访丢失的患者与坚持随访的患者有所不同），所以检查方法不涉及与随访丢失相关的偏倚风险。[9]

8.12 哪种关联度量方法最好

为寻找事实依据，我们必须决定哪种关联度量方法值得关注。这很重要吗？答案是肯定的。同样的结果，如果以不同的方式呈现，可能会导致不同的治疗决定。[9-13] 例如，Forrow 等人研究发现，[10] 与结果的相对变化相比，临床医生不太倾向于将患者在呈现试验结果后作为结果的绝对变化来对待。在一项类似的研究中，Naylor 等人研究发现，[11] 在事件以绝对指标术语表示时，临床医生认为干预有效性降低了，而非使用 RRR。此外，当临床医生在观察 NNT 表现的结果时，比看到以 RRR 或 ARRR 表示的相同数据时，临床医生对认为干预提供了更低的有效性等级。制药行业对这种现象的解释是他们倾向于向医师提供与治疗相关的 RRR。

患者和临床医生一样容易受到结果传达方式的影响。在一项研究中，当研究人员向患者展现一种可能危及生命的假想疾病情景时，患者更有可能根据 RRR 进行治疗，而非相应的 ARR。[14] 其他研究人员也发现了类似的结果。[15, 16]

考虑到个人理解与数据表达的差异，我们最好查看所有数据（2×2 表格或生存分析），然后对相对指标和绝对指标进行思考。当您审查结果时，会发现如果您可以估计患者的基线风险，了解治疗如何进行（表示为 RR 或 RRR），你就能估计出患者接受治疗后的风险。考虑到 RD（有无治疗之间的风险差异）及需要治疗的患者数（NNT）可在作出治疗决定时发挥重要作用。

参考文献

［1］ Barratt A, Wyer PC, Hatala R, et al. Tips for learners of evidence—based medicine, 1: relative risk reduction, absolute risk reduction and number needed to treat. CMAJ. 2004; 171(4: online−1 to online−8): 353−358. http: //www.cmaj.ca/cgi/data/171/4/353/DC1/1. Accessed December 20, 2013.

［2］ Stiegmann GV, Goff JS, Michaletz−Onody PA, et al. Endoscopic sclerotherapy as compared with endoscopic ligation for bleeding esophageal varices. N Engl J Med. 1992; 326(23): 1527−1532.

［3］ Deeks JJ. Issues in the selection of a summary statistic for meta−analysis of clinical trials with binary outcomes. Stat Med. 2002; 21(11): 1575−1600.

［4］ Schmid CH, Lau J, McIntosh MW, Cappelleri JC. An empirical study of the effect of the control rate as a predictor of treatment efficacy in meta−analysis of clinical trials. Stat Med. 1998; 17(17): 1923−1942.

［5］ Furukawa TA, Guyatt GH, Griffith LE. Can we individualize the 'number needed to treat'? an empirical study of summary effect measures in metaanalyses. Int J Epidemiol. 2002; 31(1): 72−76.

［6］ Laupacis A, Sackett DL, Roberts RS. An assessment of clinically useful measures of the consequences of treatment. N Engl J Med. 1988; 318(26): 1728–1733.

［7］ Barratt AL, Wyer PC, Guyatt G, et al. NNT for studies with long–term followup. CMAJ. 2005; 172(5): 613–615.

［8］ Coldman AJ, Elwood JM. Examining survival data. CMAJ. 1979; 121(8): 1065– 1068, 1071.

［9］ Kleinbaum DG, Klein M. Survival Analysis: A Self–Learning Text. New York, NY: Springer; 2012.

［10］ Forrow L, Taylor WC, Arnold RM. Absolutely relative: how research results are summarized can affect treatment decisions. Am J Med. 1992; 92(2): 121–124.

［11］ Naylor CD, Chen E, Strauss B. Measured enthusiasm: does the method of reporting trial results alter perceptions of therapeutic effectiveness？ Ann Intern Med. 1992; 117(11): 916–921.

［12］ Hux JE, Levinton CM, Naylor CD. Prescribing propensity: influence of lifeexpectancy gains and drug costs. J Gen Intern Med. 1994; 9(4): 195–201.

［13］ Redelmeier DA, Tversky A. Discrepancy between medical decisions for individual patients and for groups. N Engl J Med. 1990; 322(16): 1162–1164.

［14］ Bobbio M, Demichelis B, Giustetto G. Completeness of reporting trial results: effect on physicians' willingness to prescribe. Lancet. 1994; 343(8907): 1209–1211.

［15］ Malenka DJ, Baron JA, Johansen S, et al. The framing effect of relative and absolute risk. J Gen Intern Med. 1993; 8(10): 543–548.

［16］ McNeil BJ, Pauker SG, Sox HC Jr, et al. On the elicitation of preferences for alternative therapies. N Engl J Med. 1982; 306(21): 1259–1262.

9 置信区间：单项研究或荟萃分析的样本量是否足够大

Gordon Guyatt, Stephen D. Walter, Deborah J. Cook 和 Roman Jaeschke

> **本章内容**
>
> 9.1 如何治疗心力衰竭患者？解释研究结果时需要面对的一个问题
> 9.2 需解决的问题：什么是置信区间
> 9.3 使用置信区间解释临床试验的结果
> 9.4 阴性试验结果往往不能排除一些重要的有利因素
> 9.5 单项试验或荟萃分析的样本量是否足够大？仅仅需要检查置信区间
> 9.6 结论

在讨论试验样本量是否足够大时，可能会发现有研究会提及试验样本量的影响，正如作者在样本大小计算中提出的那样。这样的讨论是复杂和混乱的。正如我们在本章中所说明的，一项试验或荟萃分析的样本量是否足够大，仅取决于置信区间（CI）。

样本大小计算通常基于的假设检验，涉及估计观测结果偶然发生的概率，如果零假设（即治疗条件和对照条件之间没有差异）是真实的，观察结果可能偶然发生的概率。卫生研究人员和医学教育工作者越来越认识到假设检验的局限性[1-5]；因此，估计是一种替代方法，正在变得越来越受欢迎。

9.1 如何治疗心力衰竭患者？解释研究结果时需要面对的一个问题

在一项针对 804 例男性心力衰竭患者的设盲随机临床试验中，研究人员将依那普利［血管紧张素转换酶（ACE）抑制剂］治疗与肼屈嗪和硝酸盐联合治疗进行了比较。[6] 在 6 个月至 5.7 年的随访期间，403 名被指定接受依那普利治疗的患者中有 132 人（33%）死亡，401 名被指定接受肼屈嗪和硝酸盐治疗的患者中有 153 人（38%）死亡。与病死

率差异相关的 P 值为 0.11。

将这项研究视为假设检验中的一项工作，并采用通常 5% 获得假阳性结果的风险，我们将得出结论，偶然性仍然是组间明显差异的合理解释。我们将其归为阴性研究结果（即我们得出结论，治疗组和对照组之间没有重要差异）。

研究人员还进行了另外一项分析，比较了两组患者死亡的时间模式。这种生存分析通常比比较差异的测试更敏感（请参阅第 8 章 "治疗风险降低了吗？了解这个结果"），其 P 值为 0.08，并不显著，但结果与在研究结束时重点关注相对比例的更简单的分析。作者还告诉我们，与 2 年病死率差异相关的 P 值（这一点被预设为试验的主要终点）为 0.016，是显著的。

在这一点上，有人可能会为那些觉得有点困惑的临床医生辩解。问问自己，这是一个积极的尝试，决定使用 ACE 抑制剂而联合应用肼屈嗪和硝酸盐，这是一个阴性研究，显示这两种方案之间没有区别，让药物的选择变得开放？

9.2 需解决的问题：什么是置信区间

临床医生如何处理假设检验的局限性并解决困惑？解决方案涉及两个问题：①最有可能代表试验和对照治疗之间真正差异的单一数值是什么？②鉴于试验组与对照组之间观察到的差异，真实差异实际上可能在什么合理的范围内？置信区间为第二个问题提供了一个答案：它们提供了一系列参数（例如，平均值或相对危险度）真实值所在的可能范围。在应用置信区间 CIs 来解决依那普利与肼屈嗪和硝酸盐在心力衰竭患者中之间的问题，我们用严谨的试验说明了置信区间 CIs 的使用。

想象一下，一系列 5 项试验（持续时间相同，但样本量不同），研究者对低密度脂蛋白胆固醇升高和曾经发生过心肌梗死（MI）的患者进行试验，以确定新型降低胆固醇的药物将比安慰剂更好地补充他汀类药物，以预防发生复发性 MI（表 9-1）。最小的试验仅招募了 8 名患者，最大的试验招募了 2000 名患者。

表 9-1　5 次连续大型试验的假设结果围绕相对危险度降低率的置信区间 [a]

对照组风险	试验组风险	RR，%	RRR，%	相对危险度降低的 95% 置信区间
2/4	1/4	50	50	−174 ～ 92
10/20	5/20	50	50	−14 ～ 79.5
20/40	10/40	50	50	9.5 ～ 73.4
50/100	25/100	50	50	26.8 ～ 66.4
500/1000	250/1000	50	50	43.5 ～ 55.9

缩写：CI，置信区间；RR，相对危险度；RRR，相对危险度降低率。

a 数据来源于 Montori 等人的研究，[6] 已获得转载许可。版权所有 ©2005，加拿大医学会。

现在假设所有的试验均显示：治疗组的相对危险度降低率（RRR）为50%，意味着药物治疗组中的患者发生中风的可能性是安慰剂组患者的50%。在每次试验中，我们对于RRR的真正价值有多大信心？ 如果是进行单独研究，哪些因素会让您向患者推荐这种治疗方法？

大多数临床医生直观地了解到，我们可以对较大的试验与较小的试验结果更有信心。这是为什么呢？ 在没有偏倚或系统性错误的情况下，我们可以把试验解释为提供一个估计，即如果所有可能符合条件的患者都参加试验的话，就会得出的真实效果。当只有少数患者参与试验时，机会可能导致对治疗效果的最佳估计（点估计）与真实值相差甚远。置信区间提供可能发生这种变化的范围。我们在生物医学出版物中经常看到的95%置信区间代表了真实效果很可能在其中的范围。更大的精度（更窄的CI）来自较大的样本量，因此产生的事件数量更大。统计学家（和对临床医生友好的统计软件）可以计算治疗效果估计值的95%置信区间。

为了更好地了解置信区间CI，请返回表9-1。考虑第一个试验，其中接受治疗干预的4名患者中有2名发生卒中，接受试验性干预的4名患者中有1名发生卒中。因此，试验组风险是对照组的一半，得出的相对危险度（RR）为50%，RRR为50%。

鉴于实际的相对危险度降低率（RRR），您是否准备向患者推荐这种治疗方法？ 在回答这个问题之前，考虑一下这样的说法是否合理：由于研究中患者如此之少，我们可能只是在这种的样本中进行研究，真正的治疗效果可能真的是RR增加了50%。换言之，治疗组的真实事件发生率是3/4，而非1/4，是否合理？

大多数临床医生对这个问题回答是肯定的，而它们确实是正确的。实际上，置信区间（CI）的计算告诉我们，第一次试验的结果与干预组的病死率接近三倍相一致。

第二次试验招募了40名患者，其结果仍然与治疗相一致，相对而言病死率增加了17%。第三次试验结果告诉我们，治疗很有可能是有益的，但效果可能很小（RRR小于10%）。最后，一项由2000名患者参加的试验中，治疗组和对照组的事件发生率相同，证实了真实效果接近我们观察到的50% RRR。

9.3 使用置信区间解释临床试验的结果

CI如何帮助我们了解心力衰竭患者血管扩张剂的试验结果？[7]研究结束时，ACE抑制剂组的病死率为33%，联合应用肼屈嗪和硝酸盐组的病死率为38%，绝对差异为5%，RR为0.86。5%的绝对差异和14%的RRR是我们对使用ACE抑制剂所带来的病死率效益的最佳估计。围绕RRR的95% CI为3.5%～29%。请注意，当置信区间CI跨越1.0的RR时，RRR代表对照组的益处；在这种情况下，肼屈嗪的RRR为3.5%。

我们现在如何解释研究结果？ 我们可以得出结论，应用ACE抑制剂的患者很可能（但远远不能肯定）比联合应用肼屈嗪和硝酸盐的患者更晚死亡。真是差异的大小可能是微不足道的，也可能是巨大的，但是联合应用肼屈嗪和硝酸盐组仍然有略微降低病死率的可能性。

置信区间 CI 的使用可以避免假设检验的是 / 否二分法。它也避免需要争论研究结果应该被认为是阳性的还是阴性的必要性。我们可以得出结论，在其他条件相同的情况下，ACE 抑制剂是心力衰竭患者的合适选择，但我们对 ACE 抑制剂对病死率影响的估计可能只是中等程度。因此，药物的毒性、费用负担和其他研究的证据都会影响到最终的治疗决定（请参阅第 17 章 "如何使用临床指导意见：临床实践指南和决策分析"）。由于一些大型随机试验显示，ACE 抑制剂可以降低心力衰竭患者的病死率，[8] 所以可以自信地推荐这类药物作为选择的治疗方法。另一项研究表明，对于黑人患者来说，联合应用肼屈嗪和硝酸盐比 ACE 抑制剂更能降低病死率。[9]

9.4 阴性试验结果往往不能排除一些重要的有利因素

在解释研究结果中使用置信区间 CI 的另一个示例来自对成人呼吸窘迫综合征患者进行的低与高呼气末正压（PEEP）的随机试验。[10] 在低 PEEP 组的 273 名患者中，病死率为 24.9%；在高 PEEP 组的 276 名患者中，病死率为 27.5%。这些结果的点估计是高 PEEP 组的死亡人数绝对风险增加了 2.6%。

这项试验招募了超过 500 名患者，似乎排除了高 PEEP 可能带来的任何益处。然而，有利于低 PEEP 的绝对差异为 2.6% 的 95% CI 为 10.0%，有利于低 PEEP 至 4.7%，有利于高 PEEP。如果高 PEEP 将死亡风险降低近 5%，所有患者都希望获得高 PEEP 策略。这意味着需要治疗约 20 名患者，以防止过早死亡。因此，可以得出结论，该试验没有排除对患者有重要意义的益处，从这个意义上说，试验样本量不够大。如本例所示，阴性研究很少表明一种治疗方法是无效的；反过来说，阴性研究未能证明干预措施的益处。

9.5 单项试验或荟萃分析的样本量是否足够大？
仅仅需要检查置信区间

这些示例迄今为止证明了单一试验的局限性，很少能招募到足够数量的患者，未能产生令人满意的、较窄的 CI（置信区间）。这说明为什么我们建议临床医生尽可能的情况下通过汇集了多项研究数据的系统综述和荟萃分析进行研究，从而获得比任何单一试验都要窄的 CI（请参阅第 4 章 "寻找最佳证据"）。

正如我们在这个讨论中所暗示的，CIs（置信区间）提供了一个回答这个问题的方法："荟萃分析或单一试验的样本量是否足够大？" 在随后的讨论中，我们将重点导论荟萃分析。但是，如果您依靠的是单一研究，其原则是相同的。

我们在图 9-1 中说明了这种方法。图 9-1 中展示了 4 项荟萃分析的汇总估计。荟萃分析的 CI（置信区间）的宽度由患者数量而非研究数量驱动。因此，较窄的置信区间

CI（A 和 C）来自具有更多事件和患者的荟萃分析，尽管不一定需要大量的研究。

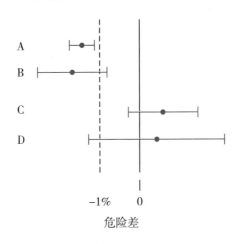

图 9-1 什么时候说明荟萃分析的样本量足够大？ 4 项假想荟萃分析的结果

虽然大多数森林图（试验结果的视觉图）都集中于 RR 或比值比，图 9-1 显示了绝对值的结果。因此，图中心的实垂直线代表危险差（RD）（或绝对危险度降低率）为 0：试验组和对照组的病死率相同。垂直线左侧的数值代表治疗组的病死率低于对照组的结果。垂直线右侧的值表示治疗组的情况比对照组差，病死率比对照组高。

假设治疗药物的毒性或治疗风险非常大，以至于在每种情况下，只有当 RD 为 1% 或更高时，患者才会选择治疗。换言之，如果病死率降低超过 1%，患者会认为其耐受毒性作用和治疗风险是值得的，但如果事件发生率的降低小于 1%，则不会选择治疗。图 9-1 中的虚线表示该阈值降低了 1% 的病死率。

现在考虑荟萃分析 A 的汇总估计：如果点估计代表真相，您会推荐这种治疗方法吗？ 如果 CI 的上限（代表最大的合理效果）代表真相呢？下限（代表最小的合理效果）？

对于所有 3 个这些问题，答案是肯定的，因为 1% 是最小的对患者有意义的差异，并且都表明受益大于 1%。因此，荟萃分析是确定性的，并且提供了关于治疗决策的有力推论。

在分析荟萃分析 B 时，如果合并估计值或 CI 上限代表真实效果，您的患者是否会选择接受治疗？ 答案是肯定的，患者会因为病死率的降低将大于 1% 的阈值。那么，CI 下限呢？这里的答案是否定的，因为效果小于患者认为足以接受治疗的最小差异。虽然荟萃分析 B 的情况揭示了一个阳性的结果（即置信区间 CI 排除 0 的影响），但样本量不足，产生的结果仍然与风险降低低于最小的患者重要差异相一致。

对于阴性研究，那些不能排除治疗效果为 0 的患者，您应该将重点放在置信区间 CI 的另一端，即代表与数据一致的、可信度最大的治疗效果。您应该考虑 CI 的上限是否低于患者认为重要的最小差异。如果研究的样本量是足够的，而且荟萃分析是确定的：治疗的好处抵不上不良后果（图 9-1，荟萃分析 D）。如果代表最大的合理效应的边限超过最小的患者重要差异，那么荟萃分析不是确定性的，需要更多的具有较大样本量的试验（图 9-1，荟萃分析 C）。[6]

应用我们所描述的逻辑有时可以得出令人惊讶的推论。在一项针对血管疾病患者的设盲试验中，19 185 例患者被随机分配到氯吡格雷组或阿司匹林组（图 9-2）。[11] 氯吡格雷组的患者每年会发生缺血性卒中、心肌梗死或血管性死亡的风险为 5.32%，而阿司匹林组的发生率为 5.83%，氯吡格雷组的 RRR 为 8.7%（95% CI，0.3%～16.5%；P = 0.04）。氯吡格雷比阿司匹林昂贵得多。考虑在未来一年发生主要血管事件的风险为 10% 的患者（1 000 / 10 000）。使用该试验的 RRR 为 8.7% 的点估计，这类患者可以预期绝对减少 0.87%（10% 乘以 8.7%）的事件，或在 10 000 名治疗患者中减少 87 个事件。

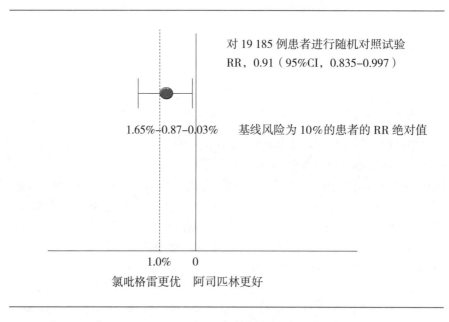

对 19 185 例患者进行随机对照试验
RR，0.91（95%CI，0.835-0.997）

基线风险为 10% 的患者的 RR 绝对值

1.65%–0.87–0.03%

1.0%　　0

氯吡格雷更优　阿司匹林更好

图 9-2　氯吡格雷或阿司匹林用于血管疾病的事件

缩写：CI（confidence interval），置信区间；RCT（randomized clinical trial），随机对照试验；RR（relative risk），相对危险度；RRR（relative risk reductio），相对危险度降低率。

不能接受血管不良反应的患者很可能选择氯吡格雷，置信区间 CI 的上限是真正效果（16.5% 的 RRR 或假设再次基线风险为 1 000 / 10 000，每 10 000 例患者中减少 165 个事件），这种结果是很有可能的。如果下限代表真正效果，即每 10 000 例患者中绝对减少 3 次事件，如果有的话，这类患者会选择更昂贵的药物。鉴于置信区间 CI 上下限的不同选择，我们可以得出结论：样本量的情况（近 2 万名患者）不足以提供明确的答案。

我们的逻辑取决于指定一个阈值收益，这个阈值以下，考虑到治疗的毒性、成本和负担，患者不太可能选择使用该干预措施。研究人员很少参与讨论阈值；然而，如果要避免患者接受效益微弱而弊端巨大的治疗，应同时要考虑到患者的价值观和偏好，您和您的患者就应以此做出决策。

接下来的研究旨在帮助确定我们是否应该用一种更便宜、更容易管理或毒性更小的治疗方法来替代现有的治疗方法，这迫使研究人员明确了解阈值的问题。在这种非劣效性试验中，只有当我们确定试验性治疗的效果不比标准治疗差时，我们才会准备替代原有标准治疗。我们在第 7 章"如何使用非劣效性试验"中详细讨论了非劣效性试验的运用问题。

9.6 结论

为了坚定您对结果的信心，在阳性试验或荟萃分析中，确定治疗效果大于 0，请查看置信区间（CI）的下限，以确定样本量是否足够。如果这个下限与数据兼容的最小合理治疗效果大于您认为重要的最小差异，则样本量大小是足够的，并且试验或荟萃分析是确定的。如果下限小于最小的重要差异，那么结果是不确定的，需要进一步的试验。

在阴性试验或荟萃分析中，查看置信区间 CI 的上限，以确定样本量是否足够。如果这个上限即与数据合理相符的最大治疗效果，小于你认为重要的最小差异，那么样本量是足够的，结果确定为阴性。如果上限超过最小的重要差异，仍可能有重要的阳性治疗效果，那么结果是不确定的，需要进一步试验。

鸣谢

本资料中的一部分内容来源于 Montori 等人发表的文章。[6]

参考文献

［1］Simon R. Confidence intervals for reporting results of clinical trials. Ann Intern Med. 1986; 105(3): 429–435.

［2］Gardner M. Statistics With Confidence: Confidence Intervals and Statistical Guidelines. London, England: BMJ Publishing Group; 1989.

［3］Bulpitt CJ. Confidence intervals. Lancet. 1987; 1(8531): 494–497.

［4］Pocock SJ, Hughes MD. Estimation issues in clinical trials and overviews. Stat Med. 1990; 9(6): 657–671.

［5］Braitman LE. Confidence intervals assess both clinical significance and statistical significance. Ann Intern Med. 1991; 114(6): 515–517.

［6］Montori VM, Kleinbart J, Newman TB, et al; Evidence-Based Medicine Teaching Tips Working Group. Tips for learners of evidence-based medicine, 2: measures of precision (confidence intervals). CMAJ. 2004; 171(6): 611–615.

［7］Cohn JN, Johnson G, Ziesche S, et al. A comparison of enalapril with hydralazine-isosorbide dinitrate in the treatment of chronic congestive heart failure. N Engl J Med. 1991; 325(5): 303–310.

［8］Garg R, Yusuf S; Collaborative Group on ACE Inhibitor Trials. Overview of randomized trials of angiotensin-converting enzyme inhibitors on mortality and morbidity in patients with heart failure. JAMA. 1995; 273(18): 1450-1456.

［9］Taylor AL, Ziesche S, Yancy C, et al; African-American Heart Failure Trial Investigators. Combination of isosorbide dinitrate and hydralazine in blacks with heart failure. N Engl J Med. 2004; 351(20): 2049-2057.

［10］Brower RG, Lanken PN, MacIntyre N, et al; National Heart, Lung, and Blood Institute ARDS Clinical Trials Network. Higher versus lower positive endexpiratory pressures in patients with the acute respiratory distress syndrome. N Engl J Med. 2004; 351(4): 327-336.

［11］CAPRIE Steering Committee. A randomised, blinded, trial of clopidogrel versus aspirin in patients at risk of ischaemic events (CAPRIE). Lancet. 1996; 348(9038): 1329-1339.

10 危害（观察研究）

Mitchell Levine, John P. A. Ioannidis, Alfred Theodore Haines 和 Gordon Guyatt

本章内容

10.1 临床情景

大豆奶（或大豆配方）会增加儿童花生过敏的风险吗？

临床情景
您是一名全科医生，检查一名29岁的患者，患者已经怀孕8个月了，是第二胎。她的第一个孩子现在3岁，在婴儿时期对牛奶不耐受。转而使用大豆配方奶粉，然后换成豆浆，后来儿童对豆浆的耐受性很好。在儿童2岁时，重新使用牛奶喂养，没有出现任何问题，之后便一直在接受牛奶喂养。这位母亲本来打算在下一个儿童出生时就开始给他喂大豆配方奶粉，但从邻居那里听到，可能会增加儿童花生过敏的风险，这是一个潜在的严重和终身问题。她希望您就这个话题提出建议。因为您不熟悉这个问题，您告知患者将检查相关证据，并在1周内她下一次产前检查时与她讨论您的发现。[1]

10.2 寻找证据

　　您提出相关问题：在婴儿中，接触豆浆与随后产生花生过敏有关联吗？您可以搜索"花生过敏"一词的临床护理证据综合工具。在"原因和风险因素"的副标题下，您可以看到"豆浆或大豆配方奶粉的消费"被认为是可能的危险因素，提供了参考。

该文章描述了一个病例对照研究，使用地理上定义的13 971名学龄前儿童队列。研究人员发现，有花生过敏史的儿童在不知道他们是接触了花生蛋白还是"安慰剂"的情况下对花生过敏反应。研究人员从儿童的父母和两组对照父母那里收集了详细的信息（从地理上确定的队列中随机抽取一个样本，从出生前6个月有湿疹且母亲有湿疹病史的队列中抽取一个亚群的儿童）。

专栏10-1展示了我们通常采用的三步法，即使用医学文献中有关伤害的文章来指导您的实践。您将发现上述标准对涉及病因学或危险因素的各种问题有用，其中可能不会随机分配潜在的有害暴露。这些观察性研究常采用队列或病例对照设计。

专栏 **10-1**
用户指南关于危害的文章
偏倚风险有多严重？
在队列研究中，除了感兴趣的暴露外，暴露组和对照组在开始和结束时是否具有相同的结果风险？
患者的预后因素是否与移植的结果相关（或统计调整是否解决了不平衡）？
检测结果的情况和方法是否相似？
后续随访是否足够完整？

（续表）

专栏 10–1
在病例对照研究中，病例组和对照组在过去是否有相同的暴露风险？
病例和对照组在可能导致暴露的适应证或情况方面是否相似（或统计调整是否解决了不平衡）？
病例组和对照组确定暴露的环境和方法是否相似？
结果是什么？
暴露与结果之间的关联有多强？
风险估计有多精确？
如何将研究结果应用于患者护理中？
研究中的患者与实践中的患者相似吗？
后续随访期限足够长吗？
暴露与护理的患者可能发生的情况相似吗？
什么是增量风险？
有什么有效措施可以抵消与暴露有关的风险吗？

10.3 偏见造成的风险有多么严重

临床医生经常会遇到一些可能暴露于医疗干预或环境我危害因素的患者。这些情况引发了共同的问题：手机会增加脑肿瘤的风险吗？ 输精管切除会增加前列腺癌的风险？卫生保健政策的变化（例如，基于活动的资金）会导致有害的健康结果吗？ 在审查这些问题时，临床医生和管理人员必须评估偏倚风险，假设原因与不良后果之间的关联强度，以及原因与患者在临床实践中的相关性。

在回答任何临床问题时，我们的第一个目标应该是确定是否存在对该主题的现有系统综述，可以提供最高质量的可用证据的总结（请参阅"总结证据"部分）。解读此类综述需要了解个体或初步研究、随机临床试验（RCT）和观察性研究的证据规则。用于判断与观察性研究结果相关的偏倚风险的测试将有助于确定暴露组和控制组（或病例组和对照组），在开始和完成研究时是否有足够的相似性，从而我们可以获得暴露对结果影响的最小偏倚评估（请参阅第 5 章"为什么研究结果会误导人：偏倚和随机误差"）。

RCT 比其他研究设计提供的潜在有害影响的偏倚估计较少，因为随机分组是确保对结果的已知和未知决定因素进行组间平衡的最佳方法［请参阅第 6 章"治疗（随机试验）"］。虽然研究人员进行 RCT 来确定治疗药物是否有益，但他们也应该寻找有害的影响，有时可能会发现干预对其主要结果产生了不良影响。

有 4 个原因可以解释为什么随机对照试验（RCTs）不能帮助确定假设有害因素是否真正具有有害作用。首先，我们可能认为随机地将患者暴露在可能导致有害影响而没有益处（例如吸烟）的暴露中是不道德的行为。

其次，我们经常担心的罕见而严重的不良反应，只有成千上万的患者服用了药物数年之后，才会明显地显现出来。例如，即使是样本量非常大的 RCT 也未能检测到氯吡格雷与血栓形成性血小板减少性紫癜之间的关联，[3]这在随后的观察性研究中出现。[4]解决不良反应的随机临床试验对于低至 1% 的不良事件发生率可能是可行的，[5, 6] 但是在 100 名暴露的患者中，需要探索发生在少于 1 例中的有害事件的 RCT 从逻辑上讲是困难的，因为样本量巨大，随访时间长，往往需要具有很高的代价。当事件发生率非常低时，荟萃分析可能会有所帮助。[7] 然而，在系统综述中提供有关具体危害的大规模证据并不常见。例如，在近 2000 次系统评估的报告中，只有 25 篇有关于 4 000 名或更多名随机参与者的大规模数据，涉及明确的危害，可能与正在研究的干预措施有关。[8]

再次，RCT 的随访时间有限，但我们常常想知道在暴露几年甚至几十年后的影响（例如，化疗在儿童期的长期后果）。[9]

最后，即使事件足够频繁，并且发生在 RCT 可行的时间范围内，研究报告也往往无法充分提供有关伤害的信息。[10]

鉴于临床医生不会找到 RCT 来回答大多数关于伤害的问题，他们必须了解用来减少偏倚的替代策略。需要熟悉观察性研究设计（表 10-1）。

观察研究有两种主要类型：队列研究和病例对照研究。在一项队列研究中，研究人员确定暴露和未暴露的患者组，每个组都是一个队列，然后及时跟踪他们，监测相关结果的发生，试图确定暴露和结果之间是否存在关联。队列设计类似于 RCT，但没有随机化；相反，确定患者是否接触目标暴露是来自患者或研究人员的偏好，还是偶然事件。

病例对照研究还评估了暴露与结果之间的关联。罕见结局或长期发展的结果不仅会印象到 RCT 的可行性，还可能影响到队列研究的可行性。病例对照研究提供了一种替代设计，其依赖于初步确定病例—即已经制定了目标结果的患者—以及控制组的选择—没有出现感兴趣结果的人。使用病例对照设计时，研究人员评估了病例和对照研究中先前暴露于假设有害物质的相对频率。

表 10-1　不同研究设计的探究方向和主要方法的优缺点

设计	起始点	评定	优点	缺点
随机临床试验	暴露状态	结果事件状态	低偏倚易感性	可行性和可概括性约束
队列研究	暴露状态	结果事件状态	应用于随机化暴露不可行、不具概括性时	容易产生偏倚
病例控制	结果事件状态	暴露状态	克服时间延迟，所需样本量小，适用于罕见的潜伏期长的疾病结局	容易产生偏倚

例如，为了解决非甾体抗炎药（NSAIDs）对消化道出血的临床影响时，研究人员需要进行队列研究来应处理这一不常见的事件。据报道，服用 NSAIDs 的患者出血发生率约为 1.5 人 /1000 个服用 NSAIDs 的患者 / 年，而不服用 NSAID 的患者出血发生率为约为 1.0 人 /1000 个体 / 年。[11] 由于未暴露患者的事件发生率很低（0.1%），研究风险增加 50% 的 RCT 将需要大量患者（样本量计算显示每组约有 75 000 名患者），来验证 NSAID 会引起额外出血的假设。[12] 样本量如此巨大的 RCT 不可行，但是可采用队列研究来进行，其中信息来自大型管理数据库。

10.3.1 队列研究

队列研究可分为前瞻性队列研究和回顾性队列研究。在前瞻性队列研究中，研究人员招募患者或参与者，开始随访，并等待结果（感兴趣的事件）发生。可能需要很多年才能完成，因此难以进行。优点是研究人员可以计划如何监测患者和收集数据。

在回顾性队列研究中，先前收集了关于暴露和结果的数据；研究人员获得数据，并确定是否有或没有感兴趣结果已经暴露于假定的致病因子或病原体。回顾性队列研究更容易执行，因为它们以暴露情况和已经发生的结果的为基础可用数据进行研究。但是，研究人员对可用数据的质量和相关性的控制较少。最后，临床医生不需要太重视研究是前瞻性还是回顾性，但应重点关注专栏10–1中偏倚风险标准。

10.3.2 在队列研究中，除了感兴趣的暴露外，暴露组和对照组是否开始并完成了相同结果的风险？

患者是否具有相似的与结果相关的已知预后因素（或统计调整水平以适应这不平衡）？

如果暴露于假定有害物质的组和未暴露组的基础特征在开始时具有额外差异，使得出现不同的预后（即，目标结果的不同风险），并且如果分析不能处理这种不平衡，则队列研究将产生有偏倚的结果。例如，在NSAIDs与上消化道出血风险增加之间的关系中，年龄可能与接触NSAIDs和胃肠道出血有关。换言之，因为服用NSAIDs的患者年龄较大，并且由于老年患者更容易出血，因此该变量导致将出血风险增加归因于NSAID暴露是有问题的。当一个与预后相关的变量在暴露和未暴露队列中频率不同时，我们将情况称为混淆。

没有理由认为，自选（或由其医生选择）接触潜在有害物质的患者在有害结果的重要决定因素方面与未暴露的患者相似。事实上，有很多理由表示结果并不会相似。医生们根本不愿意开具他们认为会使患者面临危险的药物处方。

在一项研究中，24.1%的给予新型NSAID酮洛芬的患者在过去2年中接受过消化性溃疡治疗，而对照组的这一比例仅为15.7%。[13]原因可能是酮洛芬制造商成功地说服了临床医生，酮洛芬比其他药物更不容易引起胃肠道出血。将酮洛芬与其他药物进行比较，可能会导致新药出现出血虚假增加的风险（与其他疗法相比），因为高风险患者已经接受了酮洛芬治疗。这种偏差可以被称为选择偏差或由于指示混淆而产生的偏差。

老年患者使用苯二氮䓬类药物的处方提供了另一个示例，即选择性医师处方方法可以导致接受特定药物的患者的风险分布不同，有时称为渠道偏倚（channeling bias）。[14]Ray等人发现1977年至1979年数据中长效苯二氮䓬类与跌倒风险［相对危险度（RR）为2.0；95%置信区间（CI）为1.6～2.5］之间的关系，但1984—1985年的数据则显示无关（RR为1.3；95%CI为0.9～1.8）。对这一变化最合理的解释是，摔倒风险高的患者（痴呆症患者）在早期阶段选择性地接受了这些苯二氮䓬类药物。关于苯二氮䓬类药物使用与跌倒之间的关联报告引起了更大的关注，当医生开始避免在跌倒高危者中使用苯二氮䓬类药物时，明显的关联消失。

因此，研究人员必须记录暴露和未暴露的参与者的特征，并证明其可比性（在队列研究中很少见）或使用统计技术来调整这些差异。对预后因素进行有效的调整分析需要对这些预后因素进行准确的测量。对于前瞻性队列，调查人员需要特别关注这些信息的质量。然而，对于回顾性数据库，必须利用可用的数据库。大型行政数据库虽然提供可能确定罕见事件的样本量，但与相关患者特征、医疗遭遇或诊断相关的数据质量通常有限。例如，在一项旨在衡量护理实践电子报告与手工审查的准确性的横切面研究中，电子报告显著低估了适当的哮喘药物和肺炎球菌疫苗接种率，并高估了糖尿病患者胆固醇控制率。[16]

即使研究人员记录了暴露和非暴露队列中潜在混杂变量的可比性，即使使用统计学技术来调整差异，研究人员不了解或未测量的重要预后因素可能在组之间不平衡，结果的差异可能与这种原因有关。我们称这个为残余混杂（residual confounding）。

回到我们早期的示例，可能并不是因为使用 NSAID 而导致出血风险增加，而是与使用 NSAID 治疗的疾病本身有关。因此，来自队列研究的验证力量总是小于严格进行 RCT 的验证力量。

有结果类似的情况和方法吗？

在队列研究中，确定结果是关键问题。例如，研究人员报告说与放射性物质打交道的人患恶性黑色素瘤的风险增加了 3 倍。对于某些增加的风险的一种可能的解释可能是，医生担心可能的风险，会更加努力地寻找，从而发现原本可能不会引起注意的疾病（或他们可能会在较早的时候检测疾病）。这可能导致暴露人群出现明显的但是虚假的风险增加——这种称为监测偏倚（surveillance bias）。[18]

结果的选择可能部分解决这个问题。例如，在一项队列研究中，研究人员通过队列研究评估了在印度工业中暴露于铅和有机溶剂的男性婴儿的围生期结局方法是通过队列研究评估了挪威奥斯陆印刷工会的所有成员。调查员使用工作分类将父亲分类为暴露于铅和有机溶剂或不暴露于这些物质两类。调查人员对父亲是否接触过铅或溶剂的认识可能会使他们对婴儿轻微出生缺陷或需要特殊调查程序的缺陷的结果评估产生偏差。另一方面，早产的结果不大可能仅仅是由于监测偏倚的结果而增加（倾向于更仔细地寻找一个对照组的结果），因为先前对暴露的了解不太可能影响是否婴儿是否被认为是早产儿。研究发现，暴露与早产增加 8 倍有关，但没有出生缺陷增加相关，因此监测偏倚对本研究获得的结果不是问题。

跟进随访是否足够完整？

正如我们在第 6 章 "治疗（随机试验）" 中指出的那样，失去随访机会可能引发偏倚，因为失去随访机会的患者可能与仍然可以评估的患者产生不同的结果。如果暴露组和未暴露组之间的随访有差异，就容易引发问题。

例如，在一个执行良好的研究中，20名研究人员确定了1940—1975年在温石棉纺织业中雇用的1261名白人男性（98%）中1235人的重要地位。随着时间的推移，肺癌病死率的RR从1.4增加到18.2，与石棉工人第一次接触至少15年的累积暴露成正比。在这项研究中，2%的丢失数据不太可能影响结果，而随访的缺失也不影响石棉暴露导致肺癌死亡这一推断的强度。

10.3.3 病例对照研究

病例对照研究总是设计成回顾性研究。结果（感兴趣的事件）已经发生，参与者被分为两组：结果存在组（病例组）和结果不存在组（对照组）。回顾性地，研究人员确定事先暴露的假定致病因子。由于暴露数据需要记忆和回忆，或者是基于最初为非预期研究目的而收集的数据，因此本设计存在固有的偏倚风险。

10.3.4 在病例对照研究中，病例和对照组是否有过去暴露的风险（机会）相同？

是否会导致暴露（或匹配或统计调整解决不平衡）的指示或情况类似的病例组和对照组?

与队列研究一样，病例对照研究易受不可测量混淆因素的影响。例如，在研究使用β-激动剂与哮喘患者病死率之间的关系时，研究人员需要考虑匹配和调整以前的住院和使用其他药物，以避免对疾病严重程度产生混淆。使用更多β-激动剂的患者可能患有更严重的哮喘，疾病严重程度可能是导致病死率增加的原因，而非β-激动剂的使用。然而，在队列研究中，匹配和调整不能消除偏倚风险，特别是当暴露随时间变化时。换言之，匹配或调整住院或使用其他药物可能无法充分捕捉哮喘中潜在疾病严重程度的所有变异性。此外，使用大量β-激动剂的哮喘患者的不良生活方式行为可能是这种关联的真正解释。

为了进一步说明对未测量混淆的担忧，考虑一个案例对照研究的示例，该研究旨在评估怀孕妇女己烯雌酚摄入与多年后女儿阴道腺癌发展之间的联系。[21]旨在测试这种因果关系的RCT或前瞻性队列研究将需要至少20年，从第一次怀疑这种相关性开始，直到研究完成。此外，鉴于该疾病的罕见性，RCT或队列研究将需要数十万参与者。相比之下，使用病例对照策略，研究人员划分了2个相对较小群体的年轻女性。将感兴趣结果（阴道腺癌）指定为病例组（$n = 8$），未发现结果的患者被指定为对照组（$n = 32$）。然后，及时回顾工作，研究人员确定了2组对己烯雌酚的暴露率。他们发现子宫内雌二醇受体暴露与阴道腺癌之间存在显著关联，并且在没有延迟20年的情况下，仅通过研究40名妇女就找到了答案。

在本研究的一个重要考虑因素是，在任何不会影响对照组妇女的特殊情况下，这些病例是否可能暴露于己烯雌酚。在这种情况下，已经将己烯雌酚用于流产或有早产风险的妇女。这些迹象会不会是混淆因素？在引入己烯雌酚之前，年轻女性的阴道腺癌不常见，但流产和早产却很常见。因此，流产和早产不太可能与阴道腺癌直接相关，如果没有这种关联，这两种都不可能是混淆因素。

在另一项研究中，研究人员使用病例对照设计，依靠医疗保险数据和药物保险计划之间的计算机记录联系，来调查 β－肾上腺素能激动剂的使用与哮喘患者的病死率之间可能的关联。[22] 该研究数据库包括加拿大萨斯喀彻温 95% 的人口。研究人员选择 129 例经历致命或接近致命性哮喘发作的患者作为病例组，并使用匹配过程选择另外 655 名患有哮喘但未发生致命或接近致命性哮喘发作的患者作为对照组。

更严重哮喘患者使用更多 β－肾上腺素能药物的倾向可能会导致药物使用和病死率之间产生虚假关联。研究人员试图通过测量死亡前 24 个月（病例组）或进入研究的指标日期（对照组）之前的住院次数和使用指数来控制疾病严重程度的混杂影响。研究发现通过计量吸入器常规使用大剂量 β－肾上腺素能激动剂与哮喘死亡之间存在相关性［比例比（OR），每月使用吸入器 2.6 次；95% CI 为 1.7～3.9］，甚至出现在纠正疾病严重程度之后。

有用于确定病例和对照类似暴露的情况和方法吗?

在病例对照研究中，确定暴露是一个关键问题。然而，如果病例患者比对照患者对暴露有更好的记忆，结果将产生一种虚假关联。

例如，病例对照研究发现与精神药物使用相关的髋部骨折风险增加了 2 倍。在这项研究中，研究人员通过检查来自密歇根医疗补助计划的计算机化索赔档案，建立了药物暴露途径，该策略避免了暴露的选择性记忆——回忆偏倚（recall bias）——通过访问者进行病例和控制的差异性探测——调查员偏倚（interviewer bias）。

另一个示例是病例对照研究，评估手机的使用是否与机动车辆碰撞风险增加有关。[24] 假设研究人员试图询问发生机动车事故的人，并控制患者（同一天和同一时间没有发生事故的人），询问他们是否在感兴趣的时间内使用手机。发生机动车事故的人们更常选择回顾法，因为不幸的情况可能会增加记忆力。不同的回顾将导致一个虚假的关联。或者，他们可能由于尴尬或法律问题而特别否认使用了手机，从而掩盖了某种关联。因此，本研究中的研究人员使用手机使用的计算机化数据库，而非患者回忆。[24] 此外，调查人员把事故中的每个体都当作自己的控制对象。病例组患者车祸发生的时间与同一人驾驶时的时间相匹配，但没有发生车祸（例如，同样的时间开车上班）。这种适当的设计确定使用手机与增加机动车辆碰撞的风险相关。

并不是所有的研究都可以获得关于暴露的无偏倚信息。例如，在一项关于咖啡和胰腺癌之间关系的病例对照研究中，癌症患者可能更有动力来识别对病因的识别，并提供更多有关咖啡的使用情况。此外，如果调查者对患者是患者还是对照患者都不知情，调查者可能会更深入地探究案件中的暴露信息。在这项特别研究中，没有关于暴露的客观数据来源。回忆或调查者的偏见可能解释了明显的关联。

事实证明，另一种偏倚更为可能地解释了事实证明是虚假的关联。研究人员根据医生治疗胰腺癌患者的做法选择对照患者。这些对照患者有各种胃肠道问题，其中一些因摄入咖啡而加剧。对照组患者学会了避免摄入咖啡，这解释了研究人员发现咖啡（胰腺癌患者在一般人群中消耗的）与胰腺癌之间的联系。随后的调查采用更合适的控制措施，驳斥了这一关联。[26]

除了对暴露的评估有偏倚外，在确定暴露时也可能出现随机误差。在随机误分中，暴露和未暴露的患者被误分，但病例和对照组的误分率是相似的。这种无差异的错误分类会降低任何关联性（即，真实关联将大于观察到的关联）。幸运的是，除非错误分类非常严重，否则真实关联性的减少并不重要。

10.3.5 横向研究中的偏倚风险是什么？

与队列研究和病例对照研究一样，横向研究也是一种观察性研究设计。与队列研究一样，横向研究的基础是暴露和未暴露参与者的聚集人群。然而，在横向研究中，暴露和现有的或流行的结果是在同一时间点测量的。因此，关联的方向可能很难确定。另一个重要的限制是，结果或面临不利后果的威胁可能导致分配在病例组的患者离开研究，因此相关性的评估可能对该关联产生偏倚。然而，横向研究的成本相对较低，进行起来也比较快，可能有助于产生和探索假设，随后将使用其他观察性设计或随机对照试验进行研究。

10.3.6 在病例序列和病例报告中的偏倚风险是什么？

病例系列（一系列患者的描述）和病例报告（个别患者的描述）不提供任何比较组，因此不可能确定观察到的结果是否可能在没有暴露的情况下发生。虽然描述性研究被认为具有重要的研究结果，要求立即改变临床医生的行为，但这很少有理由，如果没有更强有力的研究设计提供的证据，当采取行动回应证据时会产生潜在的不良后果。回顾与沙利度胺暴露相关的特定出生缺陷病例报告的后果。

考虑药物 Bendectin（用作妊娠止吐的多西拉敏，吡哆醇和双环胺的组合）的情况，由于病例报告表明其具有致畸性，制造商将其从市场中撤出。[28] 后来，虽然一些比较研究报告了药物的相对安全性，[29] 但是它们无法消除当前的诉讼气氛，从而阻止了制造商重新引入 Bendectin。因此，许多可能受益于该药的孕妇被剥夺了该药本可以提供的缓解呕吐症状作用。

对于一些干预措施，不良事件的登记处可能提供最好的初步证据。例如，有疫苗登记或记录接种过疫苗的人的不良事件。这些注册管理机构可能会发现特定不良事件的问题，这些事件将很难从样本量太小的前瞻性研究中得到。接种疫苗的人和未接种疫苗的人有很大差异，如果调整或匹配不能处理这些差异，即使是回顾性研究也可能很难进行研究。在这种情况下，研究人员可能会在引入新疫苗之前，先行对普通人群进行前后研究。然而，使用历史对照的比较容易产生偏倚，因为许多其他因素可能在同一时期内发生变化。然而，如果不良事件发生率的变化非常大，信号可能是真实的。例如，在接受某种特定轮状病毒疫苗的儿童中出现群聚性肠套叠病例，[30] 导致决定撤回疫苗。这种联系随后得到了一项病例对照研究的支持。最终，开发了另一种不引起这种不良事件的轮状病毒疫苗。

一般来说，临床医生不应该从病例系列中得出相关性结论，而应该认识到结果可能会产生疑问，甚至是假设，临床研究人员可以通过具有针对偏倚风险的最佳保护措施来研究。当直接接触到的风险大于利益（并且超过暴露风险的风险）时，临床医生可能不得不在数据不足的情况下做出治疗决定。

10.3.7 偏倚风险的严重性综述

正如解决治疗效果问题一样，临床医生应该首先看看 RCT 来解决伤害问题。他们经常对搜索结果失望，但又不得不必须利用较差的设计进行研究。然而，不管研究设计如何，均应该寻找适当的控制群体。对于队列研究，对照组应具有相似的基准结局风险，或者研究人员应使用统计学方法来调整差异。在病例对照研究中，病例组和对照组应该有相似的暴露机会，因此，如果观察到暴露的差异，人们可以合理地得出结论，这种联系可能是由于暴露和结果之间的联系，而不是由于混淆因素。然而，研究人员应该常规地使用统计技术来匹配病例组和对照组或调整差异。

即使研究人员采取了所有适当措施来尽量减少偏倚，临床医生也应该牢记组间的残差仍然可能会使观察性研究的结果发生偏倚。[32] 由于证据，临床医生偏好以及患者价值观和偏好决定了在现实世界中使用干预措施，暴露和未暴露的患者在预后因素上可能存在差异。

使用指南

回到我们之前的讨论，我们检索到的研究调查了豆浆（或大豆配方）与花生过敏的发生之间的联系，采用病例对照设计。[1] 花生过敏患者（病例）与对照组在导致接触大豆的迹象或环境方面相似，但存在一些潜在的重要失衡。在花生过敏组中，有花生过敏家族史和具有牛奶不耐受病史兄弟姐妹的患者更常发生，可能会影响小孩接触大豆的可能性，发生偏倚。为避免混淆，研究人员进行了调整分析。

确定暴露的方法在病例组和对照组中是相似的，因为数据是由访谈者和孩子的父母收集的，他们不了解大豆暴露与花生过敏间关节的假设（因此避免访问者偏倚或回忆偏差）。在获取大豆方面，所有的儿童来自同一个地理区域，尽管这并不能确保可能决定大豆获取的文化和经济因素在病例组和对照组中是相似的。总体来说，避免偏倚风险似乎是足够的。

10.4 探索结果如何

10.4.1 暴露与结果之间的关联有多强？

在本书其他章节中，描述了可用于表示暴露与结果之间关联的选项——相对危险度（RR）和 OR 值（请参阅第 8 章"治疗风险降低了吗？了解这个结果"）。

例如，在一项队列研究中，男性退伍军人在非心脏手术后评估住院病死率，289 例高血压病史患者中有 23 例死亡，而 185 例无病例患者中有 3 例死亡。高血压患者与正常血压患者的病死率 RR（分别为 23/289 和 3/185）为 4.9（95% CI,

1.5～16.1）。"相对危险度（RR）"告诉我们，高血压患者非心脏手术后的病死率几乎是正常血压患者的 5 倍。

RR 的估算取决于暴露和未暴露患者的样本的可用性，可以确定具有目标结果的患者比例。计算 RR 值的方法则不适用于病例对照研究，在病例对照研究中，病例组和对照组的数量以及具有目标结果个体的比例，是由研究人员选择的。在病例对照研究中，一般不会使用相对危险度（RR），而是使用比值比（OR），具体来说就是病例组中暴露与非暴露的比值和对照组中的比值的比。除非相关人群的目标成果风险很高（20%或更多），否则可用 OR 良好地估计 RR，并且 OR 更容易计算。

10.4.2 风险估算的精确度如何？

临床医生可以通过检查围绕该估计的 CI 来评估风险估计的准确性（请参阅第 9 章"置信区间：单项研究或荟萃分析的样本量是否足够大"）在一项研究中，研究人员发现了暴露与不良结果之间的关联，与不良暴露有关的 RR 估计值的下限提供了该关联可能的最小幅度的估计值。或者，在阴性研究（结果不具统计学意义）中，RR 周围的 CI 的上限可告诉临床医生，即使没有发现统计学上的显著性关联，但不良影响仍然存在。

使用指南

研究人员计算了暴露于大豆与未暴露于大豆的人群花生过敏风险的 2.6（95% CI，1.3～5.2）。这些结果根据过敏的皮肤表现进行调整（即特异反应性）。婴儿的大豆消费与花生过敏独立相关，不能解释为对其他特应性病症的饮食反应。然而，过敏与大豆消费的联系仍然有可能被其他未知因素混淆。遗憾的是，研究人员没有评估大豆暴露与花生过敏发展之间的剂量反应关系。

10.5 如何将研究结果应用于患者护理中

10.5.1 研究中的患者与实践中的患者相似吗？

如果研究中可能存在的偏倚不足会使研究失控，您应该考虑在实践中结果在多大程度上适用于临床实践中的患者。您的患者是否符合资格标准？ 在潜在的重要因素方面（例如，患者的特征或病史），您的患者是否与研究中描述的患者相似？ 如果不是，对于您提供护理的患者，接触有害物质的生物学可能会有所不同？

10.5.2 后期随访期限是否足够长？

在避免偏倚的情况下，研究可能是原始的，但是如果患者没有进行足够长时间的随访，则应用有限。换言之，研究可以在短期内提供一个有关暴露影响的无偏倚的估计，但是我们感兴趣的时间期限是一个实质上更长的时期。例如，大多数癌症需要十年或更长的时间才能从原始的生物学攻击发展到临床检测到的恶性肿瘤。如果问题是一种特定的暴露，比如一种工业化学品，判断其是否与随后的癌症有关，则不要指望在最初几年内检测到的癌症可以反映出上述暴露的任何影响。

10.5.3 暴露与护理的患者可能发生的情况相似吗？

临床医生应询问他们的患者和参与研究的患者（例如，剂量和持续时间）之间在研究暴露方面是否存在重要差异。例如，20 世纪 70 年代描述的与口服避孕药有关的血栓性静脉炎风险可能不适用于 21 世纪的患者，因为目前使用的口服避孕药具有较低的雌激素剂量。可疑适用性的另一个示例来自一项研究，发现在 1940—1975 年之间从事温石棉纺织业的工人的肺癌死亡风险增加，与石棉工人的累积暴露直接相关的风险从 1.4 增加到 18.2，自第一次接触至少 15 年。[18] 这项研究并没有提供关于短暂或间歇性接触石棉可能带来的风险的可靠信息（例如，一位在办公室工作几个月的人员中发现其体内石棉水平异常升高）。

10.5.4 什么是增量风险？

RR 和 OR 不能显示问题发生的频率；只能表示与未暴露组相比，在暴露组中观察到的效果的发生情况。即使我们观察到两组之间的差异较大且具有统计学意义的显著性差异，如果不良事件罕见，所得结果仍然可能没有意义。因此，我们需要一种评估暴露的绝对影响的方法。在关于治疗的讨论中［请参阅第 6 章"治疗（随机试验）"；第 8 章"治疗风险降低了吗？了解这个结果"］，我们描述如何计算风险差异和临床医生为防止不良事件而必须治疗的患者人数（需要治疗的次数）。当问题受到伤害时，我们可以以类似的方式使用随机试验或队列研究（但不是病例对照研究）的数据，以计算可能会暴露于额外有害事件的患者人数。然而，这种计算需要了解我们人群中未暴露个体的绝对风险。

> 例如，在平均 10 个月的随访期间，研究人员进行了心律失常抑制试验（一项抗心律失常药物的随机对照试验），[35] 发现接受安慰剂治疗的患者病死率为 3.0%，接受恩卡尼或氟卡尼治疗组患者的病死率为 7.7%。绝对风险增加为 4.7%，其倒数（100 / 4.7）表示平均而言，每 21 名接受恩卡尼或氟卡尼治疗一年的患者，将有 1 人死亡。
>
> 这与研究非甾体抗炎药患者（NSAIDs）和上消化道出血之间关联的示例相反。在该研究中的 2 000 名未暴露患者中，每年出现 2 例出血事件。在 2 000 名服用非甾体抗炎药(NSAID)的患者中，每年出现 3 例此类事件。因此，如果我们用非甾体抗炎药治疗 2 000 名患者，预计会出现 1 次额外的出血事件。[11]

10.5.5 有什么有效措施可以抵消与暴露有关的风险吗？

即使评估得出了暴露是有害的证据，并确定结果可能适用于您的实践中的患者，确定后续行动可能并不简单。除了考虑风险的大小之外，还必须考虑减少或消除对有害药物暴露的不利后果（即患者不再获得任何药物治疗潜在好处的程度）。

当有害后果不可接受和利益缺乏时，临床决策就可以很简单地做出。例如，由于恩卡尼或氟卡尼增加病死率的证据来自一项低偏倚风险的随机对照试验，[35] 因此我们至少可以明确上述两种药物的应用与死亡风险的大幅度增加有关。因为治疗只有 21 人会导致过多的死亡，所以当研究结果出来后，临床医生认为其可用时会迅速减少使用这些抗心律失常药物。

当拥有可以避免风险的替代方案时，临床决策也变得更容易做出。即使证据证明的低置信度，也可以使用替代物质做出清晰的决定。

10.6 临床情景解决方案

您判断患者未出生的儿童，一旦他或她达到幼儿时期，有可能满足研究的标准。与临床情景相关，但也可能未知的是研究中讨论的大豆产品是否与患者正在考虑使用的大豆产品相似。关于风险的大小，儿童花生过敏的患病约为 4/1 000。大概的计算结果表明，如果接触大豆的 OR 为 2.6，则每 1 000 个 10 个儿童将受到花生过敏的影响，每增加 1 000 个儿童就会再增加 6 个过敏患儿。换言之，需要接触大豆的儿童数量是 167 个，才会增加 1 个儿童对花生过敏（6/1 000）。最后，没有关于禁用大豆配方奶粉或豆奶产品的负面影响的数据，这些产品的使用显然将取决于特定儿童对牛奶不耐受的严重和持续程度。

要决定您的行动方案，您将通过 3 个步骤使用医学文献来指导您的临床实践。首先，你要考虑在你之前的研究中存在偏倚的风险。已知混杂因素的调整并不能减少新生儿接触大豆和花生过敏之间的联系。此外，研究的设计提供了充分的保护措施，防止回忆偏倚或访问者偏倚。您的结论是，由于观察性设计的明显局限性（通常只保证对效果估计的低置信度），所以研究存在较低的偏倚风险。

关于结果，您注意到接触大豆与花生过敏发展之间的中度相关性（中度通常被认为是大于 2 且小于 5 的 OR），尽管观察设计受到限制，但仍然足够对大豆和花生过敏暴露之间的关联产生适度的确定性。置信区间 CI（1.3）的下限和基线风险估计值（每 1 000 名儿童中有 4 名儿童）的不确定性使你得出结论，你对花生过敏增加危害的估计值（每 1 000 名儿童中有 6 名儿童）只有较低的置信度。

考虑研究结果对实践中患者的影响。这项研究似乎适用于实践中患者未来的儿童。虽然对风险绝对增长的最佳估计只有 6/1 000，而且只有较低的置信度，但由于所需的预防措施和食品的限制，花生过敏的后果可能对患者构成严重的健康威胁，对家庭造成破坏性的影响。你和那位母亲讨论了这个情况，她决定开始用奶制品喂养孩子。鉴于对估计的置信度有限，绝对风险较低，如果儿童出现牛奶过敏情况，母亲们普遍会转向开始用大豆喂养。

参考文献

［1］Lack G, Fox D, Northstone K, et al. Avon Longitudinal Study of Parents and Children Study Team. Factors associated with the development of pea-nut allergy in childhood. N Engl J Med. 2003; 348(11): 977-985.

［2］CAPRIE Steering Committee. A randomised, blinded, trial of clopidogrel versus aspirin in patients at risk of ischaemic events (CAPRIE). Lancet. 1996; 348(9038): 1329-1339.

［3］Bennett CL, Connors JM, Carwile JM, et al. Thrombotic thrombocytopenic purpura associated with clopidogrel. N Engl J Med. 2000; 342(24): 1773-1777.

［4］Silverstein FE, Graham DY, Senior JR, et al. Misoprostol reduces serious gastrointestinal complications in patients with rheumatoid arthritis receiving nonsteroidal anti-inflammatory drugs. A randomized, double-blind, placebo-controlled trial. Ann Intern Med. 1995; 123(4): 241-249.

［5］Bombardier C, Laine L, Reicin A, et al; VIGOR Study Group. Comparison of upper gastrointestinal toxicity of rofecoxib and naproxen in patients with rheumatoid arthritis. N Engl J Med. 2000; 343(21): 1520-1528.

[6] Langman MJ, Jensen DM, Watson DJ, et al. Adverse upper gastrointestinal effects of rofecoxib compared with NSAIDs. JAMA. 1999; 282(20): 1929-1933.

[7] Papanikolaou PN, Ioannidis JP. Availability of large-scale evidence on specific harms from systematic reviews of randomized trials. Am J Med. 2004; 117(8): 582-589.

[8] Geenen MM, Cardous-Ubbink MC, Kremer LC, et al. Medical assessment of adverse health outcomes in long-term survivors of childhood cancer. JAMA. 2007; 297(24): 2705-2715.

[9] Ioannidis JP, Haidich AB, Pappa M, et al. Comparison of evidence of treatment effects in randomized and nonrandomized studies. JAMA. 2001; 286(7): 821-830.

[10] Carson JL, Strom BL, Soper KA, et al. The association of nonsteroidal anti-inflammatory drugs with upper gastrointestinal tract bleeding. Arch Intern Med. 1987; 147(1): 85-88.

[11] Walter SD. Determination of significant relative risks and optimal sampling procedures in prospective and retrospective comparative studies of various sizes. Am J Epidemiol. 1977; 105(4): 387-397.

[12] Leufkens HG, Urquhart J, Stricker BH, et al. Channelling of controlled release formulation of ketoprofen (Oscorel) in patients with history of gastrointestinal problems. J Epidemiol Community Health. 1992; 46(4): 428-432.

[13] Joseph KS. The evolution of clinical practice and time trends in drug effects. J Clin Epidemiol. 1994; 47(6): 593-598.

[14] Ray WA, Griffin MR, Downey W. Benzodiazepines of long and short elimina tion half-life and the risk of hip fracture. JAMA. 1989; 262(23): 3303-3307.

[15] Kern LM, Malhotra S, Barr ó n Y, et al. Accuracy of electronically reported "meaningful use" clinical quality measures: a cross-sectional study. Ann Intern Med. 2013; 158(2): 77-83.

[16] Hiatt RA, Fireman B. The possible effect of increased surveillance on the incidence of malignant melanoma. Prev Med. 1986; 15(6): 652-660.

[17] Kristensen P, Irgens LM, Daltveit AK, et al. Perinatal outcome among children of men exposed to lead and organic solvents in the printing industry. Am J Epidemiol. 1993; 137(2): 134-144.

[18] Dement JM, Harris RL Jr, Symons MJ, et al. Exposures and mortality among chrysotile asbestos workers. Part II: mortality. Am J Ind Med. 1983; 4(3): 421-433.

[19] Herbst AL, Ulfelder H, Poskanzer DC. Adenocarcinoma of the vagina. Association of maternal stilbestrol therapy with tumor appearance in young women. N Engl J Med. 1971; 284(15): 878-881.

[20] Spitzer WO, Suissa S, Ernst P, et al. The use of beta-agonists and the risk of death and near death from asthma. N Engl J Med. 1992; 326(8): 501-506.

[21] Ray WA, Griffin MR, Schaffner W, et al. Psychotropic drug use and the risk of hip fracture. N Engl J Med. 1987; 316(7): 363-369.

[22] Redelmeier DA, Tibshirani RJ. Association between cellular–telephone calls and motor vehicle collisions. N Engl J Med. 1997; 336(7): 453–458.

[23] MacMahon B, Yen S, Trichopoulos D, et al. Coffee and cancer of the pancreas. N Engl J Med. 1981; 304(11): 630–633.

[24] Baghurst PA, McMichael AJ, Slavotinek AH, et al. A case–control study of diet and cancer of the pancreas. Am J Epidemiol. 1991; 134(2): 167–179.

[25] Lenz W. Epidemiology of congenital malformations. Ann N Y Acad Sci. 1965; 123: 228–236.

[26] Soverchia G, Perri PF. 2 cases of malformations of a limb in infants of mothers treated with an antiemetic in a very early phase of pregnancy. Pediatr Med Chir. 1981; 3(1): 97–99.

[27] Holmes LB. Teratogen update: bendectin. Teratology. 1983; 27(2): 277–281.

[28] Centers for Disease Control and Prevention (CDC). Intussusception among recipients of rotavirus vaccine–United States, 1998—1999. MMWR Morb Mortal Wkly Rep. 1999; 48(27): 577–581.

[29] Murphy TV, Gargiullo PM, Massoudi MS, et al; Rotavirus Intussusception Investigation Team. Intussusception among infants given an oral rotavirus vaccine. N Engl J Med. 2001; 344(8): 564–572.

[30] Kellermann AL, Rivara FP, Rushforth NB, et al. Gun ownership as a risk factor for homicide in the home. N Engl J Med. 1993; 329(15): 1084–1091.

[31] Browner WS, Li J, Mangano DT; The Study of Perioperative Ischemia Research Group. In–hospital and long–term mortality in male veterans following noncardiac surgery. JAMA. 1992; 268(2): 228–232.

[32] Echt DS, Liebson PR, Mitchell LB, et al. Mortality and morbidity in patients receiving encainide, flecainide, or placebo. The Cardiac Arrhythmia Suppression Trial. N Engl J Med. 1991; 324(12): 781–788.

11 诊断过程

W. Scott Richardson 和 Mark C. Wilson

> **本章内容**
>
> 11.1 临床情景
> 11.2 两种互补的诊断方法
> 11.3 定义临床问题的一系列发现
> 11.4 临床医生判断出的部分可能性诊断
> 11.5 估计验前概率有助于诊断过程
> 11.6 新信息的生成产生验后概率
> 11.7 验后概率与阈值概率之间的关系决定临床行为
> 11.8 总结

11.1 临床情景

考虑以下诊断情况

① 一名 43 岁的女性表现为左胸 T3 皮肤区出现一簇水疱，疼痛明显，提示为带状疱疹复发。

② 一名 78 岁的男子回到诊室来复查高血压。自从他 6 个月前最后一次来访，他已经瘦了 10 kg。他自述有食欲降低的症状，但除此之外没有其他局部症状。回忆到他的妻子在一年前去世，认为抑郁症可能是一种解释，但他的年龄和接触史（即吸烟）暗示了其他可能性。

11.2 两种互补的诊断方法

在前文临床情景中的第一个案例说明了一个专家诊断使用的快速、非分析方法，来识别以前见过很多次的疾病（即模式识别），而且这与体格检查的诊断性质尤其相关。[1-6] 第二种情况说明了一个更具挑战性的情景，简单的模式识别在这里不起作用了，所以专家需要减缓诊断速度，并切换到更具分析性的诊断思维模式。[7, 8] 这包括使用临床研究证据的临床诊断的概率性方法——这是本章的重点（图 11-1）。使用这个概率性分析方法，专家诊断会产生一系列潜在的诊断列表，评估每个可能相关的结果，并进行相关的调查，调查结果可能会增加或者减少这种可能性，直到他们找到最适合患者病情的诊断。[9-14]

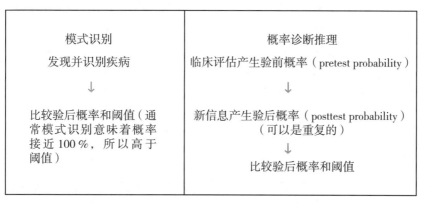

模式识别	概率诊断推理
发现并识别疾病	临床评估产生验前概率（pretest probability）
↓	↓
比较验后概率和阈值（通常模式识别意味着概率接近100%，所以高于阈值）	新信息产生验后概率（posttest probability）（可以是重复的） ↓ 比较验后概率和阈值

图 11-1　模式识别与概率诊断推理

应用概率性方法需要具有人体解剖学、病理生理学和疾病分类学的相关知识。[11,12,14] 临床研究的证据代表另外一种最佳诊断推理所需要的知识形式。[15-17] 本章介绍临床研究的证据是如何促进诊断的概率模式。

11.3 定义临床问题的一系列发现

使用概率模式，临床医生从问诊和体格检查开始，他们将其用于识别个体发现而作为潜在线索。例如，在第二种情景中，临床医生注意到此患者在6个月内体重减轻10 kg 与厌食相关，但身体上没有具体的局部症状。经验丰富的临床医生经常会将有意义的临床检查集合起来，将涉及身体位置或器官系统的症状用简短的词语进行总结，例如涉及"因厌食症而导致的体重减轻"。将检查的发现集合起来，经常被称为"临床问题"，也是针对鉴别诊断的概率性方法的起始点。[11]

11.4 临床医生判断出的部分可能性诊断

当考虑患者疾病的鉴别诊断时，临床医生必须决定哪些症状需要鉴别。如果他们认为所考虑的疾病具有相同的可能性，并同时进行检测（"可能的疾病诊断"列表），则会导致需要进行不必要的检测。相反，有经验的临床医生会列举更多选择，会考虑到概率更大的疾病（概率方面），还会考虑到未确诊和未治疗的更严重疾病（预后方面），或者对治疗反应更具反应性的疾病（实际治疗方面）。明智地选择一个患者的优先诊断涉及这三个因素，分别是概率、预后和实际应用。

可以将对于患者疾病的最佳解释标记为初步假设或初步诊断。在第二种情景下，临床医生怀疑抑郁症是导致患者厌食和体重减轻的最可能原因。其他一些（通常 1～5 个）诊断在最初评估时可能值得考虑，考虑到它们的可能性、严重性（如果未被确诊和未经治疗）和对治疗的反应。在不明原因的体重减轻的情况下，男人的年龄增加了肿瘤发生的可能性，特别是既往吸烟史提示患者具有发生肺癌的可能性。

引发疾病的其他原因不太可能在最初的诊断评估中考虑，但如果初步假设后来被推翻，则可能在随后的诊断中考虑到这些原因。大多数临床医生在考虑到这位 78 岁男性出现体重减轻的情况时，不会把导致吸收不良的疾病作为其初步诊断，但是如果调查最终排除抑郁症和癌症，可能会转向这一初步假设。

11.5 估计验前概率有助于诊断过程

整理一组待鉴别的目标疾病清单，即针对患者的不同诊断结果，临床医生可以对这些疾病进行排序。诊断的概率方法鼓励临床医生评估在所考虑名单中每个诊断目标的概率，即验前概率（pretest probability）。所有候选诊断的概率之和应等于 1。

临床医生如何评估这些目标诊断的验前概率？一种方法是隐含式的，利用先前具有相同临床问题病例的记忆，并使用先前患者中疾病发生的概率来指导对当前患者验前概率的评估。通常情况下记忆并不准确，尤其是会受到明显的或最近的经验和以前推论的影响，而且我们对新的证据不够重视。此外，我们对临床问题的经验可能有限。所有这些因素使临床医生的直觉产生的可能性诊断受到偏差和随机误差的影响。[19-21]

一种补充方法使用研究的证据来指导验前概率的估计。在一种相关研究中，具有相同临床问题的患者进行全面的诊断评估，产生一组初步诊断的概率，临床医生可以使用它们来估计初始验前概率。另一类相关研究产生临床决策规则或预测规则。具有确定的临床问题的患者进行诊断评估，研究人员使用统计学方法来鉴定临床和诊断测试特征，将患者分为具有不同目标条件概率的亚组。

11.6 新信息的生成产生验后概率

临床诊断是一个动态的过程。随着新信息的到来，可能会增加或减少目标条件或诊断的可能性。[6]例如，在老年人非自愿的体重减轻中，最近发生的重大生活事件（他妻子的死亡）存在提高了患抑郁症的可能，然而没有局部的肠道症状就降低了罹患肠道紊乱的可能性。似然比（likelihood ratio，LR）取决于获得的新信息修改概率的程度（请参阅第 12 章"诊断检查"）。

虽然基于经验的直观估计有时可以对检测结果为临床医生提供良好的解释，但是对于结果增加或减少的可能性的置信区间还需要进行系统性研究。这项研究可以采取几种形式，最显著的是测试精确性的个别初步研究（请参阅第 12 章"诊断检查"）和这些测试精确性研究的系统综述（请参阅第 14 章"系统综述和荟萃分析的过程"）。一旦这些研究成果被评为具有偏倚风险和适用性的评估，临床研究结果或检测结果的区别可以被收集到对每个临床学科有用的参考资源中。[22, 23]

11.7 验后概率与阈值概率之间的关系决定临床行为

在检测结果产生验后概率后，可以将此新概率与阈值进行比较（图 11-2）[24-26]。如果验后概率等于 1，诊断将是绝对肯定的。由于缺乏确定性，当验后概率接近1 时，诊断结果的可能性变得越来越大，达到一个概率阈值，临床医生将建议开始治疗疾病（治疗阈值）（图 11-2）。这些阈值适用于模式识别和概率或贝叶斯诊断推理（图 11-1）。例如，考虑第一种情景，患者在单个皮肤区出现簇状疱疹，且疼痛难忍。有经验的临床医生就会立即做出带状疱疹的诊断，并考虑是否提供给患者相应的治疗。换言之，带状疱疹的诊断概率如此之高（接近 1.0 或 100%），以至于超过一个无需进一步测试的概率阈值（治疗阈值）。

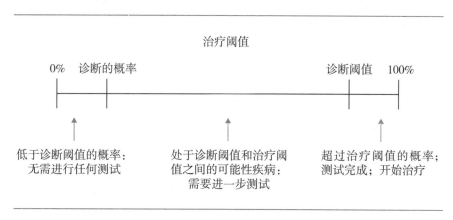

图 11-2　诊断过程中的诊断阈值和治疗阈值

另外一种情况是如果验后概率等于 0，则诊断将被驳回。缺乏这种确定性，随着验后概率接近于 0，诊断变得越来越少，直到达到概率阈值，如果在阈值以下，临床医生将考虑排除诊断（诊断阈值）。[24] 在诊断阈值和治疗阈值之间是要求进一步测试的处于中间概率诊断结果。

例如，一个先前身体健康的运动员在无意中被偏离的棒球误击后，出现侧肋骨疼痛症状。再次，经验丰富的临床医生应认识到临床问题（创伤后胸部疼痛），确定一个主要的诊断假设（肋挫伤）和一个可能的替代诊断（肋骨骨折），并计划一个检查（影像学检查）来判断是否为替代诊断。如果被询问，临床医生也可能进一步列出可能性较低的疾病（例如，心肌梗死）。换言之，虽然肋骨骨折不如肋挫伤的可能性高，但肋骨骨折的可能性依然高于诊断阈值，而心肌梗死的概率低于诊断阈值。

什么决定了诊断测试和治疗阈值？两者均与测试性质、疾病预后和治疗性质有关

（表 11-1 和表 11-2）。对于诊断阈值，检测策略的安全性越高、成本越低，未确定的诊断越严重，可用治疗的有效性和安全性越高，我们就会设置较低的诊断阈值。相反，检测策略的安全性越低、成本较高，未确定的诊断不太严重，且可用治疗的有效性和安全性越低，我们则考虑将诊断阈值提高。

表 11-1 诊断阈值的影响因素

因素	降低诊断阈值的因素	提高诊断阈值的因素
测试的安全性	更低或为零的测试风险	更高的测试风险
测试成本	更低的成本	更高的成本
对患者来说测试的可用性	可用性较高	可用性较低
目标疾病的预后	如果不治疗，后果严重	如果不治疗，后果并不严重
治疗的有效性	治疗有效	治疗效果较差
治疗的可用性	治疗可用	治疗不可用

表 11-2 治疗阈值的影响因素

因素	降低治疗阈值的因素	提高治疗阈值的因素
下一步测试的安全性	更高的测试风险	更低或为零的测试风险
下一步测试的成本	更高的成本	更低的成本
目标疾病的预后	如果不治疗，后果严重	如果不治疗，后果并不严重
治疗的有效性	高度有效的治疗	不太有效的治疗
治疗的安全性	治疗风险较低	治疗风险较高
治疗的可用性	随时可以进行	可用性较低

例如，考虑对疑似急性冠状动脉综合征患者进行肌钙蛋白检查。如果存在这种情况可能会导致严重的后果（例如，致命性心律失常），肌钙蛋白检查便宜且无创。对患有急性冠状动脉综合征的可能性很低的患者来说，这就是急诊医生会要求他们进行检查的原因：其诊断阈值非常低。

与肺动脉造影相比，怀疑肺栓塞。虽然病情严重，但是检测是有创的，并且可能很复杂。因此，如果经过多普勒加压超声成像（compression ultrasonography）检查和肺通气灌注扫描或者螺旋计算机断层扫描等检测后，发现诊断为肺栓塞的可能性很低，临床医生可转为选择密切监测。该测试阈值较高，因为该检测具有侵袭性和风险。

对于治疗阈值来说，下一次检查的安全性和成本越低，疾病的预后越好，成本越高，治疗方案的不良反应越大，我们将设定更高的阈值，让患者接受治疗之前，诊断的确定性要更高。另一方面，下一次检查的侵入性更高、安全性越低，疾病的预后越差，建议治疗越安全，成本越低，将设定更低的阈值，因为进行治疗可能会增加诊断的确定性。例如，考虑患有疑似恶性肿瘤的患者。一般来说，在治疗前，临床医生将对这些患者进行侵入性检查，尽管可能会导致严重并发症。原因是治疗——手术、放疗或化疗——本身就与发病率甚至病死率相关。因此，临床医生将治疗阈值设定得非常高。

与此形成对照的是出现胃灼热和胃酸反流症状的患者。即使症状不典型，临床医生也可以给患者开质子泵抑制剂来缓解症状，而不是让患者接受内镜检查。较低的治疗阈值是与下一次侵入性检查相关的治疗良性作用有关。

11.8 结论

本章概述了分析诊断推理，并确定了不同类型的临床研究证据如何能够指导诊断决策和操作。下一章节将突出介绍诊断过程的特定方面。

参考文献

［1］Elstein AS, Shulman L, Sprafka S. Medical Problem Solving: An Analysis of Clinical Reasoning. Cambridge, MA: Harvard University Press; 1978.

［2］Schmidt HG, Norman GR, Boshuizen HP. A cognitive perspective on medical expertise: theory and implication. Acad Med. 1990; 65(10): 611–621.

［3］Eva KW. What every teacher needs to know about clinical reasoning. Med Educ. 2005; 39(1): 98–106.

［4］Norman GR, Brooks LR. The non–analytical basis of clinical reasoning. Adv Health Sci Educ Theory Pract. 1997; 2(2): 173–184.

［5］Norman GR. The epistemology of clinical reasoning: perspectives from philosophy, psychology, and neuroscience. Acad Med. 2000; 75(10)(suppl): S127–S135.

［6］Sackett DL. A primer on the precision and accuracy of the clinical examination.In: Simel DL, Rennie D, eds. The Rational Clinical Examination: Evidence–Based c11. The Process of Diagnosis 221 Clinical Diagnosis. New York, NY: McGraw–Hill; 2009. http: //www. jamaevidence.com/content/3474001.

［7］Moulton CA, Regehr G, Mylopoulos M, et al. Slowing down when you should: a new model of expert judgment. Acad Med. 2007; 82(10)(suppl): S109–S116.

［8］Croskerry P. A universal model of diagnostic reasoning. Acad Med. 2009; 84(8): 1022–1028.

［9］Barrows HS, Pickell GC. Developing Clinical Problem Solving Skills: A Guide to More Effective Diagnosis and Treatment. New York, NY: WW Norton; 1991.

［10］Kassirer JP, Wong JB, Kopelman RI. Learning Clinical Reasoning. 2nd ed. Baltimore, MD: Williams & Wilkins; 2009.

［11］Barondess JA, Carpenter CCJ, eds. Differential Diagnosis. Philadelphia, PA: Lea & Febiger; 1994.

［12］Bordage G. Elaborated knowledge: a key to successful diagnostic thinking. Acad Med. 1994; 69(11): 883–885.

［13］Glass RD. Diagnosis: A Brief Introduction. Melbourne, Australia: Oxford University Press; 1996.

［14］Cox K. Doctor and Patient: Exploring Clinical Thinking. Sydney, Australia: UNSW Press; 1999.

［15］Kassirer JP. Diagnostic reasoning. Ann Intern Med. 1989; 110(11): 893–900.

［16］Richardson WS. Integrating evidence into clinical diagnosis. In: Montori VM, ed. Evidence–Based Endocrinology. Totowa, NJ: Humana Press; 2006: 69–89.

［17］Richardson WS. We should overcome the barriers to evidence–based clinical diagnosis! J Clin Epidemiol. 2007; 60(3): 217–227.

［18］Sox HC Jr, Higgins MC, Owens DK, eds. Medical Decision Making. Chichester, UK: Wiley–Blackwell; 2013.

［19］Richardson WS. Where do pretest probabilities come from? Evid Based Med. 1999; 4: 68–69.

［20］Richardson WS, Glasziou P, Polashenski WA, et al. A new arrival: evidence about differential diagnosis. ACP J Club. 2000; 133(3): A11–A12.

［21］Richardson WS. Five uneasy pieces about pretest probability. J Gen Intern Med. 2002; 17(11): 882–883.

［22］Fletcher RH, Fletcher SW, Fletcher GS. Clinical Epidemiology: The Essentials. 5th ed. Philadelphia, PA: Wolters–Kluwer/Lippincott Williams & Wilkins; 2012.

［23］Straus SE, Glasziou P, Richardson WS, et al. eds. Evidence–Based Medicine: How to Practice and Teach It. 4th ed. Edinburgh, UK: Elsevier/Churchill–Livingstone; 2011.

［24］Pauker SG, Kassirer JP. The threshold approach to clinical decision making. N Engl J Med. 1980; 302(20): 1109–1117.

［25］Gross R. Making Medical Decisions: An Approach to Clinical Decision Making for Practicing Physicians. Philadelphia, PA: ACP Publications; 1999.

［26］Hunink M, Glasziou P, eds. Decision Making in Health and Medicine: Integrating Evidence and Values. Cambridge, England: Cambridge University Press; 2001.

12 诊断检查

Toshi A. Furukawa, Sharon E. Straus, Heiner C. Bucher,
Thomas Agoritsas 和 Gordon Guyatt

12.1 导论

在上一章（第 11 章"诊断过程"）中分析了诊断的过程，诊断测试结果如何使临床医生得出测试阈值和治疗阈值，以及如何运用研究帮助医生获取精确的验前概率。在本章中，将解释如何使用一篇文章来解决诊断性试验的能力，使临床医生能够获得所寻求的极高（纳入）和极低（排除）的验后概率。

12.2 临床情景

如何快速而准确地诊断老年痴呆症?

假定您是个繁忙的初级保健医师，有非常多的老年患者等待治疗。某天早晨，有位 70 岁的独居老太太来就医，她的状况一直较好。此次就诊中，她告知你一个长期存在的问题——下肢关节疼痛。在就诊过程中，您得到的印象正如她自己所说的那样，"她有一些不太正常"，尽管你觉得很难进一步明确诊断。在具体询问记忆力和功能时，她承认她的记忆力不如从前，但否认其他方面有问题。由于时间紧迫，您处理了一下骨关节炎的问题，就接着看下一名患者了。

当天晚上，您意识到这些老年患者有可能存在认知功能障碍，就考虑如何对他们进行快速地评估。但是如果采取您所熟悉的简易精神状态评价量表（MMSE）所需的时间太长。您想知道是否有可以准确快速诊断认知功能障碍的方法，以帮助您确定需要更进一步调查的患者。

12.3 收集证据

于是您提出了一个临床问题，"对于疑似认知障碍的老年患者，一个简易的筛选工具的准确性如何，以确定哪些患者进一步调查以确定是否患有老年痴呆症?"为了进行快速且特定的搜索，需要登录文献服务检索系统的临床检索页面（参考第 4 章"寻找最佳证据"）。首先在检索栏中输入"identify dementia brief MMSE"，选定"诊断"作为临床研究的主目录，选定"精确查找"作为查找范围。这样就出现了 8 条搜索结果。

您再简要阅读下摘要，查找出有关疑似老年痴呆症以及提出与您所需精确标准相类似的文献。其中有一篇文章提出了一种名为"6 条目筛选表（Six-Item Screener，SIS）"的工具符合这两个标准。[1] 您获取了该文章的电子版全文并开始阅读，希望其中的筛查方法和结果能为您在实践中使用这种方法提供循证依据。

12.4 临床诊断的偏倚风险有多大

专栏 12-1 总结了我们的用户指南，用于评估偏倚风险、检查结果以及确定报告诊断测试准确性研究的适用性。

专栏 12-1

关于解释诊断测试结果的文章的用户指南

偏倚的风险有多严重

参与诊断性试验的患者样本是否具有代表性?

研究人员是否将试验与适当的独立参考标准进行比较?

解释试验和参考标准的人员是否事先对不同结果不知情?

无论试验结果如何,研究人员是否都根据相同的参考标准对所有患者实施干预?

测试结果如何

与可能的测试结果范围相关的似然比是多少?

如何将研究结果应用于患者护理中

在临床环境中,测试结果的重现性及其解释是否令人满意?

研究结果是否适用于实践中的患者?

测试结果会改变管理策略吗?

患者是否会因为这项测试而得到更好的治疗?

12.4.1 参与诊断性试验的患者样本是否具有代表性?

一项诊断性试验只有在其能够对可能产生干扰判断的状况和病症进行区分时才是有用的。尽管大多数的诊断性试验能够将健康人群与严重患病人群,但是仅仅如此对我们的临床实践没有帮助。如果将研究的范围限定在针对临床上充分表现出症状的案例与健康的无症状志愿者的话,则此项研究就是无益的;因为如果诊断很明显,则就不需要在设计一个诊断性试验。只有一种与临床实践非常相似的研究,针对目标疾病较轻或表现出早期症状的患者,才能确立真正的试验价值。

我们将所选的患者不具有代表性的研究称作具有疾病谱偏倚错误的研究。有 3 组研究系统性地考察了在诊断性试验中产生偏倚的各种原因。[2-4]3 组研究都记录了由于患者选择不具有代表性而导致的偏倚。

例如,结肠直肠癌患者的癌胚抗原(CEA)检测示例说明了如果在错误的疾病谱中选择患者进行诊断试验,所得到的结果将会是非常无益的。一项研究发现,在 36 例已知患有晚期的结肠癌或直肠癌患者中,有 35 例患者的癌胚抗原水平升高。研究人员发现在健康人群、孕妇或具有其他各种症状的患者体内的癌胚抗原水平要低得多。[5]结果表明癌胚抗原在诊断结肠直肠癌或筛查此类疾病中可能是有用的。在后续对处于较为早期的结肠直肠癌患者(疾病严重程度较低)以及患有其他癌症或胃肠道疾病患者(疾病不同但具有混淆性)的研究中,发现将癌胚抗原检测作为诊断手段的准确性就直线下降了。临床医生就应该放弃将癌胚抗原作为新型癌症诊断和筛查的衡量标准。

从不同的人群中选择诊断阳性的患者(存在某疾病,在本章的临床情境中指患有老年痴呆症的患者)和诊断阴性的患者(不存在目标疾病),可能会高估了诊断性试验的临床效能。此项诊断测试的对照试验(试验组为阳性指标组,对照组为阴性指标组)类似于 II 期临床试验:如果失败(即测试未能区别阳性指标患者和阴性指标患者),则测试是无效的;如果成功,也无法保证其在显示情境中的有效性。

从不同的群体中选择阳性指标患者（也就是具有潜在症状的患者，在我们的临床情境中，指的是老年痴呆症患者）以及阴性指标患者（不具有目标症状的患者）可能会导致对诊断性试验效力的高估。

12.4.2 研究人员是否将试验与适当的独立参考标准进行比较？

诊断测试的准确性最好通过与"真相"进行比较来确定。读者必须确信研究人员对每个接受试验的患者都采用了适当的参考、标准或金标准（例如，活检、手术、尸体解剖或长期随访而不进行治疗）。如果正在评估的测试是参考标准的一部分，则这项研究可能会出错。将测试纳入参考标准很可能会夸大增加测试诊断能力的估计。因此，临床医生应坚持将独立性作为一个满意的参考标准。

例如，考虑一项评估腹颈静脉回流试验对充血性心脏衰竭诊断的效用的研究。遗憾的是，本研究使用的临床和放射学标准包括腹颈静脉回流试验，作为参考试验。[6]另一个示例来自评估终末期抑郁症筛查手段的研究。作者宣称检测抑郁症的问题（"您郁闷吗？"）中的一个完美的表现（敏感度为1.0，特异性为1.0）。他们的诊断标准包括9个问题，其中一个是"您郁闷吗？"。[7]

在阅读关于诊断测试的文章时，如果您不能接受参考标准（在合理范围内，毕竟没有完全完美的），则文章不太可能提供值得信赖的结果。

12.4.3 解释试验和参考标准的人员是否事先对不同结果不知情？

如果您接受参考标准，接下来的问题就是测试和参考标准的解释者是否对其他调查的结果一无所知（无偏评价）。

考虑一下，一旦临床医生在计算机断层扫描（CT）上看到肺结节，他们就可以在胸部X光照片上看到以前未发现的病变，或者一旦了解到超声心动图的结果，听诊时就会听到以前未曾发现的心脏杂音。

对参考标准结果的了解越有可能影响测试的解释，独立解释的重要性就越大。类似地，参考标准是由于正在评估的测试的知识而导致的解释变化越敏感，参考标准解释人员的盲目性越重要。Lijmer等人的实证研究发现了与非盲目评估相关的偏倚，尽管幅度很小。[2]

12.4.4 无论试验结果如何，研究人员是否都根据相同的参考标准对所有患者实施干预？

如果其结果影响患者是否通过参考标准确认（验证[8,9]或进行后偏倚），诊断测试的性质将会被扭曲。[10,11]这可以通过两种方式发生。

①只有经过选择的患者样本可以通过参考标准进行验证，这些患者是经过索引检测的。例如，疑似冠状动脉疾病患者的运动测试结果为阳性，可能比行使最终结果为阴性者更有可能进行冠状动脉造影（参考标准）。这种类型的核实偏倚被称为部分核实偏倚。

②指标测试的结果可以通过不同的参考标准进行验证。使用不同参考测试的阳性和阴性结果称为差异核实偏倚。

核实偏倚被证明是肺栓塞诊断前瞻性调查（PIOPED）研究的一个问题，该研究评估了通气灌注扫描在肺栓塞诊断中的效用。肺通气灌注扫描结果被解释为"正常／接近正常"和"低概率"的患者与进行肺通气灌注扫描的患者（92%）相比，接受肺血管造影（69%）的可能性更小。这并不足为奇，因为临床医生可能不愿将患有肺栓塞的可能性低的患者视为血管造影的风险。

大多数文章将会止步于此，读者不得不得出结论：高概率和低概率接受肺通气灌注扫描的患者进行充分血管造影的比例不同所产生的偏差大小是不确定的，但是也许会很大。然而，PIOPED 研究人员对 150 例未经历过低概率或正常或近似正常扫描的患者应用了第二个参考标准，这些患者没有进行血管造影（136 例）或血管造影术的结果待定（14 例）。如果没有进行治疗，他们的状况良好，可以判断这些患者没有肺栓塞。因此，他们对所有这些患者进行了 1 年的随访，而不用抗凝药物治疗。随访期间没有患者出现临床上明显的肺栓塞，因此我们得出结论：在进行肺通气灌注扫描时患者不存在肺栓塞（如果我们将患者重要的肺栓塞定义为需要抗凝治疗以预防后续不良事件）。因此，PIOPED 研究实现了对所有患者应用参考标准评估的目标，但未能对所有患者应用相同的标准。

使用指南

对认知障碍的简单诊断测试的研究包括 2 个群组。一个是普通人群中 65 岁以上黑人的随机抽样；另一个是由家属、护理人员或医护人员转诊到阿尔茨海默病中心进行认知评估的未筛查患者的连续样本。在前一组中，作者对所有高度怀疑痴呆症的患者进行了详细的筛查试验，并随机抽取了具有中度和低度怀疑的样本。研究人员在两个群体中都面临着诊断的不确定性。这两个群体的选择是不完美的：前者包括没有任何怀疑老年痴呆症的个体，后者已经在初级保健级别通过了初步筛选（事实上，是否提供全面的老年患者评估是为了触发证据搜索的患者而设法解决的问题之一）。幸运的是，测试属性在 2 个体群中证明是相似的，大大减少了关注。

所有患者均接受 SIS，要求患者记住 3 个词（苹果、桌子、一分钱），然后说出星期、月份、年份，最后在没有提示的情况下回忆这 3 个单词。根据错误的数量得出结果，范围为 0 ～ 6。

对于痴呆症的参考标准诊断，患者必须满足《精神障碍诊断与统计手册》（第三版修订）以及《国际疾病统计分类》（第 10 版修订标准），基于老年精神病学家或神经病学家的评估，这些评估包括历史、身体和神经系统检查、完整的神经心理测试组合（包括 MMSE 和其他 5 项测试），以及与参与者亲属的面谈。

虽然您对此参考标准感到满意，但是发表的文章让您不确定是否使用 SIS 和参考诊断是否对其他结果视而不见。为了解决这个问题，请发邮件给第一作者并要求澄清。发送了几封电子邮件之后，您了解到"经过培训和测试的研究助理"管理了神经心理学组合测试。另一方面，"由老年精神科医生、社会心理学家、老年科医师和神经心理学家组成的共识团队"做出了参考标准诊断。作者报道："对案件进行了公开讨论，他们可以获得整个医疗记录，包括神经心理学测试的结果，供他们使用。" SIS 中包含的 6 个项目源自 MMSE，但是在"协商一致的团队会议中没有作为单独的工具被拉出。"

因此，虽然没有盲目性，但是您怀疑这并没有产生重要的偏倚，因此随时准备考虑其他结果。

12.5 测试结果如何

12.5.1 与可能的测试结果范围相关的似然比是多少？

在决定如何解释诊断测试结果时，我们会考虑其是否能够将对患者患有目标病症可能性的最初估计（称为验前概率）改变为更准确的估计（称为目标障碍的验后概率）的能力。特定测试结果的似然比（LR）将我们从验前概率转移到验后概率。

重新站在情景中主治医生的角度上，考虑2名具有清醒意识但是疑似认知功能障碍的患者。第一个是临床情景中的70岁老年女性，似乎把自己管理得很好，但是有一个具体的问题是她的记忆不如以前了。

另一个是一位85岁长期患病的老年女性，在儿子的陪同下第一次来就诊。感到担心的儿子告诉您，他妈妈在她通常的早晨散步之中迷了路。邻居碰巧在距离家几千米以外的地方遇见她，并把这件事通知了他。去母亲家时，他惊讶地发现母亲的房间一片狼藉。然而，在你的办公室里，她很有礼貌地和你打招呼，并抗议说她只是那时心情不好，认为这件事不值得大惊小怪（这时，儿子沮丧地望着天花板）。您对这2人患有老年痴呆症的概率（即验前概率）的临床直觉是完全不同的。在第一位老年女性中，概率相对较低，可能是20%；第二位老年女性，概率相对较高，大概为70%。

一个正式的筛查试验（例如，SIS）的结果不会明确地告诉我们患者是否存在老年痴呆症。相反，结果修改了该条件的验前概率，产生了一个新的验后概率。这种由验前概率到验后概率变化的方向和大小取决于测试的性质，最有价值的属性是似然比。

我们将利用Callahan等人的研究来说明似然比的作用。表12-1介绍了来自Callahan等人的研究中SIS评分在患者群组中的分布情况。

表12-1 痴呆症患者和非痴呆症患者的6条目筛选表（SIS）评分及相应的似然比

SIS评分	痴呆症患者	非痴呆症患者	似然比
6	105	2	47
5	64	2	28
4	64	8	7.1
3	45	16	2.5
2	31	35	0.79
1	25	80	0.28
0	11	163	0.06
总分	345	306	

在痴呆症患者中，测试结果为 6 有多大的可能性？表 12–1 显示，在 345 名痴呆症患者中，有 105 名（30.4%）出现了 6 个错误。我们还可以看到，在 306 个没有痴呆症的人中，有 2 人（0.65%）犯了 6 个错误。与没有痴呆症的人相比，有痴呆症的人出现这种测试结果（即犯 6 次错误）的可能性有多大？

要确定这个要求我们评判两种可能性的比值（30.4 / 0.65），等于 47。换言之，6 的测试结果是发生在不伴有痴呆的患者中的 47 倍。有痴呆症的患者与没有痴呆症的患者相比，测试结果为 6 的可能性是 47 倍

以类似的方式，我们可以计算与每一个分数的测试结果相关的似然比。例如，测试分数为 5 的似然比是（64/345）/（2/306）= 28。

我们如何解释似然比？似然比表示给定诊断测试结果将提高或降低目标障碍的验前概率的程度。似然比为 1，说明验后概率与验前概率完全相同。似然比大于 1，增加了目标障碍存在的可能性；似然比越大，增加的概率越大。相反，似然比小于 1，降低了目标疾病的概率，并且似然比越小，概率下降的幅度越大。

"大"的似然比有多大，"小"的似然比有多小？在您的日常实践中，似然比的使用会导致您自己的感觉对解释产生影响，但请将以下内容视为一个粗略的指到：似然比大于 10 或小于 0.1，表示从验前概率到验后概率具有很大或是决定性变化；似然比处于 5～10 和 0.1～0.2，表示从验前概率到验后概率产生了适当的变化；似然比处于 2～5 和 0.5～0.2，表示从验前概率到验后概率产生了较小的变化（但有时极为重要）；似然比处于 1～2 和 0.5～1，表示从验前概率到验后概率产生了较轻微的变化（很难称得上重要）。

在确定似然比的大小和意义后，我们如何根据似然比和验前概率来计算验后概率？一种方法将检查前可能性转换验前概率，将结果乘以似然比，然后将检查后可能性转换为验后概率。如果您想知道为什么有必要将可能性转换为概率，鉴于似然比用于比较有和没有目标疾病两种患者测试结果可能性这一事实（与该病的发病率相符）。计算方法极为复杂，但现在有多个互联网页面和智能手机应用程序可帮助您计算这些数据（http://meta.cche.net/clint/templates/calculators/lr_nomogram.asp 和 http://www.cebm.net/nomogram.asp 或 http://medcalc3000.com 和 https://itunes.apple.com/app/twobytwo/id436532323？mt=8）。

当您无法采用上述方法计算数据时，另一种方法是使用 Fagan 提出的列线图（Nomogram）[13]（见图 12–1），列线图可进行所有数据转换，并可轻松根据验前概率计算出验后概率。列线图的左边纵列代表验前概率，中间纵列代表似然比，右边的纵列代表验后概率。可在验前概率中锚定一个标尺，并旋转直到它与观察到的测试结果的似然比对齐，从而得到验后概率。

诊断测试结果的解释

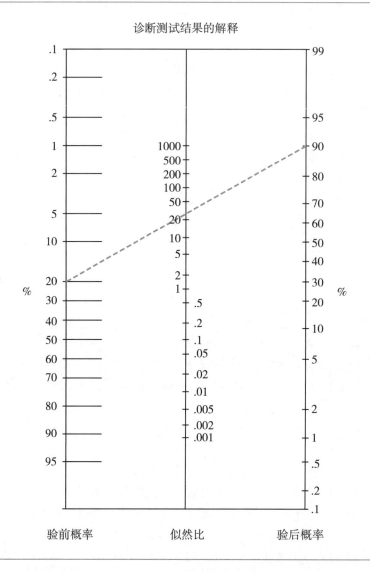

验前概率	似然比	验后概率

图 12-1 似然比列线图

回忆一下在开头情景中疑似患有痴呆症的老年女性，我们已经确定该例患者患老年痴呆症的概率大概约为 20%。假设患者在 SIS 上犯了 5 个错误，将标尺固定在验前概率为 20%，锚定，并将其与 LR（28）对齐，与测试结果为 5 相关联，可以得到的验后概率约为 90%。

验前概率是一个估计值。尽管处理鉴别诊断的文献有时可以帮助我们建立预测概率，我们知道没有这样的研究会补足我们的直觉，当怀疑痴呆症出现时，可以得出预测概率。虽然我们的直觉不允许精确估计验前概率，但是我们可以通过检验一个合理的验前概率范围来处理剩余的不确定性。

例如，如果在这种情况下，验前概率低至 10% 或高达 30%，使用列线图，我们将得到 80% 和 90% 以上的验后概率。表 12-2 列出在临床情景中，70 岁女性可能出现的 SIS 评分所对应的验后概率。

表 12-2　中度怀疑患有痴呆症的 70 岁女性的验前概率、6 条目筛选表的似然比和验后概率

验前概率，%（范围）[a]	SIS 评分（似然比）	验后概率，%（范围）[a]
20（10～30）	6（47）	92（84～95）
	5（28）	88（76～92）
	4（7.1）	64（44～75）
	3（2.5）	38（22～52）
	2（0.79）	16（8～25）
	1（0.28）	7（3～11）
	0（0.06）	1（1～3）

缩写词：likelihood ratio（LR），似然比；（Six～Item Screener）SIS，6 条目筛选表。

括号中的数值代表了预测概率的合理范围。

也就是说，虽然预检概率的最佳预测值是 20%，但 10%～30% 也是合理的估计值。

我们可以对第二位患者重复这个练习，即 85 岁迷路的老年女性。您估计她的病史和临床表现与痴呆症有 70% 的相似。再用列线图进行计算（见表 12-3），SIS 评分为 6 或 5 时，验后概率几乎为 100%；SIS 评分为 4 时，验后概率为 94%；SIS 评分为 3 时，验后概率为 85%；以此类推。表 12-3 与每个 SIS 评分相关的验前概率（可能的验前概率范围为 60%～80%）、似然比和验后概率。

表 12-3　高度怀疑患有痴呆症的 85 岁女性的验前概率、6 条目筛选表的似然比和验后概率

验前概率，%（范围）[a]	SIS 评分（似然比）	验后概率，%（范围）[a]
70（60～80）	6（47）	99（99～99）
	5（28）	98（98～99）
	4（7.1）	94（91～97）
	3（2.5）	85（79～76）
	2（0.79）	65（54～76）
	1（0.28）	40（30～53）
	0（0.06）	12（8～19）

缩写词：likelihood ratio（LR），似然比；Six–Item Screener（SIS），6 条目筛选表。

括号中的数值代表了预测概率的合理范围。

也就是说，虽然预检概率的最佳预测值是 20%，但 60%～80% 也是合理的估计值。

在学会使用似然比之后，您可能会想知道在哪里可以轻松访问能在实践中经常使用的测试的似然比。合理的临床检查 [14] 是一系列关于具有诊断性能的病史和体格

检查的系统综述，已在《美国医学会杂志（JAMA）》上发表（更新后的数据库可在 JAMAevidence 主页 http：//jamaevidence.com /resource/ 523 上找到）。似然比的其他示例可在 JAMAevidence 上找到（http：//www.jamaevidence.com）。

12.5.2 二分法连续测试评分：敏感度、特异度和似然比

下面将介绍诊断测试的解释要点。部分原因是因为他们仍在广泛使用，也有助于理解诊断测试的其他 2 个专业词汇：敏感度和特异度。许多讨论诊断测试的文章报告了 2×2 表及其相关的敏感度和特异度，如表 12-4 所示，并附有描绘诊断测试的总体功率的数字（称为受试者工作特征曲线）。敏感度是指在有目标条件的人群中，测试结果为阳性的人群所占的比例。特异性是指在没有目标条件的人群中，测试结果为阴性的人群所占的比例。Callahan 等人的研究建议将诊断痴呆症的分界线定位患者出现 3 个或 3 个以上的错误。[1] 表 12-5 展示了根据该分界线的转诊患者队列的细分。

表 12-4　用 2 × 2 表将诊断试验结果与参考标准的结果进行比较

测试结果	参考标准	
	患有疾病	未患有疾病
测试结果阳性	真阳性（TP）	假阳性（FP）
测试结果阴性	假阴性（FN）	真阴性（TN）

敏感度（sensitivity）=TP /（TP+FN）

特异度（specificity）=TN /（FP+TN）

似然比（likelihood ratio）等于

阳性测试结果（LR+）= 特异度 /（1- 特异度）=TP 比率 /FP 比率 =TP/（TP+FP）÷ FP/（FP+TN）

似然比（likelihood ratio）等于

隐性测试结果（LR-）=（1- 特异度）/ 特异度 =FN 比率 /TN 比率 =FN/（TP+FN）÷ TN/（FP+TN）

表 12-5　使用推荐的分解线将诊断试验（6 条目筛选表）和参考标准（一致性 DSM-IV 和 ICD-10 诊断系统）的结果进行比较

SIS 评分	患有痴呆症	未患有痴呆症
≥ 3	278	28
< 3	67	278
总分	345	306

缩写：Diagnostic and Statistical Manual of Mental Disorders（DSM—IV），精神障碍诊断与统计手册（第 4 版）；International Classification of Diseases（ICD-10），国际疾病分类（第 10 版）；Six-Item Screener（SIS），6 条目筛选表。

当我们将分界线定位患者出现 3 个或 3 个以上的错误时，SIS 的敏感度为 0.81（278/345），特异度为 0.91（278/306）。由此也可以计算出似然比，具体做法见表 12-1。

因此，SIS 评分为 3 分或 3 分以上的似然比为（278/345）/（28/306）= 8.8，SIS 评分小于 3 分的似然比为（67/345）/（278/306）= 0.21。阳性测试结果的 LR 通常表示为 LR +，负值测试结果为 LR−。

现在让我们尝试使用这个二分 2×2 表来解决我们的临床情景中的问题。我们曾假设，开篇情景中这位女性的验前概率为 20%，她犯了 5 次错误。因为 SIS 评分为 5 分，与 LR+8.8 相关联，使用 Fagan 列线图，我们得出验后概率约为 70%，这个数字远低于当我们得出 5 个错误的特定 LR 时达到的 90%。

虽然 70% 和 90% 之间的差异可能并未导致临床场景中对该病例的管理策略的改变，但情况并非总是如此。考虑第三位患者，一位痴呆症的验前概率为 50% 的老年男性，他在 SIS 上没有犯一个错误，这使我们感到惊讶。用二分法的 LR + / LR −方法（或者，用敏感度和特异度的方法，这在数学上是等效且可互换的），您把 50% 的验前概率和 0.21 的 LR −结合起来，获得的验后概率为 20%，很可能需要进一步的神经心理学检查以及其他检查。当我们应用与表 12–1 中与 0 分相关联的 LR（0.06）时，该患者真正的验后概率只有约 5%。有了这样的验后概率，您（与患者及其家人）便可暂时安心，至少暂时不用进一步测试。

总之，与敏感度和特异性计算方法相比，使用多个分解线或阈值（有时称为多层次 LR 或特异性 LR）具有两个关键优势。首先，对于一个能产生连续分数或多个类别的测试（医学中的多项测试，特别是多项实验室测试），使用多阈值可以保留尽可能多的信息。其次，知道某一特定测试结果的 LR，可以使用简单的列线图根据验前概率计算出与您自己的患者相关的验后概率。

应用指南

到目前为止，我们已经确定，对于纳入研究的人来说结果很可能是真实的，并且我们已经计算出与每个可能的测试分数相关联的多级 LR。已经指出了如何将结果应用于我们的患者（尽管我们还不知道患者的分数，也没有决定知道后如何处理）。

12.6 如何将研究结果应用于患者护理中

12.6.1 在临床环境中，测试结果的重现性及其解释是否令人满意？

任何测试的价值取决于在重新应用于稳定患者时产生相同结果的能力。重现性差可能是由测试本身（例如，用于测定激素水平的放射免疫分析试剂盒中试剂的变化）或其解释（例如，电图中 ST 段抬高的程度）造成的。当您回忆与一位或多位同事检查相同的心电图、超声波图像或 CT 图像（即使都是专家）所产生的临床分歧时，您就可以轻松证实这一观点。

理想情况下，一篇关于诊断测试的文章将通过使用机会纠正协商的措施来解决测试结果的可重新性，特别是涉及解释或判断的问题。

如果在研究环境中报告的测试的可重复性很一般，观察者之间的分歧也很普遍，但该测试仍能很好地区分有目标条件的人和没有目标条件的人，那么该测试很可能是非常有用的。在这种情况下，该测试很有可能被应用于您的临床环境。

如果一个诊断测试的可重复性非常高，那么要么是该测试简单而明确，要么是解释结果的人员较为熟练且技术好。如果是后一种情况，那么在您的临床实践中，技术较差的解读者可能就不会产生很好的效果。因此，您需要接受适当的培训（或确保在临床实践中解释测试结果的人员接受过培训），或者寻找一个更简单且效果更好的测试。

12.6.2 研究结果是否适用于实践中的患者？

测试属性可能会随疾病严重程度的不同组合或竞争条件的不同分布而改变。当目标疾病患者都患有严重疾病时，LR 将远离 1.0 的值（即敏感度增加）。如果患者患有轻度疾病，LR 将靠近 1.0 的值（即敏感度降低）。如果没有目标疾病的患者具有模拟患有目标病症的患者的测试结果的竞争条件，则 LR 将向 1.0 靠近，则提示测试效果较佳（即特异性降低）。在不同的临床环境中，如果无病患者中有较少的患者患有这些竞争性疾病，那么 LR 将远离 1.0，则提示测试效果较好（即，特异性增加）。临床中不同的患病率可能会提醒您，目标阳性和目标阴性患者的范围可能在实践会有所不同。[15]

研究人员报告，运动心电图在诊断冠状动脉疾病时在不同亚群体中测试性质不同的现象。患者的冠状动脉疾病越严重，冠状动脉血管狭窄的异常运动心电图结果的似然比越大。另一个示例来自静脉血栓栓塞的诊断，其中利用加压超声成像（compression ultrasonography）检查近端静脉血栓形成时，已经证明应用于症状门诊患者中比在无症状的术后患者中更为准确。[17]

有时，当人们希望测试能最好的服务患者时，或将获得失败。快速诊断尿路感染的尿液检查试纸结果阴性的 LR，在症状明确从而尿路感染可能性大的患者中约为 0.2，但在可能性小的患者中则高于 0.5，[18] 因此在后一种情况下，测试排除感染的帮助不大。

如果您的实践环境与研究环境相似，且考虑中的疑似患者符合所有研究资格标准，您可以确信结果是适用的。如果不符合，你必须做出判断。与治疗性干预一样，您应该询问是否有令人信服的理由，为什么结果不应该适用于您的临床实践中的患者，由于这些患者的疾病严重程度或者因为竞争条件的混合多种多样，以至于推广应用是不能实现的。如果你能找到一篇系统综述，总结了许多研究的结果，你就可以解决可推广性的问题。

12.6.3 测试结果会改变管理策略吗？

在制定和沟通管理决策时，将其与目标疾病的概率明确联系起来是有用的。对于任何目标疾病，当低于某些概率时，临床医生会排除该诊断，不再实施进一步测试（即测试阈值）。同样，当高于某些概率时，临床医生可能会考虑确认该诊断，并将停止测试、开始治疗（即治疗阈值）。当目标疾病的概率介于测试阈值和治疗阈值之间时，需要实施进一步测试（请参阅第 11 章"诊断过程"）。

如果大多数患者测试结果的似然比接近 1.0，则测试结果将很少让我们越过检测或治疗阈值。因此，诊断测试的有用性很大程度上会受到疑似患有目标病症的患者中，测试结果 LRs 非常高或非常低的比例影响。在怀疑患有痴呆症的患者中，通过对表 12–1 的回顾，我们可以确定具有极端结果的患者比例（LR > 10 或 < 0.1）。该比例可以计算为：（105 + 2 + 64 + 2 + 11 + 163）/（345 + 306）或 347/651 = 53%。半数疑似患有痴呆

症并接受检查的患者中，SIS 可能会在计算验后概率时扮演决定性的促进作用——一个非常令人印象深刻的比例，比我们大多数的诊断测试都要好。

最后一点是关于使用顺序测试的问题。LR 方法特别适合于判断诊断途径时。每个病史或者每次体格检查的发现本身就代表了一个诊断测试。可以通过一个测试来获得一个的验后概率，而这个验后概率可以通过使用另一个后续的测试来判断是否需要提高或降低。一般来说，也可以用同样的方式使用实验室检查或影像学检查。然而，如果 2 个测试的关系非常密切相关，应用第二个测试可能只提供很少或没有额外的信息，LR 的顺序测试会产生误导性结果。例如，一旦获得了最有效的缺铁性实验室检查——血清铁蛋白的结果，其他的检测（例如，血清铁或转铁蛋白饱和度），就不会再增加有用的信息。一旦进行了 SIS，MMSE 提供的其他信息的作用可能就微乎其微了。

临床预测规则处理一系列缺乏独立性的测试，并为临床医生提供一种结合其结果的方法。例如，在疑似肺栓塞的患者中，可以使用结合腿部症状、心率、咯血等病史和体格检查等方面的规则，将疑似肺栓塞的患者准确分类为高、中、低概率群组。

12.6.4 患者是否会因为这项测试而得到更好的治疗？

判断一项诊断测试是否有用的最终标准是看对患者带来的益处是否大于相关的风险。[22] 如何确定应用诊断测试的益处和风险？答案在于将诊断测试视为一项治疗手段［请参阅第 6 章"治疗（随机试验）"］。确立一项检测是否利大于弊，将涉及以下内容：①将患者随机分配到一个诊断策略，其中包括正在调查的测试和与之相关的处理时间表，或者一个测试不可用的诊断策略；②对两组患者进行及时跟踪，以确定患者出现重要结局的频率。

什么时候证明准确性足以要求使用测试，什么时候需要进行随机临床试验（RCT）？当目标疾病如果不被诊断就很危险时，如果该检查具有可接受的风险，并且存在有效的治疗方法时，那么实施准确性测试的价值将是无可争议的。对疑似肺栓塞患者进行 CT 血管造影就属于这种情况。高概率或正常或接近正常的 CT 管造影结果可以很好地消除进一步调查的需要，并且可以指导抗凝剂地适当地应用或停用（使得任何一种干预都对患者结局产生实质性的积极影响）。

有时，一项测试可能是完全良性的，代表着资源投入低、结果明显准确，并且指导的治疗干预可形成有效结果。SIS 在疑似痴呆症患者中的应用就会产生这种结果，当测试结果可能要求保证或广泛的调查，并最终规划悲剧的恶化过程。测试结果可能会让人安心或显示需要进行更为广泛的检查，并最终可为病情恶化过程计划干预措施。

在其他临床情景下，测试可能是准确的，甚至可能会因为测试的应用而改变治疗干预，但对患者结果的影响可能就不能完全确定了。考虑我们在构建临床问题的讨论中提出的一个问题（请参阅第 3 章"临床问题是什么"）。在此，我们面对一个明显可切除的非小细胞肺癌的患者，并想知道临床医生是否应用正电子发射断层扫描 / 计算机断层扫描（PET / CT），并能否根据结果实施进一步的治疗或要使用其他诊断策略。针对这个问题，对 CT 的准确性认识不足。需要对所有患者进行利用 PET-CT 结果指导的管理或替代策略的随机试验。其他示例对血流动力学状态不确定的危重患者进行心导管插入术，对可能存在肺部感染的危重患者进行支气管肺泡灌洗。对于这些测试，随机试验有助于阐明最佳管理策略。

12.7 临床情景解决方案

虽然研究本身并没有报告重现性，但是其评分很简单直接，因为您只需要计算 6 个问题的错误数量。SIS 不需要任何道具或视觉线索，因此不引人注意，容易管理，只需 1 ～ 2 分钟即可完成（MMSE 则需要 5 ～ 10 分钟）。虽然您注意到 SIS 是由经过培训的研究人员管理，文章的附录对如何管理 SIS 进行了详细的指导。您相信您也可以可靠地使用 6 条目筛选表（SIS）。

这个临床情景中的患者是一位老年女性，她能够自己来到诊所，但看起来不再像以前那样清醒。在本章中我们研究的阿尔茨海默病中心的队列研究由被护理人员怀疑患有痴呆症并直接带到三级护理中心的人组成。据报道，它们的测试特征与普通人群群组中所观察到的特征相似，即在症状表现不太严重的样本中。您认为没有令人信服的理由表明研究结果不适用于您的患者。

您邀请您的患者复诊，并进行 SIS 的复诊。结果是 4 分，由于您获得的验前概率为 20%，该概率增加到 60% 以上。在听到您对她的记忆力和可能的功能感到担忧后，她同意转诊到老年医学科进行更广泛的调查。

参考文献

［1］Callahan CM, Unverzagt FW, Hui SL, et al. Six-item screener to identify cognitive impairment among potential subjects for clinical research. Med Care. 2002; 40(9): 771–781.

［2］Lijmer JG, Mol BW, Heisterkamp S, et al. Empirical evidence of design-related bias in studies of diagnostic tests. JAMA. 1999; 282(11): 1061–1066.

［3］Rutjes AW, Reitsma JB, Di Nisio M, et al.Evidence of bias and variation in diagnostic accuracy studies. CMAJ.2006; 174(4): 469–476.

［4］Whiting P, Rutjes AW, Reitsma JB, et al. Sources of variation and bias in studies of diagnostic accuracy: a systematic review.Ann Intern Med. 2004; 140(3): 189—202.

［5］Thomson DM, Krupey J, Freedman SO, et al. The radioimmunoassay of circulating carcinoembryonic antigen of the human digestive system. Proc Natl Acad Sci U S A. 1969; 64(1): 161–167.

［6］Marantz PR, Kaplan MC, Alderman MH. Clinical diagnosis of congestive heart failure in patients with acute dyspnea. Chest. 1990; 97(4): 776–781.

［7］Chochinov HM, Wilson KG, Enns M, et al. "Are you depressed?" screening for depression in the terminally ill. Am J Psychiatry. 1997; 154(5): 674–676.

［8］Begg CB, Greenes RA. Assessment of diagnostic tests when disease verification is subject to selection bias. Biometrics. 1983; 39(1): 207–215.

［9］Gray R, Begg CB, Greenes RA. Construction of receiver operating characteristic curves when disease verification is subject to selection bias. Med Decis Making. 1984; 4(2): 151–164.

[10] Ransohoff DF, Feinstein AR. Problems of spectrum and bias in evaluating the efficacy of diagnostic tests. N Engl J Med. 1978; 299(17): 926–930.

[11] Choi BC. Sensitivity and specificity of a single diagnostic test in the presence of work–up bias. J Clin Epidemiol. 1992; 45(6): 581–586.

[12] PIOPED Investigators. Value of the ventilation/perfusion scan in acute pulmonary embolism: results of the Prospective Investigation of Pulmonary Embolism Diagnosis (PIOPED). JAMA. 1990; 263(20): 2753–2759.

[13] Fagan TJ. Letter: Nomogram for Bayes theorem. N Engl J Med.1975; 293(5): 257.

[14] Sackett DL, Rennie D. The science of the art of the clinical examination.JAMA. 1992; 267(19): 2650–2652.

[15] Leeflang MM, Rutjes AW, Reitsma JB, et al. Variation of a test's sensitivity and specificity with disease prevalence. CMAJ. 2013; 185(11): E537–E544.

[16] Hlatky MA, Pryor DB, Harrell FE Jr, et al. Factors affecting sensitivity and specificity of exercise electrocardiography. Multivariable analysis. Am J Med. 1984; 77(1): 64–71.

[17] Ginsberg JS, Caco CC, Brill–Edwards PA, et al. Venous thrombosis in patients who have undergone major hip or knee surgery: detection with compression US and impedance plethysmography. Radiology. 1991; 181(3): 651–654.

[18] Lachs MS, Nachamkin I, Edelstein PH, et al. Spectrum bias in the evaluation of diagnostic tests: lessons from the rapid dipstick test for urinary tract infection. Ann Intern Med. 1992; 117(2): 135–140.

[19] Leeflang MM, Deeks JJ, Gatsonis C, et al. Systematic reviews of diagnostic test accuracy. Ann Intern Med. 2008; 149(12): 889–897.

[20] Guyatt GH, Oxman AD, Ali M, et al. Laboratory diagnosis of iron–deficiency anemia: an overview. J Gen Intern Med. 1992; 7(2): 145–153.

[21] van Belle A, Büller HR, Huisman MV, et al; Christopher Study Investigators. Effectiveness of managing suspected pulmonary embolism using an algorithm combining clinical probability, D–dimer testing, and computed tomography. JAMA. 2006; 295(2): 172–179.

[22] Guyatt GH, Tugwell PX, Feeny DH, et al. A framework for clinical evaluation of diagnostic technologies. CMAJ. 1986; 134(6): 587–594.

13 预后

Adrienne G. Randolph, Deborah J. Cook 和 Gordon Guyatt

本章内容

13.1 临床情景

　　您是一名儿科医生，明天一个孕周仅 26 周就出生的 4 月龄早产婴儿首次来门诊就诊。因为您照看过他们的大儿童，所以您了解这个家庭，这个大儿童是在妊娠 35 周时出生的，现在是一个健康的 3 岁女孩。这位 4 月龄婴儿在新生儿重症监护病房住了很长时间，但在出生后的前 3 个周却对呼吸支持的需求较少。新生儿科医生说婴儿的表现非常好，没有出现极早产儿经常出现的并发症。

　　他还告诫家属："您的宝宝有可能因为极端早产而出现长期的神经认知障碍和运动障碍并发症。虽然一些早产儿长大后能过上正常的生活，但许多早产儿都有轻微的残疾，而且你的宝宝有可能发展成中度到重度残疾。"您的儿科临床实践中，还有其他 5 名孕周少于 27 周出生的儿童存在严重的神经发育问题。根据你的专业经验，你怀疑新生儿科医生是否向该家庭提出了过于乐观的前景，您决定自己检查证据。

13.2 收集证据

您使用诊所的免费互联网连接，通过 PubMed 访问美国国家医学图书馆生产的国际性综合生物医学信息书目数据库——MedLine 生物医药文献库。要为您的兴趣点找到适合的搜索词，您首先在医学主题标题数据库中输入"早产儿"，就会发现有一个术语称为"婴儿、极早产儿"，定义为在妊娠 28 周之前出生的婴儿。您选择它，然后点击相关链接进行临床查询。在临床研究类别下，您可以选择搜索"预后"这个词，并将范围限制为"狭窄"。这可以检索 31 个临床研究和 5 个可能有关的综述。您首先寻找一个系统综述，但没有找到一个与评价多个极早产儿队列的结果相关的综述。然而，在搜索结果中的第二个主要研究似乎很有希望：瑞典极早产儿在积极围生期护理后 2.5 年的神经发育结果。[1] 这项研究报告了 2004—2007 年间在瑞典妊娠 27 周之前出生的极早产儿的认知、语言和运动大于的前瞻性队列。[1]

13.3 为什么衡量预后以及如何衡量预后

临床医生以 3 种方式帮助患者：诊断或排除医疗和健康相关的问题，实施利大于弊的治疗干预，并指出未来可能出现的情况。临床医生需要对预后进行研究，研究疾病可能出现的结果和预期发生的概率，需要对预后进行研究。

对预后的了解可以帮助临床医生做出正确的治疗决定。如果患者在不进行干预的情况下有可能改善，临床医生就不应该推荐治疗，尤其是那些昂贵或有潜在毒性的治疗措施。如果患者有发生不良后果的风险较低，即使是有益的治疗可能也是不值得的。另一方面，无论临床医生提供哪些治疗方法，一些患者的预后都会很差。无论疾病治疗的可能性如何，临床医生通过了解疾病的预后并给患者介绍疾病未来的发展趋势，可以为患者提供一定的保证和希望，或者为疾病带来的残疾或死亡做好一定的准备。

为了评估患者的预后，我们会检查具有相似临床表现的患者群体的结果。然后，我们可以通过观察由人口统计学变量（例如，年龄）和合并症定义的亚组来完善我们的预后，并决定患者属于哪个亚组。有些变量或因素可以使得患者的表现变得更好或更差时，我们称为预后因素（prognostic factors）。

在本章中，我们将重点介绍如何使用可能包含值得信赖的预后信息的文章，帮助临床医生找出在诊疗患者时可采用的有效信息（专栏 13–1）。

专栏 13-1
关于预后的用户指南文章

偏倚风险有多严重

研究中的患者样本是否具有代表性？

预后的患者是否分组均匀？

研究的后续随访是否足够完整？

评估结果的标准是否客观公正？

结果如何

随着时间的推移，出现结果的可能性有多大？

对可能性的估计有多精确？

如何将研究结果应用于患者护理中

对于患者的研究和管理是否与我们实践中的内容相似？

后续随访时间是否足够？

是否可以在实践中使用研究结果来管理患者？

13.4 偏倚风险有多严重

13.4.1 研究中的患者样本是否具有代表性？

偏倚就是指观察值与真实值之间的系统误差。如果一项预后研究系统地高估或低估了研究中患者组不良结果的可能性，则该研究是有偏倚的。当一个研究样本与感兴趣的人群存在系统性差异，并且因为患者的预后会比感兴趣人群中的患者更好或更差而产生偏倚时，我们将该样本标记为不具代表性。

如何识别一个不具代表性的样本？首先，确定患者在进入研究前是否通过某种筛选。如果他们通过了，结果可能选取到一个与潜在感兴趣群体存在系统性误差的样本。其中一种筛选方法是将患者从初级中心转到三级中心的转诊顺序。三级中心通常照顾患有罕见和不寻常疾病或疾病严重程度增加的患者。描述三级中心患者结果的研究可能不适用于社区的一般患者（也称为转诊偏倚）。

例如，由丙型肝炎病毒（HCV）感染引起的慢性肝炎多年后可能导致肝纤维化，肝硬化甚至肝细胞癌。研究人员发现，肝活检诊断出的肝硬化进展程度可能会有明显差异，这取决于患者的招募方式。[2] 对于一组来自相同区域或医疗机构的患者来说，从最初的肝活组织检查发现 20 年内进展为肝硬化的平均估计概率从 6% 到 12% 到 23% 不等，分别取决于患者是否从人群输血后 HCV 监测登记处、还是于转诊到综合医院或三级转诊中心时招募。[2] 三级转诊患者可能有易于发生肝硬化的其他危险因素，使他们比其他患者有更高的肝硬化发病率。

13.4.2 预后的患者是否分组均匀？

如果整个研究参与者群体中的个别成员足够相似，以至于该群体的结果适用于每个参与者，那么此时的预后研究是最有用的。只有患者在疾病进程中出现相似的描述时，才会如此。临床过程中的症状要点不一定是早期出现的，但必须要一致。例如，评估脊髓损伤患者预后的研究可以关注急性损伤后的院内病死率、最初转入康复中心后的患者结果，或一组患者从出院到回家后独立应对的能力。

在确保患者处于同一疾病的同一阶段之后，还必须考虑可能影响患者结局的其他因素。如果年龄或疾病严重程度等因素影响预后，那么为年轻人和老年人以及轻度和重度疾病的患者提供单一预后将对每个亚组的结果产生误导性。例如，一项评估 8 509 例创伤性脑损伤患者结局的研究发现，[3] 患者（24 岁）年龄每增加相当于四分位数范围，损伤后 6 个月出现不利结果（死亡或中度至重度残疾）的风险大约增加一倍。患有双侧或单侧瞳孔反应性缺失所显示的较严重的初始神经系统表现的患者，以及格拉斯哥昏迷量表（Glasgow coma scale，GCS）评分中运动活动亚类别中没有反应或伸肌反应的患者，出现不良结果的风险也明显更高。对于初始评估时双侧瞳孔无反应、一侧瞳孔无反应或没有无反应的患者，6 个月时出现不利结局的比例从 35% 增加到 59% 至 77%。对一个 20 岁男性患者的家庭提供反应性瞳孔的整体中期预后（48% 的不良结果）可能会严重误导他们。

研究人员不仅要考虑所有重要的预后因素，还必须考虑预后因素之间的关系。如果确实是疾病本身而非年龄决定了结果，但是病情较重的患者往往年龄较大，那么不能同时考虑年龄和疾病严重程度的研究人员可能会误认为年龄是重要的预后因素。例如，Framingham 研究中的研究人员检查了卒中的风险因素。[4] 他们报告称，心房颤动和风湿性心脏病患者的卒中发生率为每年 1 000 人 41 例，与房颤但无风湿性心脏病患者的卒中发生率相似。然而，患有风湿性心脏病的患者比没有患有风湿性心脏病的患者年轻得多。为了正确理解风湿性心脏病的影响，研究人员必须分别考虑患有风湿性疾病的年轻人和未患有风湿性疾病的年轻人发生卒中的相对风险度，以及患有风湿性疾病的老年人和未患有风湿性疾病的老年人发生卒中的风险。我们将这个单独的考虑称为调整分析。一旦对年龄进行了调整，研究人员发现风湿性心脏病和房颤患者的卒中发生率是未患有风湿性心脏病的房颤患者的 6 倍。

如果大量的变量对预后有重大影响，研究人员应使用统计学方法（例如，回归分析）来确定最有力的预测因素。此种分析可能会生成一个临床决策规则，指导临床医生同时考虑所有重要的预后因素。您如何决定各组的风险是否足够相似？根据临床经验和对所研究疾病生物学的理解，您能想到哪些因素是研究人员所忽略的而又定义了预后截然不同的亚组？如果答案是肯定的，偏倚风险就会增加。

13.4.3 研究的后续随访是否足够完整？

调查者如果失去对大量患者追踪，就会增加其预后研究出现偏倚风险。原因是那些被跟踪的患者可能比那些没有被跟踪的患者具有更高或更低的系统风险。随着参与随访的患者数量的下降，偏倚风险也在增加.

有多少名患者失去随访才算多？答案取决于失去联系的患者比例与患有不良反应的患者比例之间的关系——相对于有不良反应的人数，疾病结局不明的患者人数越多，就会有更大的偏倚风险。例如，让我们假设在一项研究的长期随访期间，30% 的特别高危人群（例如，老年糖尿病患者）发生过不良结果（例如，心血管死亡）。如果 10% 的患者失去了随访，那么死亡患者的真实比例可能低至约 27%，也可能高至 37%。在这个范围内，临床意义不会明显变化，失去随访不会增加研究偏倚风险。然而，在风险低得多的患者样本中（例如，健康的中年患者），观察到的事件发生率可能为1%。在这种情况下，如果我们假设所有10%失去随访的患者都已经死亡，那么11%的事件发生率可能会产生非常不同的影响。

失去随访的患者可能与容易发现的患者不同，大量的随访损失构成了更严重的偏倚风险。例如，在一项研究中，研究者设法随访了186例神经官能症治疗患者中的180例。[5] 在成功随访的180名患者中，60%的患者很容易被找到，病死率为3%；180人中另外40%的患者比较难找到，病死率为27%

13.4.4 评估结果的标准是否客观公正？

结果事件可能是客观的和容易测量的（例如，死亡），需要一些判断（例如，心肌梗死），或需要相当大的判断和努力来测量（例如，残疾、生活质量）。研究人员应该明确应明确说明和定义其目标结果，并尽可能将他们的标准建立在客观测量上。对长期处于无意识状态下的脑损伤儿童的研究提供了一个很好的例子，说明了测量结果所面临的挑战。[6] 研究人员发现，儿童的家庭成员经常以无理乐观的态度解释他们与儿童的互动。因此，要求家庭成员对患儿社会反应发展的报告由研究人员进行验证。

使用指南

回到我们开放的临床情景，评估极早产儿结果的研究人员获得瑞典所有妊娠27周以下出生的婴儿在可获得积极围生期护理的环境中的结果。[1] 包括方便和免费的护理，在分娩时提供生命支持的低门槛，以及将极度早产儿转移到三级护理中心的专门单位。因为这是一个基于人群的样本，所以可能具有代表性，没有转诊偏倚。婴儿根据出生时的胎龄分为预后组，众所周知，胎龄是一个强有力的预后因素。在707名活着出生的极度早产儿中，497名（70%）在1岁时仍活着。这些婴儿中有456例（92%）评估了2.5岁时的神经发育结局。失去随访最常见的非病死率原因是出生时分配的身份证号码错误。训练有素的心理学家使用婴幼儿发展的Bayley量表（Bayley—Ⅲ）对认知、语言和运动发展进行了评估。由于Bayley—Ⅲ在瑞典尚未标准化，研究人员从瑞典出生医学登记处随机挑选了一个匹配的对照组。小儿眼科医生和小儿神经科医生分别对视觉和听觉障碍以及脑瘫的发展进行了评估。由于后续评估是作为临床护理的一部分进行的，所以结果评估者对于患者极度早产的事实并不是盲目的。虽然有关出生状况的知识可能会影响对未来临床结果的评估，但您可以放心的是许多评估都使用了标准化的客观标准。

13.5 结果如何

13.5.1 随着时间的推移，出现结果的可能性有多大？

预后或风险研究的结果通常以一定时间（例如，28天、3个月、12个月、5年）后出现某种结果（例如，死亡、无法行走、依赖透析）的患者的比例或百分比来报告。描绘这些结果的一个更有参考价值的方法是生存曲线，这是一个随时间变化的事件数量的图表（或者反过来说，随时间变化不发生这些事件的机会）（请参阅第8章"治疗风险降低了吗？了解这个结果"）。事件必须归为二分变量，即是或否（例如，癌症的死亡、卒中和复发），研究人员必须知道这些事件发生的时间。图13-1显示了2个生存曲线：一个是心肌梗死后的生存曲线，[7] 另一个是髋关节置换手术后需要修复的生存曲线。[8] 心肌梗死后不久死亡的概率最高（反映在曲线一开始是陡峭的下坡，然后变得平坦），而很少有髋关节置换术后才需要修复，可能直到很久以后才需要修复（相反，该曲线一开始是平坦的，然后变得陡峭）。

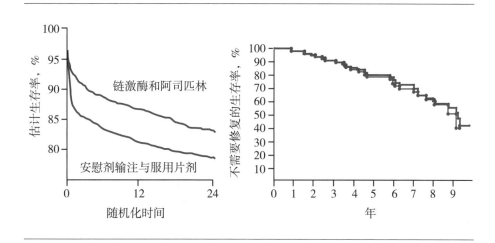

图 13-1　生存曲线

（左图）心肌梗死后的存活率。

（右图）髋关节置换术的结果：在初次髋关节置换术后不需要重新手术（修复术）而存活的患者百分比。

（左图）转载自《柳叶刀》，7 版权©1988 年，已获得 Elsevie 转载许可。

（右图）摘自 Dorey 和 Amstutz，8 已获得《骨与关节外科杂志》转载许可。

13.5.2 对可能性的估计有多精确?

一项研究对预后的估计越精确，对我们越有用。通常，作者会报告不良结果的风险及其相关的 95% 置信区间（CIs）。如果研究是无偏倚的，95% 的置信区间定义了风险的范围，在这个范围内，真实的风险极有可能存在（请参阅第 9 章"置信区间：单项研究或荟萃分析的样本量是否足够大"）。例如，对痴呆症患者预后的研究提供了 95% 的 CI 值，估计患者 5 年后的生存率为 49%（即 39% ~ 58%）。在大多数生存曲线中，早期的随访通常比后期包含更多患者的结果（这是由于后期随访的中断，而且因为患者没有同时参加研究），这意味着早期的生存曲线通常更精确，用更窄的置信带表示。

评估的患者人数和事件数量影响我们对结果的信心。如表 13-1 显示，在极端结果的情况下（所有患者或没有患者有结果），置信区间相当广泛，直到所包括的患者数量为 40 ~ 50，直到数字达到数百才会缩小。[10] 当分子为 0 或 1，且样本中至少有 30 名患者时，可以应用一个简单的公式 "3s 规则"，即 100 乘以 3 除以患者数量，估计 95% 置信区间的上限。

表 13-1　极端结果的 95% 置信区间 [a]

如果分母为	而%为0%，则真值%可能高达	当%为100%时，真值%可能低至
1	95%	5%
2	78%	22%
3	63%	37%
4	53%	46%
5	45%	55%
10	26%	74%
25	11%	89%
50	6%	94%
100	3%	97%
150	2%	98%
300	1%	99%

[a] 改编自 Sackett 等人的研究 [10]

使用指南

在研究中，有 456 名儿童存活到 2.5 岁，可以评估其神经发育情况，其中 42% 被归为健康，31% 有轻度残疾，27% 有中度或重度残疾。[1] 然而，轻度或无残疾儿童的比例从胎龄 22 周的 40% 上升到胎龄 26 周的 83%。男孩发生中度至重度残疾的风险（31%）高于女孩（23%）。图 13-2 显示了根据出生时的胎龄，并与对照组比较，校正后 2.5 岁时 Bayley—III 综合认知、语言和运动的平均分数。在图 13-2 中还可以看到，妊娠 26 周出生的婴儿 99% 的置信区间相当狭窄，部分原因是该组患者数量最多（ n = 148 ），而妊娠 23 周出生的婴儿组（ n = 37 ）中的置信区间则非常广泛。

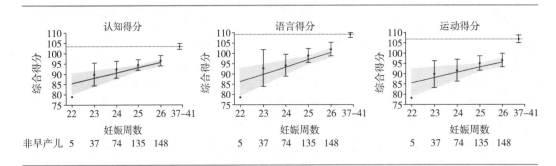

图 13-2　根据出生时的胎龄，并与对照组比较，校正后 2.5 岁时 Bayley—III 综合认知、语言和运动的平均分数

对角线表示对照组的平均值，竖条表示平均值的 99% 置信区间（CIs）。

早产儿组儿童各自得分的 99% CIs 的回归线基于这些方程，其中 GA 表示胎龄（以完成周数为单位）：认知得分 = 83.12 +（GA − 21）× 2.517，$P < 0.001$；语言得分 = 82.78 +（GA − 21）× 3.551，$P < 0.001$；运动得分 = 83.24 +（GA − 21）× 2.523，$P = 0.001$。

摘自 Serenius 等人的研究，[1] JAMA 2013 年。

13.6 如何将研究结果应用于患者护理中

13.6.1 对于患者的研究和管理是否与我们实践中的内容相似？

作者应明确、详细地描述研究患者，以便您能与您的患者进行比较。有时候在预后研究中有时会忽略一个因素，并且可能会强烈影响结果，那就是治疗策略。各个机构的治疗策略往往有明显的不同，并随着时间的推移而改变，因为新的治疗方法已经出现，或者旧的治疗方法重新流行。事实上，研究极早产儿队列的研究人员后来报告说，由于围产期做法的变化，瑞典各医疗区域内极早产儿的 1 年病死率存在重大差异。[12]

13.6.2 后续随访时间是否足够？

由于疾病的出现往往比结果事件的发生要早很长时间，因此研究者必须对患者进行足够长的随访，以检测所关心的结果。例如，一些患有早期乳腺癌的妇女在初次诊断和治疗后多年才会复发。[13] 如果在专栏 13-1 中遇到偏倚风险的标准，预后研究可能会在短时间内提供一个对结果无偏见的评估，但是长期以来，如果患者对预后有兴趣，则可能没有什么用。

13.6.3 是否可以在实践中使用研究结果来管理患者？

预后数据通常为合理的治疗决策提供依据。即使预后结果没有帮助选择适当的治疗方法，它也可以帮助您对相关患者或亲属进行咨询。有些疾病（例如，无症状的疝气或无症状结肠憩室）具有如此良好的整体预后，因此被称为非病变[14]。另一方面，预后不均衡的结果可能为临床医生提供与患者和家属进行讨论的起点，从而对临终护理状况进行咨询。

13.7 临床情景解决方案

对极度早产儿的研究中描述的积极的围生期护理和随访护理似乎与你的患者所接受的优良产前护理和新生儿强化护理相似。假设提供同等程度的密集随访护理，您会得出结论，该研究可能提供对您照顾的儿童的预后的良好估计。作为一名儿科医生和家长，您知道许多认知问题直到孩子开始上小学时才被发现，而在小学阶段，学习问题有时会暴露出来。虽然如果能随访队列到 6 岁是最理想的，但你意识到可能会有更多的患者失去随访机会。有一个问题困扰着您，就是很多孩子在 2.5 岁之前就死亡了。经过进一步的调查，您确信在妊娠 25 到 26 周出生的婴儿中，约有 84% 的患儿活到了 2.5 岁；大部分死亡发生在妊娠 22 到 23 周出生的婴儿中（约 38% 的婴儿存活至 2.5 岁）。由此得出结论，您同意新生儿科医生的观点。在这一点上，该例女婴有一定的概率出现中度至重度残疾，有很大的概率出现轻微残疾，但也可能会正常发育而无神经认知障碍。

参考文献

［1］Serenius F, Källén K, Blennow M, et al; EXPRESS Group. Neurodevelopmental outcome in extremely preterm infants at 2.5 years after active perinatal care in Sweden. JAMA.

2013; 309(17): 1810–1820.

[2] Sweeting MJ, De Angelis D, Neal KR, et al; Trent HCV Study Group; HCV National Register Steering Group. Estimated progression rates in three United Kingdom hepatitis C cohorts differed according to method of recruit–ment. J Clin Epidemiol. 2006; 59(2): 144–152.

[3] Steyerberg EW, Mushkudiani N, Perel P, et al. Predicting outcome after traumatic brain injury: development and international validation of prognostic scores based on admission characteristics. PLoS Med. 2008; 5(8): e165.

[4] Wolf PA, Dawber TR, Thomas HE Jr, et al. Epidemiologic assessment of chronic atrial fibrillation and risk of stroke: the Framingham study. Neurology. 1978; 28(10): 973–977.

[5] Sims AC. Importance of a high tracing–rate in long–term medical follow–up studies. Lancet. 1973; 2(7826): 433–435.

[6] Kriel RL, Krach LE, Jones–Saete C. Outcome of children with prolonged unconsciousness and vegetative states. Pediatr Neurol. 1993; 9(5): 362–368.

[7] ISIS–2 (Second International Study of Infarct Survival) Collaborative Group.Randomised trial of intravenous streptokinase, oral aspirin, both, or neither among 17, 187 cases of suspected acute myocardial infarction: ISIS–2.ISIS–2 (Second International Study of Infarct Survival) Collaborative Group. Lancet. 1988; 2(8607): 349–360.

[8] Dorey F, Amstutz HC. The validity of survivorship analysis in total joint arthroplasty. J Bone Joint Surg Am. 1989; 71(4): 544–548.

[9] Walsh JS, Welch HG, Larson EB. Survival of outpatients with Alzheimer–type dementia. Ann Intern Med. 1990; 113(6): 429–434.

[10] Sackett DL, Haynes RB, Guyatt GH, et al. Clinical Epidemiology: A Basic Science for Clinical Medicine. 2nd ed. Toronto, Ontario: Little Brown & Company; 1991.

[11] Hanley JA, Lippman–Hand A. If nothing goes wrong, is everything all right? interpreting zero numerators. JAMA. 1983; 249(13): 1743–1745.

[12] Serenius F, Sjörs G, Blennow M, et al; EXPRESS study group. EXPRESS study shows significant regional differences in 1–year outcome of extremely preterm infants in Sweden. Acta Paediatr. 2014; 103(1): 27–37.

[13] Early Breast Cancer Trialists' Collaborative Group. Systemic treatment of early breast cancer by hormonal, cytotoxic, or immune therapy. 133 randomised trials involving 31 000 recurrences and 24 000 deaths among 75 000 women. Lancet. 1992; 339(8784): 1–15.

[14] Meador CK. The art and science of nondisease. N Engl J Med. 1965; 272: 92–95.

14 系统综述和荟萃分析的过程

M. Hassan Murad, Roman Jaeschke, PJ Devereaux, Kameshwar Prasad,

Alonso Carrasco—Labra, Thomas Agoritsas, Deborah J. Cook 和 Gordon Guyatt

14.1 临床情景

14.1.1 接受非心脏手术的患者是否接受 β – 受体阻滞剂？

临床情景

您收到一位普通外科医生的咨询请求，内容是关于一位 66 岁的男性在 2 天后进行髋关节置换手术的围术期管理。该患者有 2 型糖尿病和高血压病史，并且吸烟。他没有心脏病史。患者的血压为 135/80 mmHg。由于患者有多种心脏病的危险因素，您正在考虑他是否应该在术前使用 β – 受体阻滞剂来降低死亡、非致命性心肌梗死和其他血管并发症的风险。

14.2 收集证据

意识到在这个有争议的话题上存在大量文献，您决定进行搜索，为您提供对当前最佳证据的准确和快速的概述。因为这个问题是关于治疗的，所以你特别想找到最近的系统综述和涉及这个主题的随机临床试验（RCTs）的荟萃分析。使用免费的联合搜索引擎 ACCESSSS（http：//plus.mcmaster.ca/accessss；请参阅第 4 章"寻找最佳证据"），输入以下搜索术语：β - 受体阻滞剂，围术期和病死率。

从搜索输出顶部的摘要开始，您找到了 2 篇关于"非心脏手术的心脏风险管理"的相关预评估摘要。这两篇摘要都引用了 2008 年发表的一项大型系统综述和荟萃分析的结果，[1] 同时还引用了当前美国和欧洲的临床实践指南。另外，您注意到这些章节的最后更新可追溯到 4 ～ 6 个月前。因此，您可以进一步查找您的搜索输出，以查看预先评估的研究（请参阅第 4 章"寻找最佳证据"），并迅速找出一个最近发表的、与您的问题相关的系统综述和荟萃分析，4 个专科的临床医生高度评价了该综述和荟萃分析的相关性和新闻价值。

14.3 系统综述与荟萃分析简介

14.3.1 定义

系统综述是对以系统性、可重复性的方式解决某一重点临床问题的研究的总结。系统综述可以提供对治疗效果、预后和诊断测试准确性的估计，可以总结定性研究解决的"如何"和"为什么"问题的证据。虽然我们会提及其他类型的问题，但本章重点关注涉及治疗干预或有害暴露对患者重要结果的影响的系统综述。

系统综述通常伴随着荟萃分析（对不同研究结果进行统计学上的汇集或汇总），以提供单一的最佳效果估计。研究的集合增加了精确度［即，缩小置信区间（CIs）］，并且生成的单一最佳效果估计有助于临床决策。因此，您可能会看到一篇已发表的系统综述，其中作者选择不进行荟萃分析，您可能会看到荟萃分析在没有系统综述的情况下进行（即研究结合统计学，但没有按照综合评估、显式和可重现的方法进行选择）（见图 14-1）。在临床上最有用的是一个良好的系统评估（即，附有荟萃分析），也是本章将主要介绍的方法。

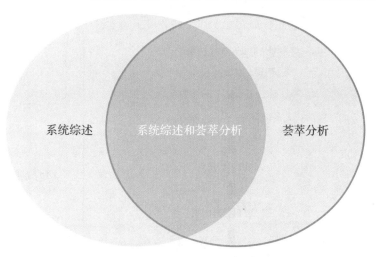

图 14-1　研究设计的重叠：系统综述和荟萃分析

与系统综述相比，传统的叙述性综述通常涉及疾病的多个方面（例如，病因学、诊断、预后或管理），没有明确的标准来选择纳入的研究，不包括与主要研究相关的偏倚风险的系统评估，也不提供定量的最佳估计或评价这些估计的置信度。传统的叙事性综述文章对于获得临床状况的广泛概述很有用，但可能无法为重点突出的临床问题提供可靠而公正的回答。

14.3.2 为什么要寻求系统综述？

当寻找证据来回答临床问题时，最好寻求系统综述，特别是包括荟萃分析的综述，而非寻找最好的个体研究。原因包括以下几点：

（1）单项研究可能无法囊括全部证据，因此其结果可能会产生误导。

（2）收集和评估一些研究需要大量的时间。

（3）系统综述通常需要结合荟萃分析，以提供最佳的效果估计，提高精确度，便于临床决策。

（4）如果系统综述表现做得好，则可能会提供所有相关证据，并对效果的最佳估计进行评估，增加置信度。

（5）系统综述包括的患者范围比任何单一研究都要大，可能增强你将结果应用于面前患者的信心。

14.3.3 系统综述与荟萃分析的过程概要

在应用"用户指南"时，您将发现对于进行系统综述和荟萃分析的过程有一个清晰的认识。图 14-2 显示了系统综述和荟萃分析的过程，从问题的定义开始，问题的定义就是指为决定将哪些研究纳入审查而制定的资格标准。资格标准确定了研究人群、暴露因素或干预措施以及感兴趣的结果。系统综述也可能将研究限制在最小化偏倚风险的研究中。例如，针对某项治疗问题的系统综述往往只会包括随机对照试验（RCT）。

在确定了选择标准后，审查人员将对所有相关医学数据库中的文献进行全面搜索，通常会产生大量潜在相关的标题和摘要。然后，他们将选择标准应用于标题和摘要，得出较少数量的文章，并进行检索。之后，审查人员再一次应用筛选标准对完整的报告进行筛选。

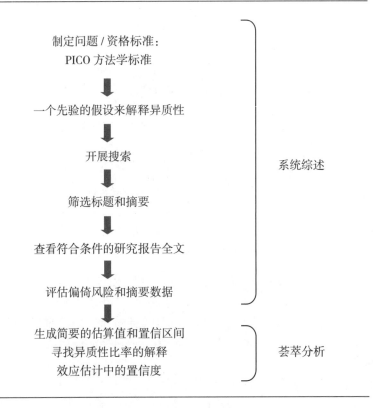

图 14-2　进行系统回顾和荟萃分析的过程

在没有荟萃分析的系统评估中，生成简要估计和置信区间的步骤不适用。如果系统综述包括荟萃分析，并提供个别研究的效果估计，可以寻求异质性的解释和评估的置信度。

缩写：CI，置信区间；PICO，患者、干预、比较和结果。

审查人员在完成筛选过程后，评估各项研究的偏倚风险，并对每项研究的数据进行摘要。最后，他们对结果进行总结，包括在适当的情况下，进行定量综合或荟萃分析。荟萃分析提供了对每项相关结果影响的汇总估计（即综合估计）以及相关联的置信区间CI。荟萃分析经常包括检查所有研究中的效应估计差异，以试图解释结果差异（探索异质性）。如果基于先前指定的关于患者、干预措施或结果中可能存在的差异的假设，这种探索就会变得更加可信。

14.3.4 判断效果估计的置信度

将系统综述的结果应用于患者护理时，可以查看效果的估计。没有荟萃分析的系统综述通常呈现的是单个研究的结果；荟萃分析则为每个相关结果增加了单一的汇总效果（综合）估计和相关联的置信区间CI。汇总的估计可能包括治疗结果的估计（例如，死亡、心肌梗死，生活质量、晚期灾难性不良反应），诊断测试性质的估计（例如，似然比）或患者可能出现结果的估计（例如，预后）。临床医生需要知道他们在多大程度上可以相信这些估计。

两个根本问题可能会降低估计的置信度。一个是系统综述的审查人员的审查方法的有多么严格。我们将其称为综述的置信度。我们所说的置信度，是指审查的设计和实施在多大程度上可能防止了误导性的结果。[4] 如您所见，由于资格标准不适当或不明确，检索不充分，以及遗漏了对个别研究的偏倚风险评估，置信度可能会受到影响。（见专栏 14-1 在审查过程的置信度方面需要考虑的问题；这些问题适用于任何系统性审查，无论是否进行了荟萃分析）。

　　一项高度可信的审查（遵守方法论标准的综述）可能使我们对效果估计的置信度非常低。常见的原因包括以下几点：个别研究可能存在较高的偏倚风险和不一致的结果，汇总的（组合）样本量也可能很小，结果可能不准确，而且研究中纳入的患者可能与我们感兴趣的患者存在重要差异。本章涉及回顾过程的置信度评估；下一章（第 15 章 "系统综述和荟萃分析的理解和应用"）将指导您决定在存在可信的评审过程的情况下，我们可以对效果的置信度有多强。

专栏 14-1

系统综述流程置信度的用户指南

审查是否明确解决了明显的临床问题？

相关研究的搜索是否做到非常详细？

初级研究的偏倚风险是否得到评估？

审查评价是否能对结果之间的研究差异做出可能性解释？

审查现有的结果可以推广到临床应用中吗？

研究的选择和评估是可重现的吗？

审查评价对效果评估的置信度吗？

14.4 过程是否可信

14.4.1 审查是否明确解决了明显的临床问题？

　　相对于传统的叙述性综述，系统综述的关注点较窄，并解决了由特定的患者、干预、比较和结果所定义的具体问题（治疗或伤害问题）。当综述作者进行荟萃分析时，问题的范围有多窄或多宽就显得尤为重要。请看以下假设示例，具有不同范围的 4 项荟萃分析：

　　（1）一项荟萃分析，将所有类型癌症治疗方式的结果汇集起来，生成对病死率影响的单一估计。

　　（2）一项荟萃分析，将所有抗血小板药物（包括阿司匹林、磺吡酮、双嘧达莫、噻氯匹定和氯吡格雷）所有剂量对主要血栓事件（包括心肌梗死、卒中和下肢急性动脉功能不全）的影响结果汇总起来。

　　（3）一项荟萃分析，汇集了所有剂量的所有抗血小板药物对临床表现动脉粥样硬化（见于心脏、脑部或下肢）患者病死率的影响结果。

　　（4）一项荟萃分析，汇集了所有剂量的所有抗血小板药物对临床表现动脉粥样硬化

（TIA）的血栓性卒中的效果。

临床医生显然会对第一项荟萃分析感到不满意，因为它涉及所有癌症的所有治疗方法。针对第二项和第三项荟萃分析，临床医生发现这两项关于抗血小板药物的主要血栓形成事件和病死率的荟萃分析用处不大，因为它们范围太过广泛。相比之下，大多数临床医生可能会对研究阿司匹林和血栓性卒中的第四项荟萃分析感到满意，因为研究范围较为集中，尽管他们可能表达了对在广泛的阿司匹林剂量内及进行汇总表示担忧。

什么原因使荟萃分析范围太广泛或太狭窄？在决定荟萃分析中提出的问题是否合理时，临床医生需要问自己，基础生物学是否使他们在所包括的患者范围内预期或多或少会有相同的治疗效果（见专栏14-2）。他们应该问一个关于研究问题的其他组成部分的并行问题：基础生物学是如何在研究的干预措施和结果的范围内，他们期望或多或少相同的治疗效果？ 临床医生也可以为其他临床探究领域构建一套类似的问题。例如，在所包括的患者范围内，测试方法、参考或黄金诊断标准，可以预期更多或减少与检查诊断测试的研究相关的相似似然比（请参阅第12章"诊断检查"）？[5]

专栏14-2

纳入系统综述的资格标准是否适当？

在所包括的患者范围内（例如，年龄较大或较小以及不同病情的患者），结果是否相似？ 在所研究的干预措施或暴露范围内（例如，对于治疗来说，是高剂量还是低剂量；对于诊断来说，是由专家还是非专家来解释测试结果），结果是否相似？ 在测量结果的范围内（例如，更短或更长的随访），结果是否相似？

临床医生拒绝接受分析汇集了所有类型癌症的所有癌症治疗模式的数据，因为他们知道某些癌症疗法对某些癌症中有效，而对有些癌症治疗则效果不佳。结合这些研究的结果将产生对大多数干预措施没有任何意义或有误导性的效果估计。拒绝接受所有抗血小板药物与动脉粥样硬化患者病死率的荟萃分析的临床医生会认为，抗血小板药物的生物学差异很可能导致治疗效果的重要差异。此外，他们还可能认为，心脏、脑部和颈部、腿部的血管在动脉硬化的生物学上存在重要差异。认可这类荟萃分析的医生会争辩称抗血小板药物的基本生物学（身体不同部位的动脉粥样硬化情况）相似，因此预计治疗效果的幅度也相似。

对于最后一个更有针对性的综述，大多数临床医生会接受，在TIA反映右侧或左侧脑缺血的患者中，在75岁以上的患者和年轻患者中，在男性和女性中，在不同的阿司匹林剂量中，在1至5年的随访期内，在主治医生确定的卒中患者和专家团队确定的卒中患者中，阿司匹林作用的生物学原理可能是相似的。相似的生物学特性很可能导致相似的治疗效果，这解释了荟萃分析作者对结合了具有TIA的患者中使用阿司匹林的研究很满意。

临床医生的任务是决定在一系列患者内、干预措施或暴露和结果中，干预措施是否有可能产生类似的效果。只有当综述作者提供了精确的声明，说明他们决定纳入的患者、暴露和结果的范围，换句话说，他们的综述有明确的资格标准，才有可能做出这种判断。

此外，系统综述作者必须指定与偏倚风险相关的研究纳入标准。一般来说，这些标准应与用于评估初级研究中偏倚风险的最重要标准相似（专栏 14-3）。[6] 明确的资格标准不仅有利于决定这个问题是否合理，而且使得作者不太可能优先地纳入或排除支持自己以前的结论或信念的研究。

临床医生可能会提出一个合理的问题，即使在一个相对狭义的问题中，他们是否可以确信不同患者、干预措施和结果测量的结果是相似的。关于 TIA 患者使用阿司匹林的问题，在阿司匹林剂量或短期和长期随访期间，具有或多或少严重的基础动脉粥样硬化的患者的效果可能会有所不同。因此，在审查结果时，需要询问开始时的假设是否准确在不同患者、干预措施和结果中，效果是否相同？ 我们将在下一章在来讨论这个问题（请参阅第 15 章"系统综述和荟萃分析的理解和应用"）。

专栏 14-3

选择最有可能以较低的偏倚风险提供结果的文章的指南

治疗：患者是随机选择的吗？

随访时间是否足够？

诊断：患者的样本是否代表那些患有该疾病的患者？

是否使用独立于病史、体检、实验室检查或研究的影像学检查的可信标准来验证诊断？

伤害：研究人员是否发现所有已知决定因素的相似性或调整分析中的差异性？

随访时间是否足够？

预后：患者样本是否有代表性吗？

随访时间是否足够？

14.4.2 相关研究的搜索是否做到非常详细？

如果系统综述不能获得完整的、或至少是有代表性的、符合条件的研究样本，就有可能提出误导性的结果。为了达到这个目标，审稿人需要搜索书目数据库。对于大多数临床问题，搜索单个数据库不足，可能导致错过重要的研究。因此，针对大多数临床问题，建议搜索 MEDLINE、EMBASE 和 Cochrane 对照试验中心登记册。根据审查问题的性质，可能需要搜索其他数据库。系统综述作者会检查他们检索到的文章的参考文献清单，并寻求与该领域的专家进行个人联系。检查最近发表的科学会议上提交的摘要和查看不常用的数据库也可能很重要，包括那些总结博士论文的数据库和制药公司持有的正在进行的试验数据库或正在进行的注册试验数据库。

另一个未发表的研究的重要来源是美国食品药品监督管理局（FDA）对新药申请的审查。一项评估与使用非甾体抗炎药物相关的消化不良风险的研究发现，搜索 FDA 的记录发现了 11 项试验，其中只有 1 项已发表。[8] 另一项对 FDA 报告的研究发现，它们包括了许多未发表的研究，这些研究的结果可能会明显改变对效果的估计。[9] 除非系统综述的作者找到这些研究，否则很难知道相关研究被遗漏的可能性有多大。

发表性偏倚以多种形式出现，其中最为熟悉的是没有报告或发布具有负面结果的研究。这种发表性偏倚可能会导致系统综述的结果产生误导，因为系统综述没有包括未发表的研究。[10, 11]

如果作者在审查中包括未发表的研究，他们应该尝试获得完整的报告，他们应该使用相同的标准来评估已发表和未发表的研究的偏倚风险。有各种各样的技术可用于探索发表性偏倚的可能性，但没有一个完全令人满意。基于少量样本量有限的研究的系统综述特别容易受到发表性偏倚的影响，特别是如果大多数或所有研究都是由对结果有既得利益的商业实体赞助的。

发表性偏倚的另一种越来越被认可的形式发生在研究人员测量一些结果时，但只报告那些有利于试验干预的结果或那些最有利于干预的结果（选择性结果的发表性偏倚）。如果审查人员报告说，他们成功地联系了初级研究的作者，并且确保对结果进行全面披露，那么对发表性偏倚的担忧就会减少。

审查人员可能会做得更多，而不仅仅是联系初级研究的作者。他们可以招聘这些调查员作为合作者进行审查，在此过程中，他们可以获得个别患者的病历。这样的个体患者数据荟萃分析可以促使进行强有力的分析（解决真正的意向性治疗分析和知情亚组分析等问题），从而加强系统综述的推论。

14.4.3 初级研究的偏倚风险是否得到评估？

即使系统综述只包括RCTs，了解每个试验在多大程度上使用了防止偏倚的保护措施也是很重要的。研究方法的差异可能解释了结果之间的重要差异。[12]例如，不太严格的研究有时会高估治疗和预防干预的有效性。[13]即使不同研究结果一致，确定其偏倚风险仍然很重要。如果一致的结果来自偏倚风险较高的研究，则不如来自偏倚风险较低的研究更有说服力。

探讨治疗问题的观察性研究的一致结果也应引起关注。临床医生可以系统地选择具有良好预后的患者接受治疗，这种做法的模式可能随时间和地理环境而保持一致。有许多观察性研究的例子，发现了误导性的结果，与大型RCTs结果相矛盾。例如，相当多的临床前和流行病学证据表明，抗氧化维生素可以降低前列腺癌的风险。然而，一项对35 533名健康男性的试验发现，膳食中补充维生素E会显著增加患前列腺癌的风险。[14]类似地，实验室研究表明，抗氧化剂可能会减缓或防止动脉粥样硬化斑块的形成，但一项对14 641名男性医生的试验发现，补充维生素E或维生素C均不会降低主要心血管事件的风险。[15]

没有一种正确的方法来评估偏倚风险。[16]一些审稿人使用较长的清单来评估偏倚风险，而其他评论者则侧重于研究的3或4个关键方面进行考虑。在考虑是否信任审查结果时，请检查作者是否检查了与本书其他章节中所述标准相似的标准［请参阅第6章"治疗（随机试验）"；第10章"危害（观察研究）"；第12章"诊断检查"；第13章"预后"］。审查人员在选择研究时可应用以下标准，采用相对较低的门槛（例如，限制随机对照试验的资格）来选择研究（见专栏14-3），并且更全面地评估（例如，考虑隐瞒、盲目性和及早停止获益）所纳入研究的偏倚风险。系统综述的作者应明确报告每项纳入研究的偏倚风险程度。

14.4.4 审查评价是否能对结果之间的研究差异做出可能性解释？

纳入系统审查的研究不太可能显示出相同的结果。无论其审查是否包括荟萃分析，系统综述作者应尝试解释出现结果变异的原因。当研究结合应用荟萃分析时，结果的差异就很容易量化了。偶然性总是代表一个可能的解释。入选患者的特征、干预措施的实施方式、结果评估方式或偏倚风险的不同也可能是原因。例如，干预措施在老年患者中可能比在年轻患者中更有效，或在糖尿病患者中比在非糖尿病患者中更有效。我们常把研究间结果的不一致称为异质性。

系统性行书的作者应假设异质性的可能解释（先验，当计划审查时），并在亚组分析中测试其假设。亚组分析可能提供重要的见解，但也可能产生误导。在第 15 章"系统综述和荟萃分析的理解和应用"中，我们讨论了如何评估异质性以及其如何影响估计结果的置信度。

14.4.5 审查现有的结果可以推广到临床应用中吗？

如果您和您的患者被告知治疗会将心肌梗死的风险降低 50%，这听起来令人印象深刻，但这可能意味着从 1% 降至 0.5% 或从 40% 降至 20%。在前一种情况下，当风险差异（也称为绝对风险降低）为 0.5% 时，您的患者可能会决定拒绝一个具有明显不良影响、负担或成本的治疗。在后一种情况下，这种情况的可能性要小得多。因此，您和您的患者需要知道干预的绝对效果。患者在治疗中获得的绝对收益（或伤害）取决于他们的基线风险（位接受治疗或接受标准治疗时结果的可能性）。

例如，他汀类药物可减少约 25% 的致命和非致命性心血管事件［相对危险度（RR），0.75］[17]；然而，对于 Framingham 风险评分（或其他风险分层方法）较高的患者，其绝对获益可能比低评分的患者更大（见专栏 14-4）。

专栏 14-4

基准风险对绝对风险降低幅度的影响

患者 1：
65 岁的男性吸烟者，胆固醇水平为 250 mg / dL，高密度脂蛋白（HDL）为 30 mg / dL，收缩压为 140 mmHg。
未来十年心脏事件的绝对风险：28%。
他汀治疗后的风险：28% × 0.75 = 21%
绝对风险降低：28% − 21% = 7%。

患者 2：
50 岁的女性吸烟者，胆固醇水平为 170 mg / dL，HDL 为 55 mg / dL，收缩压为 130 mm Hg。
在未来十年心脏事件的绝对风险：2%。
他汀治疗后的风险：2% × 0.75 = 1.5%
绝对风险降低：2% − 1.5% = 0.5%。

虽然我们主要对绝对效应感兴趣，但研究中的相对效应往往更为一致（请参阅第 8 章"治疗风险降低了吗？了解这个结果"）。这就是二元结果的荟萃分析通常应该并且结合并呈现相对效应的原因，例如相对危险度、比值比或相对危险度（少用）。那么我们如何确定真正感兴趣的绝对效果呢？ 最好的方法是获得患者基线风险的估计值（理想情况是通过对有代表性的人群进行观察性研究或应用风险分层工具；如果两者都不可用，则则通过荟萃分析中的随机试验来获得）[18]，然后用相对危险度来估计患者的风险差异。[19]

审查作者还可以利用有用和适用的方式呈现连续变量的结果。例如，加权平均差和标准差平均差代表了汇总各研究的常见统计方法。临床医生可能难以理解呼吸康复计划的效果的重要性，因为在慢性呼吸问卷量表（CRQ）上，其加权平均差异为 0.71 个单位。如果说 CRQ 的最小重要差异是 0.5 单位，他们可能会有更少的困难。如果告知治疗对疾病特异性健康相关生活质量的治疗效果是 0.71 的标准化平均差异，临床医生可能至少具有同等的困难。再次，如果说 0.2、0.5 和 0.8 可能代表小、中和大的影响，他们可能会有更少的困难。如果被告知 30% 的患者因该方案（需要治疗的人数约为 3 人）而在功能上有重要的改善，临床医生的难度可能最小。[20]

14.4.6 研究的选择和评估是可重现的吗？

正如我们所看到的，系统综述的作者必须决定纳入哪些研究，偏倚风险的程度以及抽象的数据。这些决定总是需要审查人员的判断，并且会受到错误（即随机误差）和偏倚（即系统错误）的约束。有两个以上的人参与每个决策，可以防止错误的发生，如果在审查人员之间有超越偶然性的良好一致，临床医生可以对系统综述的结果更有信心。系统综述的作者通常会报告吻合度测量（例如，一种机会纠正协议的量度，如 κ 统计量）以量化他们对研究选择和偏倚风险评估的一致程度。

14.4.7 审查评价对效果评估的置信度吗？

正如我们已经指出的，一篇综述可以遵循最佳的系统综述和荟萃分析方法，而证据仍可能证明对效果估计的置信度不足。理想情况下，系统综述作者将明确地解决偏倚风险，因为偏倚可能会降低对结果估计、不精确性（即较宽的 CI）和不一致性（即不同研究之间结果的巨大差异性）的置信度。如果系统综述作者本身没有做出明确的评估，他们应该至少提供您所需要的信息以自行评估。下一章（第 15 章"系统综述和荟萃分析的理解和应用"）详细描述了系统综述作者如何解决这些问题（如果作者没有明确这样做，则由您来做），以对效果估计的置信度做出适当的评价。

14.5 临床情景解决方案

回到开场情景，您所进行的系统综述和荟萃分析包括 11 项试验，纳入了超过 10 000 名患有非心脏手术的患者，随机分为 β-受体阻滞剂或对照组。[2]这些试验涉及感兴趣的主要结果（死亡、非致死性心肌梗死和非致死性卒中）。β-受体阻滞剂、剂量、给药时间和药效持续时间各不相同。

系统综述作者检索了 MEDLINE、EMBASE、CINAHL、Cochrane 图书馆随机对照试验中心登记册以及其他试验数据库和注册管理机构。他们还检查了已确定的文章的参考文献列表和以前的系统综述，以获取更多的参考文献。他们没有将搜索限制在特定的语言和地点。他们有 2 名独立审稿员评估试用资格和选择研究，并由第三位审稿人解决分歧。他们没有定量报告审稿人之间的协议水平，这是您更希望知道的一个特点。

系统综述作者使用 Cochrane 协作网的偏倚风险评价工具。他们通过报告生成分配序列生成的充分性，分配的隐蔽性以及对参与者、人员和结果评估者的盲化，明确地描述了每个试验的偏倚风险。作为荟萃分析的一部分，作者进行了单独的敏感度分析，排除了偏倚风险较高的研究，并测试了发表性偏倚。并没有报告他们已经联系了原始研究的作者，而你希望他们这样做。

总而言之，您得出的结论是这个系统综述和荟萃分析方法的置信度是中等到高等的，您决定审查效果的估计值及其相关置信度。

参考文献

［1］Bangalore S, Wetterslev J, Pranesh S, et al. Perioperative beta blockers in patients having non-cardiac surgery: a meta- analysis. Lancet. 2008; 372(9654): 1962–1976.

［2］Bouri S, Shun-Shin MJ, Cole GD, et al. Meta-analysis of secure randomised controlled trials of β-blockade to prevent perioperative death in non-cardiac surgery. Heart. 2014; 100(6): 456–464.

［3］Alkin M. Evaluation Roots: Tracing Theorists' Views and Influences. Thousand Oaks, CA: Sage Publications Inc; 2004.

［4］Oxman AD. Checklists for review articles. BMJ. 1994; 309(6955): 648–651.

［5］Irwig L, Tosteson AN, Gatsonis C, et al. Guidelines for meta-analyses evaluating diagnostic tests. Ann Intern Med. 1994; 120(8): 667–676.

［6］Oxman AD, Guyatt GH. The science of reviewing research. Ann N Y Acad Sci. 1993; 703: 125–134.

［7］The Cochrane Collaboration. Cochrane Handbook for Systematic Reviews of Interventions. Version 5.1.0. http: //handbook.cochrane.org/. Accessed July 26, 2014.

［8］MacLean CH, Morton SC, Ofman JJ, et al. How useful are unpublished data from the Food and Drug Administration in meta-analysis? J Clin Epidemiol. 2003; 56(1): 44–51.

［9］McDonagh MS, Peterson K, Balshem H, et al. US Food and Drug Administration documents can provide unpublished evidence relevant to systematic reviews. J Clin Epidemiol. 2013; 66(10): 1071–1081.

［10］Stern JM, Simes RJ. Publication bias: evidence of delayed publication in a cohort study of clinical research projects. BMJ. 1997; 315(7109): 640–645.

［11］Ioannidis JP. Effect of the statistical significance of results on the time to completion and publication of randomized efficacy trials. JAMA. 1998; 279(4): 281–286.

［12］Moher D, Pham B, Jones A, et al. Does quality of reports of randomised trials affect estimates of intervention efficacy reported in meta-analyses? Lancet. 1998; 352(9128): 609–613.

［13］Odgaard-Jensen J, Vist GE, Timmer A, et al. Randomisation to protect against selection bias in healthcare trials. Cochrane Database Syst Rev. 2011; (4): MR000012.

［14］Klein EA, Thompson IM Jr, Tangen CM, et al. Vitamin E and the risk of prostate cancer: the Selenium and Vitamin E Cancer Prevention Trial (SELECT). JAMA. 2011; 306(14): 1549–1556.

［15］Sesso HD, Buring JE, Christen WG, et al. Vitamins E and C in the prevention of cardiovascular disease in men: the Physicians' Health Study II randomized controlled trial. JAMA. 2008; 300(18): 2123–2133.

［16］Jüni P, Witschi A, Bloch R, et al. The hazards of scoring the quality of clinical trials for meta-analysis. JAMA. 1999; 282(11): 1054–1060.

［17］Taylor F, Huffman MD, Macedo AF, et al. Statins for the primary prevention of cardiovascular disease. Cochrane Database Syst Rev. 2013; 1: CD004816.

［18］Guyatt GH, Eikelboom JW, Gould MK, et al; American College of Chest Physicians. Approach to outcome measurement in the prevention of thrombosis in surgical and medical patients: Antithrombotic Therapy and Prevention of Thrombosis, 9th ed: American College of Chest Physicians Evidence- Based Clinical Practice Guidelines. Chest. 2012; 141(2)(suppl): e185S-e194S.

［19］Murad MH, Montori VM, Walter SD, et al. Estimating risk difference from relative association measures in meta-analysis can infrequently pose interpretational challenges. J Clin Epidemiol. 2009; 62(8): 865-867.

［20］Thorlund K, Walter SD, Johnston BC, et al. Pooling health-related quality of life outcomes in meta-analysis—a tutorial and review of methods for enhancing interpretability. Res Synth Methods. 2012; 2(3): 188-203.

15　系统综述和荟萃分析的理解和应用

M. Hassan Murad, Victor M. Montori, John P. A. Ioannidis, Ignacio Neumann, Rose Hatala, Maureen O. Meade, PJ Devereaux, Peter Wyer 和 Gordon Guyatt

在前一章（第 14 章"系统综述和荟萃分析的过程"）中，提供了关于如何评估系统综述过程的置信度的指导，不论是否合并荟萃分析。如果系统综述有足够置信度的话，在本章中，我们将讨论如何决定系统评价的置信度。如您所见，系统综述作者可能评估和分析了置信度，但是对效果的估计可能信心不足。我们将回到上一章讨论的临床情景，并获得通过可信的系统评估和荟萃分析中获得干预的相对和绝对效果，并确定估计结果（证据质量）的置信度。[1] 评估置信度的一般框架是基于 GRADE（推荐分级的评估、制订与评价）工作组提供的方法。[2] 本章重点介绍治疗或损害的问题。该框架还适用于其他类型的问题，例如预后或者诊断问题 [3,4]。

15.1 临床情景

我们继续以一位 66 岁的男性吸烟者为例，他患有 2 型糖尿病和高血压，正在接受非心脏手术，我们考虑为他开具围术期 β–阻滞剂，以预防非致死性心肌梗死、死亡和非致死性卒中等心血管并发症。

15.2 了解荟萃分析的合并效应值

如果系统综述作者决定合并结果以产生一个单一的效果估计是不合适的，系统性综述很可能以一个或多个表格结束，描述个别主要研究的结果。然而，通常系统综述通常包括一项荟萃分析，其中有一个从个别研究结果的加权平均数得出的最佳效果估计（通常称为总结或汇总估计）。加权过程取决于样本大小或事件数量，或者更具体地说，取决于研究的精确度。精确度较高的研究在荟萃分析中的置信区间（CI）较窄，权重较大。

在一项关于治疗问题的荟萃分析中，寻找二分结果（是 / 否），以估计收益或风险的大小，你应该寻找相对危险度（RR）和相对危险度减少率（RRR）或比值比（OR）和相对比值比降低率（请参阅第 8 章"治疗风险降低了吗？了解这个结果"）。当使用时间—事件方法分析结果（例如，生存分析）时，结果可能呈现为相对危险度。在涉及诊断的荟萃分析诊断中，您应该查找概率估计的似然比或者诊断的比值比（请参阅第 12 章"诊断检查"）。

在连续变量而非二分法结果的情况下，荟萃分析师通常使用 2 个选项中的 1 个来整合各研究的数据。如果每项研究的结果以相同的方式进行测量（例如，住院时间），则将每项研究的结果综合起来，考虑以每项研究的精确度，以计算所谓的加权平均差异。这一衡量标准与个别研究报告的结果单位相同（例如，综合估计治疗后住院治疗时间减少 1.1 天）。

有时候，初级研究中使用的结局指标相似，但不完全相同。例如，一项试验可能使用有效的问卷（慢性呼吸问卷）来衡量与健康有关的生活质量，另一项试验可能会使用不同的有效问卷（圣乔治呼吸问卷）。另一个示例是对使用不同的抑郁症严重程度测量方法的研究进行的荟萃分析。

如果患者和干预措施均是相似的，那么即使研究人员使用了不同的测量工具，将干预措施对生活质量或抑郁症的影响进行综合估计可能是值得的。在这种情况下，产生汇总估计的一种方法是通过观察治疗与控制之间的平均差异并将其除以标准值来标准化测量结果。[5] 来自该计算结果的效果大小是以 SD 单位表示的治疗效果的汇总估计（例如，效应大小为 0.5 意味着研究的平均疗效是 SD 单位的一半）。理解效果尺寸的经验法则表明，SD 值为 0.2 代表较小的效应；SD 值为 0.5 代表中度效应；SD 值为 0.8 代表较大的效应。

临床医生可能不熟悉如何解释效应大小，系统综述作者可能会通过使用一些替代性的表述方式之一来帮助你解释结果。一个是将汇总效果大小换算成自然单位。[7] 例如，临床医生可能已经熟悉了慢性肺部疾病患者步行测试评分差异的意义。然后，研究人员可以将许多治疗对功能状态改变效果大小转换为（例如，步行测试和爬楼梯测试）步行测试分数的差异。[8]

更好的方法是将连续结果转化为二分法结果：例如，在疼痛、疲劳或呼吸困难方面有明显减轻的患者的比例。进行这种转换的方法越来越完善。[9, 10] 关于系统综述作者如何呈现可供临床应用的结果的视力（请参阅第 14 章"系统综述和荟萃分析的过程"）。

传统荟萃分析的结果通常在所谓的森林图（forest plot）来描述（见图 15-1～图 15-3）。森林图可显示每个研究的效果（即结果）；点估计值以正方形表示，其大小与研究的权重成正比，并且 CI 值以水平线表示。在 1.0 处的实线表示没有效应，虚线是以荟萃分析汇总效应值为中心。汇总效应值通常以菱形表示，其宽度代表汇总效应的 CI 值。随着 CI 值的扩大，汇总效应大小的不确定性增加；当 CI 值越过"没有效应"线（RR 或 OR 为 1.0）时，干预是否有任何影响就不确定了（请参阅第 9 章"置信区间：单项研究或荟萃分析的样本量是否足够大"）。

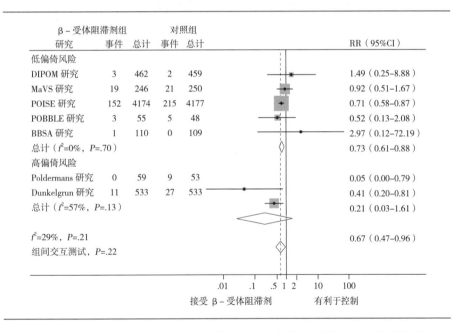

图 15-1　一项关于围术期接受 β-受体阻滞剂患者非致死性梗死结果的荟萃分析

缩写：BBSA 研究，β-受体阻滞剂在脊椎麻醉中应用的研究；CI，置信区间；DIPOM 研究，糖尿病术后病死率和发病率试验；MaVS 研究，血管手术后美托洛尔应用研究；POBBLE 研究，围术期 β-受体阻滞剂应用试验；POISE 研究，围术期缺血评估试验。

实线表示没有效果。虚线以荟萃分析汇总效应值为中心。

数据来自 Bouri 等人的研究。[1]

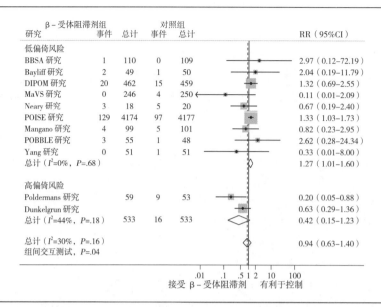

图 15-2 一项关于围术期接受 β-受体阻滞剂患者非致死性梗死结果的荟萃分析

缩写：BBSA 研究，β-受体阻滞剂在脊椎麻醉中应用的研究；CI，置信区间；DIPOM 研究，糖尿病术后病死率和发病率试验；MaVS 研究，血管手术后美托洛尔应用研究；POBBLE 研究，围术期 β-受体阻滞剂应用试验；POISE 研究，围术期缺血评估试验。

实线表示没有效果。虚线以荟萃分析汇总效应值为中心。

数据来自 Bouri 等人的研究。[1]

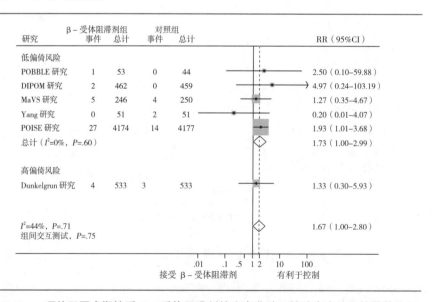

图 15-3 一项关于围术期接受 β-受体阻滞剂的患者非致死性脑卒中结果的荟萃分析

缩写：CI，置信区间；DIPOM 研究，糖尿病术后病死率和发病率试验；MaVS 研究，血管手术后美托洛尔应用研究；POBBLE 研究，围术期 β-受体阻滞剂应用试验；POISE 研究，围术期缺血评估试验。

实线表示没有效果。虚线以荟萃分析汇总效应值为中心。

数据来自 Bouri 等人的研究。[1]

回到围术期应用 β-受体阻滞剂的情景中，你找到了一篇你认为过程可信的系统性综述，其中包括非致死性梗死、病死率和非致死性卒中结果的荟萃分析。森林图显示了相关随机试验对这些结果的效果估计（图 15-1、图 15-2 和图 15-3）。

在围术期应用 β-受体阻滞剂可降低 1 种不良结果的发生风险——非致死性心肌梗死（RR，0.67；95% CI，0.47～0.96）。因为 CI 值不超过 1.0（无效果）（表 15-1），所以汇总效应达到具有统计学意义的阈值。然而，β-受体阻滞剂可能增加非致死性卒中的风险，而 CI 值的下限刚好触及无效应值（RR，1.67；95% CI，1.00～2.80）（表 15-2）。在不确定 β-受体阻滞剂对死亡结果的影响时，因为 CI 值超过 1.0 并且范围很宽，包括死亡人数的大幅减少（37%）以及死亡人数的大幅增加（40%）（RR，0.94；95% CI，0.63～1.40）（表 15-3）。

然而，我们注意到死亡和心肌梗死终点的结果存在明显的不一致，特别是低偏倚风险或高偏倚风险研究得出的结果不同。这就提出了哪种结果更可信的问题，我们将在本章后面再讨论。

了解绝对效应的估计

系统评估和荟萃分析的目标往往是向证据使用者（临床医生、患者和干预方案制定者）提供干预措施对每个患者重要结果影响的最佳估计。在解释和应用结果时，您和您的患者必须平衡理想和不良后果以此来决定最佳的干预方案。

正如我们在前一章（第 14 章"系统综述和荟萃分析的过程"）中指出的那样，与干预有关的 RRs 的知识不足以决定如何权衡理想和不良的后果；而是需要了解与干预相关的绝对风险。例如，我们目前提出的相对估计结果表明，在非心脏手术中使用 β-受体阻滞剂，心肌梗死率为 33%，但非致死性卒中的风险增加了 67%。是否使用 β-受体阻滞剂，取决于心肌梗死的减少是从 10% 到 7% 还是从 1% 到 0.7%，以及非致死性卒中的风险是从 0.5% 增至 0.8% 还是从 5% 增至 8%。

然而，在我们达到绝对效应的最佳估计之前，我们需要解决一个悬而未决的问题：最值得信赖的相对效应估计来自所有的研究，还是来自偏倚风险低的研究？我们解决这个问题，并在本章后面介绍绝对效应的最佳估计。

15.3 评估置信区间（证据的质量）

根据循证实践的第二个原则——有些证据更值得信赖，而有些证据则不那么值得信赖，应用证据需要我们对干预措施对相关结果的影响程度估计的置信度进行评级。置信度评估可为临床实践指南制定者提供建议，并对临床医生和患者决定行动方案而言非常重要（请参阅第 17 章"如何使用临床指导意见：临床实践指南和决策分析"）。

我们对效果估计的置信度评估并不适用于单一研究，而是适用于一系列证据的研究。对于任何管理决策，对结果的置信区间的评估可能会有所不同。从历史上看，"质量"这一词可指偏倚风险，又可指对结果的置信度评估。由于定义模棱两可，现已避免使用"质量"这一术语（虽然当我们使用它时，常表示置信区间的代名词）。相反，我们会使用其他 2 个术语（偏倚风险和置信度评估）。本章重点介绍对效果置信区间估计。

15.3.1 GRADE 方法

GRADE 方法提供了一种系统方法来评估证据质量。GRADE 工作组是一个由卫生保健专业人员、研究人员和指南制定者组成的小组，于 2000 年开始共同制定一个最佳系统，对干预措施影响问题的系统回顾和卫生技术评估的估计信度进行评级，并确定临床实践指南的推荐力度。GRADE 方法已经在全球范围内广泛传播，并得到全球 70 多个组织的认可，[11,12] 包括考科蓝合作组织（Cochrane Collaboration）、英国国家卓越临床研究中心（UK National Institutes of Clinical Excellence）、世界卫生组织（World Health Organization）和美国医生学会（American College of Physicians）。此后已有数百篇出版物描述这个方法，展示了 GRADE 方法的可行性和实用性，评估了其使用性，并为其他人提供了应用指南。

GRADE 将证据质量分为高、中、低和极低四个级别。包括 UpToDate 在内的一些组织将低和非常低结合起来。置信度越低，潜在的真正效果与观察到的效应估计值之间的差异越显著，因此，进一步的研究更有可能揭示效果估计的改变。[13]

置信度的评估首先要考虑研究设计。随机试验最初被赋予很高的置信度，观察性研究被赋予较低的置信度，但是大量的因素可能会修改最初的评级（见图 15-4）。当偏倚、不一致、不精确、间断性的风险增加或者担心发表性偏倚时，置信度可能会降低。置信度增加的情况并不常见，主要发生在效果估计较大时（见图 15-4）。

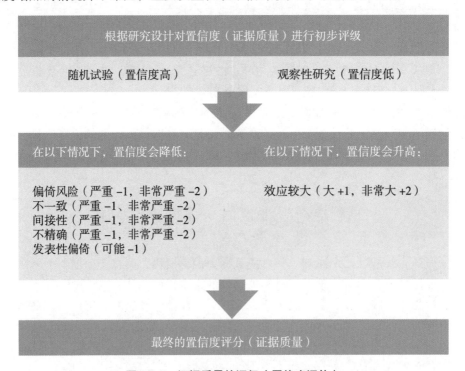

图 15-4　证据质量的评级（置信度评估）

不管系统综述作者是否正式使用 GRADE 方法，GRADE 定义的这些因素应该会影响我们对效果估计的判断。因此，换句话说，您对替代管理策略的系统综述证据质量的评估必须包括对这些问题的考虑。现在，介绍一下关于系统综述和荟萃分析作者应该如何应用这些标准。

15.3.2 证据本身偏倚风险有多么严重?

系统综述的作者评估每项研究中测量结果的偏倚风险。偏倚是指系统性误差而非随机性误差（请参阅第 5 章 "为什么研究结果会误导人：偏倚和随机误差"）。

对于随机试验，如果随机化存在问题，偏倚的风险就会增加（随机化序列生成的缺陷或缺乏适当的分配隐蔽性）；如果患者、护理人员和研究人员没有遵循盲目性；或者如果大量患者失去了随访机会［请参阅第 6 章 "治疗（随机试验）"］。

上述问题对不同结果的影响可能不同。例如，缺乏盲目性和分配隐蔽性导致主观结果的偏倚风险大于比客观临床结果，例如死亡。[14] 如果研究出现了明显效果而提前停止了试验，也会夸大治疗效果。[15] 在观察性研究中，与偏倚风险增加相关的主要问题包括对暴露和结果的不适当测量，对预后不平衡结果的统计调整不足，以及失去随访机会［请参阅第 10 章 "危害（观察研究）"］。理想情况下，系统综述的作者将面临风险会对每一项单独的研究提出偏倚风险评估，并对所有纳入的研究的总体偏倚风险进行说明。这种判断的可重复性会影响系统综述过程的置信度（请参阅第 14 章 "系统综述和荟萃分析的过程"）。按照 GRADE 方法，偏倚风险可以表示为 "不严重" "严重" 或者 "非常严重"。因此，对偏倚风险水平的评估可以导致效果估计值的置信度评级不下降或者降低 1 或 2 个等级（例如，从高置信度下降至中或低置信度）（图 15-4）。[13]

使用指南

针对围术期 β- 受体阻滞剂使用的系统综述和荟萃分析[1]的作者采用了考科蓝合作组织的偏倚风险评估方法（请参阅第 14 章 "系统综述和荟萃分析的过程"）。他们明确描述了每项试验的偏倚风险，并报告了分配序列的产生是否合适；分配隐蔽性；参与者、人员、结果评估员的盲目性；随访的丢失程度；以及意向治疗原则的使用情况。

在纳入分析的 11 项试验中，有 2 项被认为具有较高的偏倚风险；[16, 17] 局限性包括缺乏盲目性，并且在一项试验中由于出现了明显效果而提前停止了试验。[17] 当人们对数据的完整性产生担忧时，这 2 项试验的结果就更值得怀疑了。[1] 其余 9 项试验被系统综述作者认为具有适当保护措施降低偏倚的出现，总体上来说一组证据表明 3 个关键结果（非致死性心肌梗死、死亡和非致死性卒中）的偏倚风险较低。

15.3.3 研究结果一致吗?

提供治疗效果汇总估计的荟萃分析的起始假设是，在纳入分析的研究患者、干预措施和结果的范围内，感兴趣的效果大致相同（请参阅第 14 章 "系统综述和荟萃分析的过程"）。一方面，荟萃分析问题的框架包括广泛的患者、干预措施和测量结果的方法，有助于避免亚组分析的乱真效应，导致更窄的 CIs，并增加对广泛患者的适用性。另一方面，将不同研究的结果结合起来，可能会违反分析的起始假设，导致虚假的结论（例如，相同的效果估计适用于不同的患者群体或者不同的干预方式，但事实上并不适用）。

解决这个困境的方法是评价不同研究结果的差异程度，即研究结果的变异性或异质性。专栏 15-1 总结了评估研究结果变异性的 4 种方法，随后的讨论将对这些原则进行阐述。[18]

专栏 15-1

评估研究结果的变异性

变异性的视觉评估

　　点估计值有多相似?

　　置信区间的重叠程度如何?

评估变异性的统计检验

　　对于异质性的"是"或"否"的检验，产生 P 值

　　I^2 检验可量化研究间结果差异所造成的变异性

评估研究结果的变异性

　　结合荟萃分析和森林图中描绘的研究将不可避免地在点估计方面有一些不一致（异质性）的地方。问题是，这种异质性是否非常大，以至于不能将一组相关研究的结果合并起来，产生一个单一的总结效应。[19]

　　图 15-5 中 A 和 B 展示了 2 项荟萃分析结果（分别为荟萃分析 A 和荟萃分析 B）。在审查这些研究的结果时，临床医生是否可以在任何一项或两项荟萃分析中轻松获得单一总结结果? 虽然荟萃分析 A 不可能满足各研究之间存在单一潜在治疗效果的假设，但是荟萃分析 B 的结果却与假设完全一致。因此，对荟萃分析 A 中的所有汇总的估计值感觉不满意，但对荟萃分析 B 中的估计值是满意的。

　　构建一个规则来捕获这些推论，可能会建议"当所有的研究都表明有好处或所有的研究都表明有坏处时，我们对单一的总结效应感到满意"（正如荟萃分析 B 中的情况，而不是荟萃分析 A 中的情况）。然而，图 15-5C 突出显示了此规则的局限性：负荷此假设的荟萃分析 C 也显示了显示了无效应线两侧的点估计，但我们可以放心地将结果合并。

　　评估异质性的一个更好的方法是关注研究的点估计的差异大小。点估计的明显差异使得临床医生对汇总估计值的信心降低（例如，荟萃分析 A）。点估计量的微小差异（例如，在荟萃分析 B 和 C 中）支持了一个基本假设，即在荟萃分析中包含的研究患者、干预措施和结果的范围内，感兴趣的效果是大致相同的。

　　在评估联合研究是否合适时，临床医生应该应用第二个同样重要的标准。如果 CI 值广泛重叠（例如，在荟萃分析 B 和 C 中），随机误差或偶然性仍然是对点估计差异的合理解释。当 CI 值不重叠（例如，在荟萃分析 A 中）时，随机误差就不太可能解释不同研究之间明显的治疗效果差异。异质性的视觉评估是有用的，正式的统计检测可以提供补充信息。

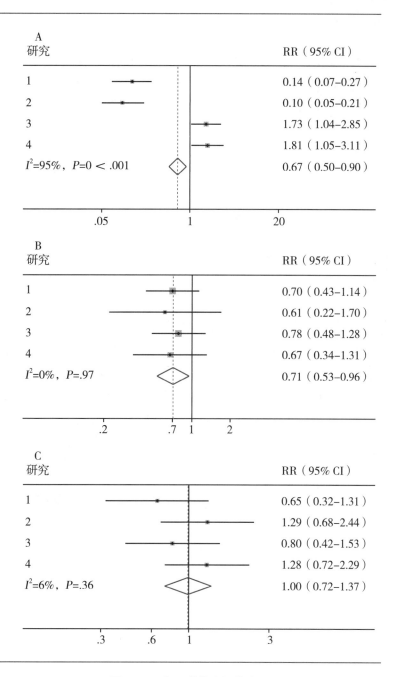

图 15-5　假设荟萃分析的结果

是或否的异质性统计学检验

异质性检验的无效假设是每项研究的基本效应是相同的（例如，研究 1 得出的 RR 与研究 2，3 和 4 得出的 RR 相同）。[20] 因此，无效假设假定个别研究结果之间的所有明显变异性都是由于偶然机会引起的。Cochran Q 是最常用的异质性检验方法，基于 $\chi 2$ 分布产生一个概率，即研究间结果的差异等于或大于观察到的结果，很可能只是偶然发生。

荟萃分析人员可能会考虑异质性检验的显著性阈值不同（例如，常规的阈值 $P <$ 0.05 或更保守的阈值 $P < 0.10$ ）。然而，作为一般原则，异质性检验的 P 值较低意味着随机误差不太可能解释不同研究结果的差异。因此，P 值较低降低了代表所有患者治疗效果和治疗管理的所有差异的单一汇总估计的置信度。另一方面，异质性检验的 P 值较高增加了对合并研究假设成立的信心。

在图 15-5A 中，与异质性检验相关的 P 值很小（ $P < 0.001$ ），表明如果所有研究都具有相同的基本效应，我们不太可能观察到如此悬殊的结果。另一方面，在图 15-3B 和 C 中，与异质性检验相关的 P 值很大（分别是 0.97 和 0.36 ）。在这 2 项荟萃分析中，偶然性是对观察到的效果差异的可能解释。

当一项荟萃分析包括样本量较小、事件数量相应较少的研究时，异质性检验可能没有足够的能力来检测现有的异质性。相反，当荟萃分析包括样本量较大、事件数量相应较多的研究时，异质性检验可能会提供潜在的误导性结果，揭示出统计学上显著但不重要的点估计差异。这是临床医生为什么需要使用自己的异质性视觉评估（点估计的相似性，CI 的重叠性），并在此背景下考虑应用正式统计检验结果的另一个原因。

异质性统计检验的大小

I^2 统计学是评估异质性的首选替代方法，其侧重于变异性的大小而非变异性的统计学显著性。[21]

当 I^2 为 0% 时，偶然机会为个别研究点估计的变异性提供了令人满意的解释，临床医生可以轻松地对治疗效果进行单一汇总估计。随着 I^2 的增加，我们对单一的汇总估计越来越不放心。并且寻找偶然性以外的对变异性解释的需要变得更加迫切。图 15-6 提供了解释 I^2 的指南。

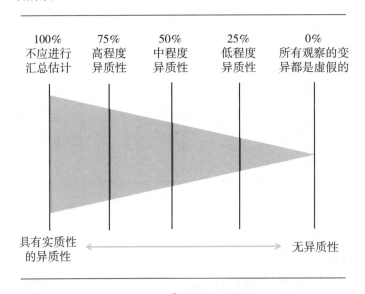

图 15-6 I^2 统计量的解释

如果荟萃分析作者提供了一个与 I^2 相关联的 95% CI，可以为评估不一致性提供进一步的见解。在包括数量有限且相对较少研究的大多数荟萃分析中，这个 CI 值是相当大的，表明需要谨慎地对待不一致性。[22]

图 15-5A 中的结果产生超过 75% 的 I^2 值（表明高程度异质性），而表 15-5B 和 C 中的结果分别产生低于 0% 和 6% 的低 I^2 值（表明低程度异质性）。

研究结果变化大的时候怎么办？

第 14 章介绍了一种可信度标准，是研究者是否对异质性的可能解释进行了探讨。当研究间的差异性较大时，这种探讨就变得至关重要。

研究结果之间的差异可能来自组内人群的差异（例如，在病情较重的人群中效果大，在病情较轻的人群中效果小），干预措施的差异（例如，如果大剂量比小剂量更有效），比较者的差异（例如，当标准护理为最佳状态时，效果比非最佳状态时要小），以及研究方法的差异（例如，偏倚风险偏高的研究与偏倚风险偏低的研究影响更大）。荟萃分析的作者应进行交互作用测试，以确定亚组间效果估计的差异是否归因于偶然机会。当明显的亚组效应是基于试验内而非试验间的比较时，它们更有可能是真实的，不太可能是偶然造成的，并且是基于少数先验指定的假设，包括指定的方向。如果不符合这些标准，任何亚组假说都值得怀疑。

如果到最后，我们留下了很大程度上无法解释的研究间的异质性，而偶然性又不能提供充分的解释，那个该怎么办？这种情况并不少见。有人认为，在这种情况下，荟萃分析的作者不应该汇总结果。然而，临床医生和患者仍然需要一个针对治疗效果的最佳估计值来为他们的决定提供信息。在进一步的研究可能解释针对同一问题的不同研究结果之间的差异之前，汇总估计仍然是治疗效果的最佳估计方法。虽然临床医生和患者必须使用最佳估计值来做出决定，但研究之间存在的大量无法解释的不一致会大大降低对汇总估计值的信心。[23]

应用指南

在图 15-1 和 15-2 中，对于非致死性心肌梗死和死亡，我们注意到各研究的点估计值存在显著差异。在死亡的结果中，CI 重叠度极低。尽管异质性 P 值为 0.21 和 0.16 没有显著统计学意义，但非致死性心肌梗死结果的 I^2 为 29%，死亡结果的 I^2 为 30%，表明存在变异性，需要寻求可能的解释。

分析数据发现具有高偏倚风险的试验揭示了非致死性心肌梗死发生风险显著降低。对两组研究之间的相互作用进行检验（偏倚风险高的研究和偏倚风险低的研究），得出的 P 值为 0.22，表明这两个亚组研究之间在降低非致命性心肌梗死风险方面的差异可能是由于偶然机会造成的。

然而，对于死亡结果来说，两组研究之间的相互作用检验得出的 P 值为 0.04，表明偏倚风险可以解释观察到的异质性问题（图 15-2）。正如前面所提到的，我们倾向于只使用偏倚风险较低的研究，因为我们意识到对偏倚风险较高的两组研究数据的完整性提出了质疑。低偏倚风险的研究结果一致（I^2 为 0%，异质性检验的 P 值为 0.68）。

对非致死性卒中结果的荟萃分析显示，各试验结果一致，I^2 值为 0%，异质性检验的 P 值为 0.71（图 15-3）。

15.3.4 结果有多精确？

荟萃分析产生了对各研究的平均效应的估计值和围绕该估计值的 CI 值，即包括真实效应的特定概率（通常为 95%）的数值范围（请参阅第 9 章 "置信区间：单项研究或荟萃分析的样本量是否足够大"）。当将研究证据应用于临床问题时，如果 CI 值的上限或下限代表真相效应时，我们应该确定临床行动是否会有所不同。如果无论 CI 的上限或下限代表真实效应，临床决策都是相同的，那么证据足够精确。如果跨越 CI 值的价值范围，临床决策将会发生改变，那么我们对证据的信心就会更低，并降低置信度评级（例如，从高等到中等的信心）。[24]

应用指南

为了确定围术期 β-受体阻滞剂对非致死性心肌梗死风险影响的估计精度，你需要计算绝对效应，需要了解 RR 和对照组的事件发生率（即未接受 β-受体阻滞剂患者的事件发生率）。在决定 RR 的最佳估计来自关注偏倚风险低的试验，而不是所有纳入荟萃分析的试验后，注意到 RR 为 0.73（95% CI，0.61～0.88）（图 15-1）。我们从迄今为止规模最大的试验中获得对照组的事件发生率，而且该试验很可能招募了最有代表性的人群，[25] 该试验的对照组的事件发生率为 215/4 177，即大约为 52/1 000。然后，你可以计算出应用 β-受体阻滞剂患者发生非致死性心肌梗死风险的降低程度，计算公式如下：

干预风险 = 对照组的风险 × 相对风险度 = 52/1 000 × 0.73 ≈ 38/1 000

风险差异 = 对照组的风险—干预组的风险 = 52/1 000–38/1 000 = 14/1000（大约每 1 000 人减少 14 次心肌梗死）

您可以使用相同的计算方式来计算风险差异相关的 CI，将 CI 的极限值（在本例中为 0.61 和 0.88）替换为点估计（在本例中为 0.73）。例如，对于 CI 的上限值：

干预组的风险 = 52/1 000 × 0.88 ≈ 46/1 000

对照组的风险—干预组的风险 = 52–46 = 6（大约每 1 000 人减少 6 次）

因此，在使用 β-受体阻滞剂的分组中，非致死性心肌梗死的绝对差异估计值约为每 1 000 人减少 14 次，CI 表示每 1 000 人减少 6～20 例。

相应地，对非致死性卒中结果来说，绝对差异表现每 1 000 例中增加 2 例，CI 表示每 1 000 人增加 0～6 例；对死亡结果来说，绝对差异是每 1 000 人增加 6 例，CI 为每 1 000 人中有 0～13 例（表 15-1）。

由于不精确而降低置信度总是一个判断讯号。似乎毫无疑问，需要降低非致死性卒中（效果范围从无差异到非致死性卒中的明显增加）和可能的死亡（有些人考虑到心肌梗死结果的减少，可能出现每 1000 人中增加 1 例死亡；大多数人认为每 1000 个人中增加 6 例死亡的结果值得注意）的置信区间。关于非致死性心肌梗死，我们的判断不能因为不精确而降低置信度（表 15-1）。

表 15-1　证据摘要：明确提出围术期应用 β-受体阻滞剂效果的最佳评估值和评估值的置信度

置信度评估				
结果	参与者中的发生例数（研究中的发生例数）	偏倚风险	一致性	直接性
心肌梗死	10 189（5）	无严重限制	无严重限制	无严重限制
卒中	10 1896（5）	无严重限制	无严重限制	无严重限制
死亡	10 529（5）	无严重限制	无严重限制	无严重限制

缩写：CI，置信区间。

15.3.5　研究结果直接适用于我的患者吗？

决策的最佳证据来自直接比较我们感兴趣的干预措施的研究，在我们感兴趣的人群中进行评估，并测量对患者重要的结果。如果研究中的人群、干预措施和结果与感兴趣的人群（即我们面前的患者）不同，我们就会对效果估计失去信心。在 GRADE 中，术语"间接性"被用这些问题的标签。[26]

例如，眼前的患者可能非常年老，而且试验可能很少纳入年长的患者（如果可能的话）。试验中测试的药物剂量可能大于您的患者所能耐受的剂量。

关于患者和干预措施的间接性的决定取决于对生物学或社会因素是否充分不同的理解，人们可能会期望效应的大小有很大差异。老年患者对药物的代谢是否与年轻患者不同？是否存在竞争性风险，即在老年患者经历到干预措施的好处之前，就会导致他们的死亡？是否有证据表明药物的组织效应高度依赖于剂量？

当研究结果与患者感兴趣的结果不同时，就会出现另一个间接性的问题。试验通常测量实验室或替代结果，这些结果本身不重要，但是假定替代物的变化反映了对患者重要结果的变化。例如，关于治疗 2 型糖尿病所用药物对血红蛋白的影响方面具有丰富的信息，但对其对大血管和微血管疾病的影响信息有限。几乎在每一种实例下，当我们所掌握的只是对替代物的影响，则应该减少对患者重要结果的效应估计的置信度。

最后，当临床医生必须在没有经过头对头比较研究的干预措施中进行选择时，就会出现另一种类型的间接性。例如，我们可能要选择替代的双膦酸盐来治疗骨质疏松症。我们会发现许多试验将每种药剂与安慰剂进行比较，但很少有（如果有的话）将它们直接进行比较。[27]在这些情况下对不同的治疗方法进行比较，需要对现有的比较结果进行推断，并需要多种假设（请参阅第 16 章"网络荟萃分析"）。[26]

应用指南

评估在非心脏手术中使用 β-受体阻滞剂的直接证据，我们注意到试验中大多数患者的年龄在 50～70 岁，与您的患者（66 岁）年龄相似。几乎所有的试验都招募了接受外科手术的患者，这些患者被归类为中等手术风险，类似于患者的髋关节手术。大多数试验都招募了很多像了您的患者一样有心脏病危险因素的患者。虽然各试验使用的药物和剂量不同，但一致的结果表明，您可以使用您最熟悉的 β-受体阻滞剂的适度剂量。死亡、非致命性卒中和非致命性梗死的结果是对您的患者具有重要意义的关键结果。总的来说，系统综述中提供的证据对您的患者是直接且适用的，并涉及决策所需的关键结果（益处和危害）。

15.3.6 需要担心发表性偏倚吗？

对于系统综述作者来说，最难解决的偏倚类型是来自原始研究的作者倾向于根据结果的幅度、方向或统计学意义来发表材料，无论是整个研究还是具体结果。我们将这种倾向性导致的证据体系中的系统性错误称为发表性偏倚。当整个研究仍然没有报告时，标准术语是发表性偏倚。导致发表性偏倚的原因是具有没有统计学意义显著的结果的研究（阴性研究）比揭示明显差异的研究（阳性研究）更不可能被发表。与研究设计、相关性或质量相比，研究结果的幅度和方向可能是决定发表的更重要的因素，[28]阳性研究比阴性研究发表的可能性高 3 倍。[29]当作者或研究发起人选择性地操纵和报告具体的结果和分析时，我们使用术语选择性结果报告发表性偏倚。[30]选择性发表性偏倚可能是一个严重的问题。经验证据表明，随机试验的分析计划中有一半在方案中与发表的报告中是不同的。[31]当因结果缺乏意义而推迟发表时，作者使用了时间滞后偏倚这一术语。[32]

选择性结果报告也可能产生误导的效果估计。一项对美国食品和药品监督管理局（FDA）报告的研究发现，这些报告往往包括许多未发表的研究，而这些研究的结果可以明显改变效果的估计。[33]

发表性偏倚可以发生在研究规划、实施、传播的所有阶段。即使有负面结果的研究取得成功并得到公布，他们仍然可能遭受传播偏倚的影响：他们可能会发表在较不知名的期刊中，可能不会得到政策制定者足够的重视，在叙述性审查中可能会被忽略（无论是否确定），可能在系统综述中被遗漏（如果没有确定），可能对政策指南的制定影响很小或没有影响。另一方面，积极成果的研究可能会受到不成比例的关注。例如，他们更有可能出现在随后的证据总结和证据摘要中。[34]

存在发表性偏倚和发表性偏倚的后果可能会破坏证据体系，通常会夸大对治疗效果的估计。未能确定和纳入未发表的研究的系统综述面临着提出过于乐观的治疗效果估计的风险。

基于小规模研究的系统综述和荟萃分析的发表性偏倚风险可能更高。小型研究由于缺乏统计能力，更容易产生不显著的结果，而且更容易隐藏。然而，大型研究也不能幸免。[32] 赞助者和作者如果对研究结果不满意，可能会推迟发表，或者选择在读者群有限或影响因子较低的期刊上发表研究。[32]

有关发表性偏倚的一个示例是沙美特罗多中心哮喘研究试验，这是一项随机试验，该研究旨在研究沙美特罗或安慰剂对与呼吸机有关的死亡和危及生命的经历这一复合终点的影响。2002 年 9 月，经过数据安全和监测委员会对 25 858 例随机化患者的调查发现，发现接受沙美特罗治疗患者的主要结果是显著增加的，赞助人终止了此研究。与原始方案大大偏离，赞助商向 FDA 提交了一份分析报告，包括试验终止后 6 个月内的事件，产生了一个与沙美特罗相关的危险性明显降低的结果。FDA 通过具体调查，最终获得了数据，结果终于在 2006 年 1 月公布，揭示了沙美特罗与呼吸道相关死亡的可能性增加有关。[35, 36]

应对发表性偏倚的策略

已经开发了几种检测方法来检测发表性偏倚（见专栏 15-2），遗憾的是，这些方法都有严重的局限性。这些测试需要大量的研究（最好是 30 个甚至更多），尽管许多荟萃分析的作者在分析中使用了这些测试，但进行了很少的研究。此外，这些测试都没有根据实际数据的标准规则（或金标准）来进行验证，我们不知道其中是否存在发表性偏倚或其他偏倚。[37]

专栏 15-2

解决报告偏倚的四个策略

（1）考察较小的研究是否显示出更大的影响。
  ①漏斗图，目测评估。
  ②漏斗图，统计分析。
（2）在考虑到假定的发表性偏倚后，通过恢复图片来重建证据。
  修剪和填充
（3）根据统计学上的显著性水平，来估计出现发表性偏倚的概率。
（4）随着更多数据的出现，检查效果大小随时间的变化。

第一类测试检查小型研究与大型研究的结果是否不同。在一张图中，将纳入荟萃分析的研究的精确度这个表格是与研究的精度（以样本量、标准误差的倒数或方差来衡量）与治疗效果的大小联系起来，由此产生的图片类似于一个倒置的漏斗（图 15-7A）。这种漏斗图应该是对称的，是围绕点估计（由最大的试验所主导）或者最大研究本身的结果。漏斗图中的缺口或者空白区域表明已经进行了研究而没有发表（图 15-7B）。由于视觉判断对称性可能是主观的，荟萃分析师有时会应用统计学检验漏斗图的对称性。[37]

即使当漏斗形状或者测试表明存在发表性偏倚，也有可能对不对称性做出其他解释。小型研究可能具有较高的偏倚风险，这可能是其效果较大的原因。另一方面，小型研究可能选择了反应更灵敏的患者群体或更细致地实施干预。最后，总是存在偶然发现的可能性。

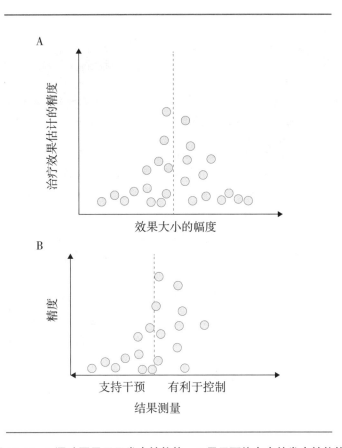

图 15-7 A 漏斗图显示无发表性偏倚，B 显示可能存在的发表性偏倚

A 这些圆代表试验的点估计值。其分布模式类似一个倒置的漏斗。更大的研究往往更接近总结估计（虚线）。在这种情况下，较小研究的效应大小或多或少地对称分布在摘要估计值周围。

B 该漏斗图显示，较小的研究并不是围绕着点估计（由较大的试验主导）或较大试验本身的结果对称分布的。右下角象限中预期的试验缺失。这表明存在发表性偏倚和相对于基本真相来说，高估了治疗效果。

第二类测试对缺失信息进行归纳和纠正，并处理其影响（修剪和填充法）。同样，由于研究数量少，且存在异质性，第二种策略不适合大多数荟萃分析是不合适的。

第三类测试是根据统计学显著性水平估计是否存在不同的发表机会。[38-40]超量显著性检验在同一领域可用于单项荟萃分析和同一领域的多项荟萃分析的集合，在这些分析中可能存在类似的偏倚。

最后一类测试的目的是检查随着更多数据的积累，证据是否会随着时间的推移而变化。持续递减的效应是时滞偏倚的特征。[41]

比这些理论练习都更有说服力的是，系统性综述作者成功地获得了未发表的研究结果，这些研究似乎是所有已进行的研究的完整集合。

前瞻性研究登记与可获得的结果代表了发表性偏倚的最佳解决方案。[42, 43]前瞻性定位使得发表性偏倚可能被识别；但是，要识别潜在的选择性结果和分析发表性偏倚，需要更详细的信息。在完全报告成为现实之前，[44]使用研究报告的临床医生来指导他们的实践，必须认识到发表性偏倚的危险。

应用指南

针对围术期 β–阻断剂的系统综述和荟萃分析的作者构建的漏斗图似乎是对称的，对图对称的统计检验是不显著的。纳入的患者总数（> 10 000）降低了对发表性偏倚的担忧，使得我们没有理由因发表性偏倚或报告偏倚而降低我们的置信度。

15.3.7 是否有理由提高置信度的评级？

一些不常见的情况需要提高观察性研究效果估计的可信度。考虑我们对髋关节置换术减少严重骨关节炎的疼痛和功能限制、肾上腺素预防过敏性休克的死亡、胰岛素预防糖尿病酮症酸中毒的死亡或透析延长终末期肾衰竭患者生命的效果的信心。[45]在上述每一种情况下，尽管缺乏随机试验，但我们都有信心取得实质性的治疗效果。为什么会这样呢？原因是在短时间内，在患者中取得了非常大的治疗效果，而这些患者的病情在没有干预的情况下必然会恶化。

GRADE 方法对大效应量提供了具体的指导：当风险降低或增加 2 倍时，考虑将置信度提高 1 级；当风险降低或增加 5 倍时，考虑将置信度提高 2 级。例如，一项对婴儿睡姿与婴儿猝死综合征（SIDS）之间关系的观察性研究的系统综述和荟萃分析发现，发现前睡姿与后睡姿发生 SIDS 的 OR 值为 4.9（95% CI，3.6 ~ 6.6）。[46]20 世纪 80 年代开始的"回归睡眠"运动中，许多国家的 SIDS 发病率相对下降了 50% ~ 70%。[46]这种巨大的影响增强了我们对真正组合的置信度。[45]

15.4 调查结果的循证总结：证据摘要

为了最有效地应用系统综述中总结的证据，从业人员需要简明扼要、易于消化地介绍效果估计的置信度（证据质量）和效果的大小。他们需要这些信息来权衡利弊，并将风险告知患者。他们需要知道我们对一组证据的信心，以便将不确定性传达给他们的患者。

系统综述可能会以不同的方式提供此摘要。GRADE 工作组推荐证据摘要（或简称为研究结果表摘要）。这种表格呈现了干预措施对患者最重要的每一个关键结果的相对和绝对影响，包括一个置信度等级。如果可以对患者的结果基线风险进行分层，则分别列出每个风险层的绝对效果。

15.5　临床情景解决方案

表 15-1 概述了围术期 β-受体阻滞剂的系统综述结果的证据摘要。我们发现，值得高度信任的证据表明，有潜在心血管疾病或疾病风险因素的人，可望将其围术期非致命性梗死的风险降低到 14/1 000（约从 20/1 000 降至 6/1 000）。遗憾的是，死亡或经历非致命性中风的预期风险也会增加。因为大多数人高度恐惧出现与中风相关的残疾以及死亡结果，所以面对这一证据，大多数患者很可能会拒绝 β-受体阻滞剂作为其围术期治疗方案的一部分。事实上，当您和这位 66 岁的糖尿病患者讨论这些证据时，他就是这么决定的。

参考文献

［1］Bouri S, Shun-Shin MJ, Cole GD, et al. Meta-analysis of secure randomised controlled trials of β-blockade to prevent perioperative death in non-cardiac. Heart. 2014: 100(6): 456-464.

［2］Guyatt GH, Oxman AD, Vist GE, et al; GRADE Working Group. GRADE: an emerging consensus on rating quality of evidence and strength of recommendations. BMJ. 2008; 336(7650): 924-926.

［3］Spencer FA, Iorio A, You J, et al. Uncertainties in baseline risk estimates and confidence in treatment effects. BMJ. 2012; 345: e7401.

［4］Schünemann HJ, Oxman AD, Brozek J, et al; GRADE Working Group. Grading quality of evidence and strength of recommendations for diagnostic tests and strategies. BMJ. 2008; 336(7653): 1106-1110.

［5］Rosenthal R. Meta-analytic Procedures for Social Research. 2nd ed. Newbury Park, CA: Sage Publications; 1991.

［6］Cohen J. Statistical Power Analysis for the Behavioral Sciences. 2nd ed. Hillsdale, NJ: Lawrence Earlbaum Associates; 1988.

［7］Smith K, Cook D, Guyatt GH, et a. Respiratory muscle training in chronic airflow limitation: a meta-analysis. Am Rev Respir Dis. 1992; 145(3): 533-539.

［8］Lacasse Y, Martin S, Lasserson TJ, et a. Meta-analysis of respiratory rehabilitation in chronic obstructive pulmonary disease. A Cochrane systematic review. Eura Medicophys. 2007; 43(4): 475-485.

［9］Thorlund K, Walter S, Johnston B, et a. Pooling health-related quality of life outcomes in meta-analysis-a tutorial and review of methods for enhancing interpretability. Res Synth Methods.2011; 2(3): 188-203.

［10］Guyatt GH, Thorlund K, Oxman AD, et al. GRADE guidelines: 13. Preparing summary of findings tables and evidence profiles–continuous outcomes. J Clin Epidemiol. 2013; 66(2): 173–183.

［11］Guyatt GH, Oxman AD, Sch ü nemann HJ, et al. GRADE guidelines: a new series of articles in the Journal of Clinical Epidemiology. J Clin Epidemiol. 2011; 64(4): 380–382.

［12］Organizations. The GRADE Working Group. http: //www.gradeworkinggroup .org/society/ index.htm. Accessed April 9, 2014.

［13］Balshem H, Helfand M, Sch ü nemann HJ, et al. GRADE guidelines: 3. Rating the quality of evidence. J Clin Epidemiol. 2011; 64(4): 401–406.

［14］Wood L, Egger M, Gluud LL, et al. Empirical evidence of bias in treatment effect estimates in controlled trials with different interventions and outcomes: meta-epidemiological study. BMJ. 2008; 336(7644): 601–605.

［15］Bassler D, Briel M, Montori VM, et al; STOPIT–2 Study Group. Stopping randomized trials early for benefit and estimation of treatment effects: systematic review and meta-regression analysis. JAMA. 2010; 303(12): 1180–1187.

［16］Dunkelgrun M, Boersma E, Schouten O, et al; Dutch Echocardiographic Cardiac Risk Evaluation Applying Stress Echocardiography Study Group.Bisoprolol and fluvastatin for the reduction of perioperative cardiac mortality and myocardial infarction in intermediate-risk patients undergoing noncardiovascular surgery: a randomized controlled trial (DECREASE–IV). Ann Surg.2009; 249(6): 921–926.

［17］Poldermans D, Boersma E, Bax JJ, et al; Dutch Echocardiographic Cardiac Risk Evaluation Applying Stress Echocardiography Study Group. The effect of bisoprolol on perioperative mortality and myocardial infarction in high–risk patients undergoing vascular surgery. N Engl J Med. 1999; 341(24): 1789–1794.

［18］Hatala R, Keitz S, Wyer P, Guyatt G; Evidence–Based Medicine Teaching Tips Working Group. Tips for learners of evidence–based medicine: Assessing heterogeneity of primary studies in systematic reviews and whether to combine their results. CMAJ. 2005; 172(5): 661–665.

［19］Lau J, Ioannidis JP, Schmid CH. Summing up evidence: one answer is not always enough. Lancet. 1998; 351(9096): 123–127.

［20］Lau J, Ioannidis JP, Schmid CH. Quantitative synthesis in systematic reviews. Ann Intern Med. 1997; 127(9): 820–826.

［21］Higgins JP, Thompson SG, Deeks JJ, et al. Measuring inconsistency in meta–analyses. BMJ. 2003; 327(7414): 557–560.

［22］Ioannidis JP, Patsopoulos NA, Evangelou E. Uncertainty in heterogeneity estimates in meta–analyses. BMJ. 2007; 335(7626): 914–916.

［23］Guyatt GH, Oxman AD, Kunz R, et al; GRADE Working Group. GRADE guidelines: 7. Rating the quality of evidence–inconsistency. J Clin Epidemiol. 2011; 64(12): 1294–1302.

［24］Guyatt GH, Oxman AD, Kunz R, et al. GRADE guidelines 6. Rating the quality of evidence--imprecision. J Clin Epidemiol. 2011; 64(12): 1283–1293.

［25］Devereaux PJ, Yang H, Yusuf S, et al; POISE Study Group. Effects of extended–release metoprolol succinate in patients undergoing non–cardiac surgery (POISE trial): a randomised controlled trial. Lancet. 2008; 371 (9627): 1839–1847.

［26］Guyatt GH, Oxman AD, Kunz R, et al; GRADE Working Group. GRADE guidelines: 8. Rating the quality of evidence–indirectness. J Clin Epidemiol. 2011; 64(12): 1303–1310.

［27］Murad MH, Drake MT, Mullan RJ, et al. Clinical review. Comparative effectiveness of drug treatments to prevent fragility fractures: a systematic review and network meta–analysis. J Clin Endocrinol Metab. 2012; 97(6): 1871–1880.

［28］Easterbrook PJ, Berlin JA, Gopalan R, et al. Publication bias in clinical research. Lancet. 1991; 337(8746): 867–872.

［29］Stern JM, Simes RJ. Publication bias: evidence of delayed publication in a cohort study of clinical research projects. BMJ. 1997; 315(7109): 640–645.

［30］Chan AW, Hróbjartsson A, Haahr MT, et al. Empirical evidence for selective reporting of outcomes in randomized trials: comparison of protocols to published articles. JAMA. 2004; 291(20): 2457–2465.

［31］Saquib N, Saquib J, Ioannidis JP. Practices and impact of primary outcome adjustment in randomized controlled trials: meta–epidemiologic study. BMJ.2013; 347: f4313.

［32］Ioannidis JP. Effect of the statistical significance of results on the time to completion and publication of randomized efficacy trials. JAMA. 1998; 279(4): 281–286.

［33］McDonagh MS, Peterson K, Balshem H, et al. US Food and Drug Administration documents can provide unpublished evidence relevant to systematic reviews. J Clin Epidemiol. 2013; 66(10): 1071–1081.

［34］Carter AO, Griffin GH, Carter TP. A survey identified publication bias in the secondary literature. J Clin Epidemiol. 2006; 59(3): 241–245.

［35］Lurie P, Wolfe SM. Misleading data analyses in salmeterol (SMART) study.Lancet. 2005; 366(9493): 1261–1262, discussion 1262.

［36］Nelson HS, Weiss ST, Bleecker ER, et al; SMART Study Group. The Salmeterol Multicenter Asthma Research Trial: a comparison of usual pharmacotherapy for asthma or usual pharmacotherapy plus salmeterol. Chest. 2006; 129(1): 15–26.

［37］Lau J, Ioannidis JP, Terrin N, et al. The case of the misleading funnel plot. BMJ. 2006; 333(7568): 597–600.

［38］Hedges L, Vevea J. Estimating effect size under publication bias: small sample properties and robustness of a random effects selection model. J Educ Behav Stat. 1996; 21(4): 299–333.

［39］Vevea J, Hedges L. A general linear model for estimating effect size in the presence of publication bias. Psychometrika. 1995; 60(3): 419–435.

［40］Ioannidis JP, Trikalinos TA. An exploratory test for an excess of significant findings. Clin

Trials. 2007; 4(3): 245–253.

[41] Ioannidis JP, Contopoulos–Ioannidis DG, Lau J. Recursive cumulative meta–analysis: a diagnostic for the evolution of total randomized evidence from group and individual patient data. J Clin Epidemiol. 1999; 52(4): 281–291.

[42] Boissel JP, Haugh MC. Clinical trial registries and ethics review boards: the results of a survey by the FICHTRE project. Fundam Clin Pharmacol.1997; 11(3): 281–284.

[43] Horton R, Smith R. Time to register randomised trials. The case is now unanswerable. BMJ. 1999; 319(7214): 865–866.

[44] Dickersin K, Rennie D. The evolution of trial registries and their use to assess the clinical trial enterprise. JAMA. 2012; 307(17): 1861–1864.

[45] Guyatt GH, Oxman AD, Sultan S, et al; GRADE Working Group. GRADE guidelines: 9. Rating up the quality of evidence. J Clin Epidemiol. 2011; 64 (12): 1311–1316.

[46] Gilbert R, Salanti G, Harden M, et al. Infant sleeping position and the sudden infant death syndrome: systematic review of observational studies and historical review of recommendations from 1940 to 2002. Int J Epidemiol.2005; 34(4): 874–887.

16　网络荟萃分析

Edward J. Mills, John P. A. Ioannidis, Kristian Thorlund, Holger J. Sch ü nemann,
Milo A. Puhan 和 Gordon Guyatt

本章内容

16.1 临床情景

您的患者是一位45岁的女性，频繁出现偏头痛，持续时间4～24小时不等，无法工作和看顾小孩。既往使用非甾体抗炎药缓解症状，效果欠佳。作为临床医生，您考虑给予曲坦类药物治疗，但无法在7种曲坦类药物中做出最佳选择。因此，您急需一篇不同曲坦类药物对该患者相似人群疗效的网络荟萃分析。[1]您不熟悉网络荟萃分析这一研究类型，因此您想知道在判断其方法和结果置信度时要考虑哪些因素呢？

16.2 寻找证据

在您熟悉的循证摘要数据库检索"偏头痛 曲坦类"，在结果中不难找出偏头痛治疗以及不同曲坦类药物信息相关的文献。这些文献大多集中于研究某一种方案，但您想要获知所有曲坦类药物的差别和比较信息，最好能在一篇系统综述中。

为了找到这种比较型综述，您在PubMed临床资源数据库中（http：//www.ncbi.nlm.nih.gov/pubmed/clinical；请参阅第4章，找到最佳证据）检索"偏头痛 曲坦类比较"，在检索结果页面中间框内，对相关的系统综述进行过滤，检索出21篇文献，并且第一篇文献就是不同曲坦类药物治疗中老年妇女偏头痛疗效的网络荟萃分析，这与您的问题高度拟合。[1]您不熟悉网络荟萃分析，因此急需了解在判断其方法和结果置信度时，是否有一些特殊的问题需要注意。

16.3 网络荟萃分析概述

经典荟萃分析综合所有符合准入条件的相关研究（常为RCT），探讨一种干预相比于另一种干预（例如，安慰剂或其他有效治疗）的优势，称为成对荟萃分析。荟萃分析比单一随机临床试验检测效能更高，同时能分析各临床试验结果间的差异，即异质性。[2,3]若文献间存在显著且不明原因的异质性可能使人对治疗效果产生怀疑（请参阅第15章"系统综述和荟萃分析的理解和应用"）。

这种经典的成对荟萃分析的缺陷在于仅就一种干预与另一种干预进行比较，其结果无法推论至用于联合干预时的效果。然而，临床实践中常需要就联合治疗策略与安慰剂进行比较，或与其中任一单一疗法进行比较。[4,5]例如，在91项已完成或正在进行的探讨9种生物活性药物对类风湿关节炎疗效的随机临床试验中，仅有5项涉及不同生物活性药物间的比较。[4]

最近出现了一种新型荟萃分析——网络荟萃分析（又称多重比较荟萃分析，NMR）。[6, 7] NMA 方法用于综合和评价所有可能关联的成对比较的结果，而不考虑其在临床随机试验中是否切实可行。图 16-1 示治疗方案间广泛关联的网络系统。

当两个干预措施 A 和 B 没有相互比较的证据时，荟萃分析能够通过间接比较来估计二者的相对效应。具体来说，如果既往有文献提供两个干预措施 A 和 B（例如，图 16-2A 中的帕罗西汀和劳拉西泮）分别与另一种干预措施 C（例如，安慰剂）进行了直接比较的资料，就可以对这两种干预措施进行间接比较。

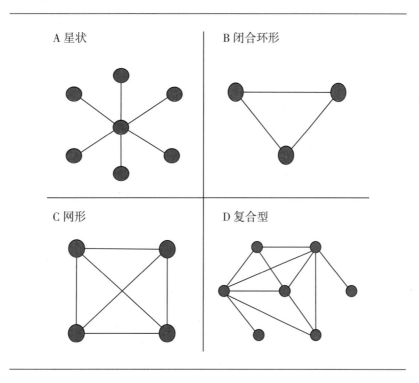

图 16-1　相关关系网络示意图

该图示 4 种相关关系网。图中连线线表示 1 个或多个试验提供直接比较证据。图 16-1A 示一星型网，每个干预措施只有 1 个相互比较资料。图 16-1B 示一闭合环型网，处于该网中的三个干预措施均可通过直接比较或间接比较获知其相对效果。图 16-1C 显示了一个连接良好的网络，所有干预措施均已在多个随机临床试验中进行了比较。图 16-1D 是具有多个循环和具有稀疏连接的复杂网络。

例如，假设 A（例如，帕罗西汀）与 C（安慰剂）相比显著降低不良结局的发生率（OR=0.5）；另一方面，干预措施 B（例如，劳拉西泮）对不良结局的影响与 C 无显著差异（OR=1.0）。那么，基本能够推断出 A 基本上优于 C，并且估计 A 相比于 B 的 OR 值可能接近 0.5 / 1.0 或 0.5。在此类情况下，使用 OR 之比估计 A 相比于 B 对结果的影响。[8]

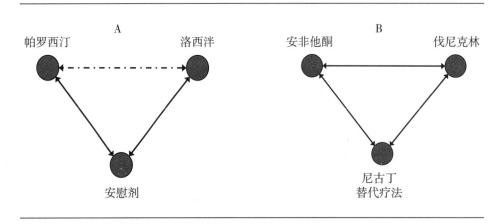

图16-2　间接比较A和闭合环状B的基本结构

A.已经收集到帕罗西汀和洛西泮分别与安慰剂疗效对比的直接证据，通过间接比较能够确定帕罗西汀与洛西泮疗效对比结果。B.已经收集到安非他酮和伐尼克林药效比较的直接证据，及二者分别与尼古丁替代疗法对比的直接证据。因此，有足够信息能够进行两两间的间接比较，评价直接比较结果和间接比较结果的一致性。

网络荟萃分析同时包括彼此关联的直接证据和间接证据（请参阅图16-2B，其中直接证据和间接证据均可用，也称为闭环式相关），需要考虑三个主要因素。第一个因素是对常规荟萃分析也是必要的假设（请参阅第15章"系统综述和荟萃分析的理解和应用"）。在可用作两两比较的试验中，研究是否具有足够的同质性，可以结合使用每种干预措施？第二个因素，除了干预措施外，纳入研究的试验是否足够相似（例如，在人群、设计或结果等重要特征方面）。[9]例如，如果药物A相较于安慰剂的试验与药物B相较于安慰剂的试验在人群特征上存在显著差异，那么根据A和B各自对安慰剂的表现来推断A和B的相对效果是不可取的。第三个因素，为确保直接证据和间接证据能够集中在一起，应保证在存在直接和间接证据的情况下，研究结果应该能够相互印证。

网络荟萃分析通过对直接比较和间接比较的证据，可以提高对治疗的相对效果估计的精确性，并且有利于进行综合比较或排名。[7]然而，由于网络荟萃分析方法复杂，其结果的解释也会面临挑战。[10]

临床医生在使用NMA时将面临的一个挑战是通常会使用到贝叶斯分析方法（Bayesian Analysis），而不是大多数人比较熟悉的对频率论方法（Frequentist Analysis）。类似的差异难免存在，但也并不会对临床医生阅读网络荟萃分析造成太大障碍。临床医生可能已经习惯以置信区间（CI）来估计治疗的效果，而贝叶斯分析方法中也有类似的概念——可靠区间，其定义也与置信区间近似。

本文通过关于偏倚、结果、结果适用性的3个问题来解读NMA。专栏16-1示用于评价系统综述的所有因素。本章不会就所有因素一一阐述，而是重点阐释网络荟萃分析中最重要、最独特的因素。

专栏 16-1

如何评估系统综述

如何评估偏倚程度

是否有适当的准入和剔除标准

是否对持反面意见的文献公正公平地筛选和报道

是否对不同研究结果的差异给予合理的解释

该综述的筛选和评估方法是否具有可重复性

是否对每个配对比较的效果估计的可信度进行了评价

综述结果的置信度评价

该综述中证据量是否足够

该综述纳入文献结果是否一致

直接比较和间接比较的结果是否一致？治疗措施有效性排序如何，置信度怎样？

结果敏感度和偏倚程度

综述结果的临床适用性评价

是否全面覆盖所有疾病相关的重要结局

是否充分考虑所有可行的治疗方案

综述结果的适用人群

16.4 如何评估偏倚程度

16.4.1 是否有适当的准入和剔除标准

临床医生可以根据 PICO 原则来明确患者的最佳管理问题，其中 P（patient）指患者的临床特征；I（intervention）指关注的处理措施；C（comparison）指对照措施；O（outcome）指关注的结局指标。

放宽综述筛选文献的准入条件能够提高结果的适用性，但也可能由于纳入文献的异质性很大而导致综述结果偏离真实效果。例如，即使可能基于同类药物效果相似的假设，但如果在整理综述时纳入了不同剂量或多种同类药物（例如，所有他汀类药物）相关的文献，这样过度的考虑治疗措施多样性反而会损失综述结果的可靠性。还需要留意，综述是否纳入覆盖过多的不同人群、不同剂量或同类型药物、不同相关结局的文献，过度覆盖并进行比较后得出的结果反而不可信。

16.4.2 是否对持反面意见的文献公正公平地筛选和报道

有些网络荟萃分析直接参考和使用其他系统综述的筛选策略以纳入可信的研究，作为确定潜在合格试验的基础。只有当作者更新了检索内容，将最近发表的试验纳入其中，读者才能对这种方法有信心。[11]

虽说恰当的干预措施基本不需要进一步限定，但有些综述可能会选择仅纳入某种特定的干预措施，如某个国家或某个区域的相关文献。还有些商业目的的网络荟萃分析可能会选择其自身或其竞争对手赞助或代理的药物或干预措施。[12] 这类综述可能会漏失某些更为合适的干预措施，也可能因证据的局限而有一定片面性。一份好的综述最好全面考虑疾病相关的所有干预措施，[13] 因为即使是欠妥或完全不适合的干预措施也可能对综述的结论提供间接证据。[14]

在一项包含 12 种主要抑郁症治疗方法的荟萃分析，在筛选文献时排除了使用安慰剂为对照的临床对照试验，仅纳入自身对照的 RCT。[15] 然而，抗抑郁药物相关文献的发表性偏倚较为明显，[16, 17] 在筛选文献时排除使用安慰剂的对照试验可能错失额外的可用证据。[18] 该例中排除使用安慰剂为对照的相关研究，不仅有可能降低了综述统计学效力，也可能使综述的结果发生改变和偏倚。[14] 使用安慰剂的对照试验与自身对照试验可能在设计和偏倚程度上有所差异（例如，发表性偏倚、选择性的报告结局、选择性的统计分析）。因此，排除使用安慰剂的对照试验，可能影响成组比较的结果，并可能影响最适干预方案的选择。[14] 若此后进一步就第二代抗抑郁药物进行综述并纳入安慰剂为对照的临床试验，即使依然使用此前综述使用的抑郁评价标准进行组间比较，也可能得出与此前完全不同的结果。[15, 19, 20]

最后，临床试验类的文献结果可能各有不同。阅读网络荟萃分析不能仅仅关注其数据和结果，还要基于患者的适用性，以及充分分析利弊。

16.4.3 是否对不同研究结果的差异给予合理的解释

当纳入的文献结果间存在显著差异时，综述作者可能通过进行亚组分析或 Meta 回归分析来解释这种异质性。只有那些能够成功解释研究结果间的异质性的网络荟萃分析的结果才有可能将其应用于临床实践。[21] 例如，在一项 NMA 评估不同他汀类药物对心血管疾病保护的研究中，作者使用元回归来解决是否适合将不同的一级和二级预防人群、不同他汀类药物和不同剂量的他汀类药物的结果结合起来。[22] Meta 回归分析结果表明，他汀类药物对既往有过突发心血管疾病史或有高血压病史的患者效果更佳。

在试验中设置对照（例如，安慰剂、空白组、护理标准等）能增强疗效判定结果的稳定性和临床关联度。组织和阅读综述时对不同对照组间的差异进行评估和分析是至关重要的。例如，采用设盲的随机临床试验，对照组由于某些潜在的安慰剂效应，可能与空白组的结果或效应存在一定差异。因此，如果综述拟对积极治疗措施 A 和 B 进行比较，而其参考的文献仅提供了治疗措施 A 组、B 组分别与安慰剂组、无干预组的比较数据，基于这些数据的荟萃分析则可能会产生误导性结果（若安慰剂处理有一定效应，即安慰剂组与空白组间有差异，可能在荟萃分析时低估 A 的效果，而得出 B 优于 A 的结论）。Meta 回归分析能有效避免和解决以上问题。

例如，在评估戒烟疗效的网络荟萃分析中，作者使用安慰剂对照组和标准护理对照组＝的数据相结合，使用 Meta 回归分析来判断不同的对照组之间是否存在结局的差异。[23] 荟萃分析发现使用安慰剂为对照可能弱化干预措施的效果，该结果充分反映了不同对照组异质性对荟萃分析结果的影响不容忽视。

16.4.4 关注成对比较结果的置信水平

荟萃分析报告的结果通常同时包括效果或结局评定的结果及对应的 95% 置信区间。置信区间是贝叶斯分析方法的指标，与更广为人知的置信区间（CI）意义接近。详细来说，若疾病相关的干预措施有 K 种，则有 K*（K-1）/2 种可能的两两配对组合。例如，若疾病有 7 中治疗措施，则有 7*（7-1）/2，即 21 种两两组合的比较方案。网络荟萃分析与最传统的荟萃分析都需要对每种两两比较的结果和置信区间进行分析（例如，A 与 B 相比，A 与 C 相比，B 与 C 相比——在荟萃分析示例中的 15 的比较方案和 7 个治疗措施）。而进行置信分析的必要性在于区分不同比较组合间差异的大小（例如 A 优于 B，且有较高的置信水平，则该结果就有很高的参考价值；反之，若 A 优于 C，但置信水平低，则该结果的置信度可能较低）。

GRADE 工作组就评价置信水平制定了一套行之有效的方案（请参阅第 15 章"系统综述和荟萃分析的理解和应用"）。若随机临床试验中无法严格执行随机、设盲、密切随访以降低偏倚风险，则该试验中获取的结果较不可信［请参阅第 6 章"治疗（随机试验）"］。此外，试验中出现以下情况也将导致结果不可信：CI（或网络荟萃分析中贝叶斯分析方法的置信区间）过宽，简称不精确；纳入文献结果存在无法解释的异质性，简称不一致；试验的人群、干预措施或结局与主要的临床实际不符（非直接）；发表性偏倚严重。

网络荟萃分析需要明确指出每两组样本进行直接比较的平均值和置信值，间接比较对网络荟萃分析结果的作用和显著性、网络荟萃分析结果及置信值。目前，已有较为成熟的方法和体系用于评估直接比较的结果及其置信值。虽然这些标准在评估对间接估计的信心方面提供了相当大的指导，但是对间接比较估计信心的判断提出了额外的挑战。解决这些挑战的标准仍在不断发展，反映出 NMA 仍然是一个非常新的方法。

应用指南

本章开篇关于治疗中年女性偏头痛的临床案例中，主治医生需要一篇比较不同曲坦类药物治疗偏头痛疗效的网络荟萃分析。[1] 目标人群为 18 至 65 岁有偏头痛症状的青中年，有基础病因或病因未明。治疗和干预措施包括口服曲安德组，口服安慰剂组和无干预组。偏头痛症状定义为头痛发作后 2～24 小时缓解。纳入的临床随机试验在进行疾病认定时应遵循国际头痛学会偏头痛诊断标准或与之内容接近的标准，即每 6 周至少经历 1 次偏头痛的认定为偏头痛患者，并且在试验全程始终遵照此标准。评估结果对患者很重要，其定义在试验中是一致的。此外，最好能够在网络荟萃分析中同时关注药量与药效的关系。

作者全面搜索已发表文献和尚未发表的临床随机试验。两名研究人员同时进行独立检索和筛选。该网络荟萃分析用偏头痛率与 ORs 的比值评价每组疗效，虽未标明成组比较的置信区间，但明确给出了结论的置信值。

16.5 综述结果的置信度评价

16.5.1 证据量是否充足

可以从纳入文献的数量、总样本量和每个干预组或对照组目标事件的数量来衡量一篇网络荟萃分析的证据量。

此外，网络荟萃分析中评估的每种干预措施必须与目标疾病密切相关或应用于该疾病的常规治疗（包含于该疾病的"干预谱"中）。因此，在进行网络荟萃分析之前必须详细熟悉疾病的"干预谱"，了解"干预谱"的关键措施及相关性（在示意图中分别以点和连接线表示），如此才能明确有必要进行哪些成组比较。[24] 作者通常会呈现网络的结构（例如，图 16-1 的示例所示）。网络荟萃分析中也的确常给出疾病的干预谱（例如，图 16-1）。

星形网络是将某种备选的干预措施与某个常见的参照组（例如，安慰剂治疗组）进行比较（图 16-1A）。星形网络中的备选干预措施间只能进行间接比较，因此大大降低了结果的置信度，若再加上证据量不足（纳入文献少、总样本量少、目标事件发生率低），则几乎被视为缺乏置信度。[25] 若备选的干预措施间能够同时进行直接比较和间接比较，则将这种"干预谱"视为闭合环状（例如，图 16-1B）。直接比较的结果往往置信度更高。

已发表的荟萃分析中最常见的"干预网"多为星状和闭合环状混合组成（图 16-1C 和 D），形状不规则，某些干预措施可能与其他干预措施进行多次两两比较，而有些干预措施则可能很少，甚至没有比较研究的资料。[24] 因此难免会出现两种极端的情况（在许多情况下，正如我们在讨论对每一配对比较进行可信度评定的必要性时所指出的）：某些成组比较结果的置信度极高，而另一些结果的置信度则出奇的低。直接比较、间接比较和网络荟萃分析结果的置信区间往往能够反映相关成组比较资料的证据量。

16.5.2 纳入文献的结果是否一致

传统荟萃分析纳入文献的成组比较结果往往差异较大，而进一步分层分析和 Meta 回归一般能够解释文献间结果的差异。然而，以上两种方法并非屡试不爽：若纳入文献数量较少时，难以使用分层或回归解释结果间的差异；若分层研究无法提供有用信息，这个问题我们在讨论适用性时再谈。[26—28]

网络荟萃分析纳入文献数量多，样本量大，能够从多方面探讨文献结果间的差异，也有更多置信度较高的解释。正如本章开头所述"综述是否对纳入文献结果间的差异给出合理的解释"，网络荟萃分析对异质性的分析往往能够提供更多有价值的信息。

但不得不承认，网络荟萃分析与传统荟萃分析一样，都容易为研究结果间不明原因的异质性所影响。因此，网络荟萃分析中都会在给出成组比较结果的同时注明直接比较和间接比较中结果异质性的具体情况，也会说明异质性可能降低结果置信度的程度（请参阅第 15 章，系统综述和荟萃分析的理解和应用）。

16.5.3 直接比较和间接比较的结果是否一致

直接比较的置信度往往高于间接比较，但直接比较有时也会造成误判（例如，现实操作中可能某些利益因素会影响纳入文献的选择，或有选择性地报告研究结果）。此时，间接比较则能够提供更为可靠的结果。[29]

如何确定直接比较、间接比较、网络式分析的结果哪个更加可信呢？此时要看直接比较和间接比较的结果是否一致。不论"干预网"是否为闭合环状，我们均可以评估直接比较和间接比较结果的一致性或相似性（例如图 16-2B）。统计学中，异质性检测往往被用于检测直接比较结果与间接比较结果间是否一致。[30, 31]

曾有一项研究选取同时有直接比较证据和间接比较证据的干预措施，对同一干预措施的两种证据一致性进行检测。结果发现二者存在统计学异质性的概率为14%。[9]研究还发现，研究数量较少或目标结局的主观感受时，异质性概率明显增高。

读者往往能通过荟萃分析中直接比较和间接比较的结果轻松估计二者异质性的程度。荟萃分析能够通过统计学方法检测直接比较和间接比较结果的差异是否来自随机概率，但由于受证据量的限制，即使统计学未见显著差异，也不能排除差异存在的可能性。

异质性的常见解释见专栏16-2。直接比较中无法解释的异质性将降低最终评估结果的置信度，而直接比较和间接比较结果无法解释的异质性也将明显削弱"干预网"中成对比较的置信度。若异质性明显，说明来自"干预网"的资料置信度将大打折扣，此时应分析直接比较的结果和间接比较的结果哪一个更可信（多数情况，直接比较的结果更可信；偶尔也会有间接比较的结果更可信的情况）。

专栏 16-2

直接比较和间接比较结果异质性的原因

随机因素

参与试验对象的差异（例如，入选标准、临床环境、疾病谱、基线风险、沿用已发表文献的筛选标准）

干预措施的差异［例如，剂量、给药时间、先前的给药（二线治疗）］

基础护理与治疗的差异（例如，近年来治疗设施和护理水平不断进步）

结局的认定或检测方法的差异

直接比较的偏倚

各种原因导致的对偏倚的低估

发表性偏倚

选择性分析，选择性报告结果

早期终止试验或试验早期证据欠佳（分组方法不明，设盲执行不足、失访、分析不当）对整体试验产生的级联影响

间接比较的偏倚

同直接比较的偏倚来源

例如，一项研究对乙酰氨基酚加可待因在手术疼痛中的镇痛疗效的荟萃分析发现，直接比较结果发现联用比单用乙酰氨基酚更有效（两组间疼痛强度降值的平均差为6.97；95% CI为3.56-10.37）。而间接比较并未发现联用有任何优势（-1.16；95% CI，-6.95至4.64）.[32]该例中直接比较与间接比较的结果间显然不一致（$P = 0.02$）。而异质性的可能解释为直接试验包括在痛阈较低的个体，此类人群可能对可待因更加敏感。

16.5.4 治疗措施排名及置信度

荟萃分析不仅评价干预措施的效果，还会指出"干预网"中最有效的干预措施，有的还会对众多干预措施进行排名。[33, 34]虽然荟萃分析一般较为全面，但干预措施的排名可能使人误认为排名靠后的措施无关紧要，而忽视了排名的片面性和研究无法避免的局限（例如，偏倚、异质性、间接性）。

关于误导性排名的实例：

（1）一篇研究预防脆性髋部骨折的药物治疗的网络荟萃分析结论为：特立帕肽在 10 种药物中排名第一的概率最高。[24] 但由于特立帕肽与其他药物或安慰剂比较的结果显著性水平不明显，因此结果置信度很低，以此排名更是误判。

（2）一篇综述治疗丙型肝炎相关药物的荟萃分析发现，特拉匹韦治疗组和波普瑞韦治疗组持续病毒学应答无统计学差异（OR=1.42；95% 置信区间，0.89 ～ 2.25）。进一步分析发现，特拉匹韦是最佳治疗药物的可能性（93%）远高于波普瑞韦（7%）。[35, 36]93% 和 7% 的差异很容易误导读者高估特拉匹韦的疗效。然而，95% 置信区间下限（0.89）小于 1，这就说明无理由认定特拉匹韦优于波普瑞韦。

因此，我们可以通过观察每对成组比较结果的置信区间来判断排名的置信度以及这样的排名是否真实有用。

16.5.5 结果敏感度和偏倚程度

如前文所述，荟萃分析本身极为复杂，研究人员们常通过敏感度分析进一步明确研究结果的稳定性。所谓敏感度分析，就是通过改变某些标准或条件，观察分析结果的变化，以此判断原结果的稳定性。例如，敏感度分析时可以将纳入文献进一步精选为低偏倚风险的试验，或将检测的目标事件更换为其他一些相关的结局进行检测。《考科蓝合作组织手册》也就敏感度分析进行了描述和讨论。[37]

例如，在一项关于预防慢性阻塞性肺病（COPD）恶化的网络荟萃分析中，作者以发病率为观察指标。然而，对于发病率是否适用于评价 COPD 尚存争议，[38] 作者使用与 COPD 恶化密切相关的指标进行敏感度分析，其结论与使用发病率进行分析时近似，因此证实该研究结果的稳定性。[39]

应用指南

以本章节开篇所述偏头痛治疗药物的荟萃分析为例，图 16-3 所示为发病 2 小时内镇痛治疗的干预措施组成的"干预网"。该研究纳入 74 篇研究曲坦类药物和偏头痛防治的临床随机试验，在使用安慰剂为对照的研究中，分别有 15 篇涉及依他曲坦，30 篇涉及舒马曲坦，66 篇涉及利扎曲坦，5 篇涉及唑来曲坦，9 篇涉及阿莫曲坦，5 篇涉及纳拉曲坦，4 篇涉及呋喃曲坦。研究间证据量的差异明显，如：2 项研究仅对纳拉曲坦治疗组与安慰剂组进行比较，其证据的置信度较低；舒马曲坦和利扎曲坦药效的评价均基于直接和间接比较的证据，置信度较高。再者，舒马曲坦（n=30）、利扎曲坦（n=20）和依他曲坦（n=16）间相互比较的证据最多，并以安慰剂为最常见的间接比较节点（n=68）。舒马曲坦和利扎曲坦是最常用于临床偏头痛的药物，二者间直接比较的证据也最多（n=4）。此外，在所有研究中，有 15 组直接比较证据，但其中 7 组仅有一篇相关文献支持，大多相互比较来源于间接证据。弗拉曲坦与其他治疗药物的关联性不佳，因此所有涉及该药物的比较信息都是判断其置信度后再行判定。

应用指南

63 项试验报告了偏头痛发作后 2 小时的镇痛效果，25 项试验报告了 24 小时持续镇痛效果。该网络荟萃分析使用 I^2 值评估纳入文献异质性，但并未描述其具体结果。该荟萃分析还检查闭合环形"干预网"中每组药物的直接比较和间接比较结果的一致性，并以在线附录的形式进行详述。结果显示，直接比较证据和间接比较证据无显著差异（见表 16-1）。此外，作者通过敏感度分析来评估剂量对药效的影响。

图 16-4 所示为曲坦类药物与安慰剂疗效比较的网络荟萃分析结果。依托曲坦，舒马曲坦和利扎曲坦 2 小时镇痛效果最佳。24 小时镇痛效果的评估结果与 2 小时镇痛效果的评估结果基本一致。该荟萃分析对每种曲坦类药物与其他同类药物间比较的置信度进行分析发现，至少有证据表明不同曲坦类药物间存在差异有一定的置信度。例如，舒马曲坦（OR，1.53；95% CI，1.16 ~ 2.01），阿莫曲坦（OR，2.03；95% CI，1.38 ~ 2.96），佐米曲坦（OR，1.46；95% CI，1.02 ~ 2.09）和纳拉曲坦（OR，2.95；95% CI，1.78 ~ 4.90）。该荟萃分析认为除纳拉曲坦外所有曲坦类药物 2 小时和 24 小时镇痛作用确切。在所研究的曲坦类药物中，依立曲坦 2 小时与 24 小时镇痛效果最佳的可能性最高，分别为 68% 和 54.1%。其次为利扎曲坦（2 小时和 24 小时镇痛效果最佳的可能性为 22.6%，9.2%）。鉴于依立曲坦与其他药物间比较的置信度较高，因此依立曲坦对偏头痛镇痛效果可能最佳。

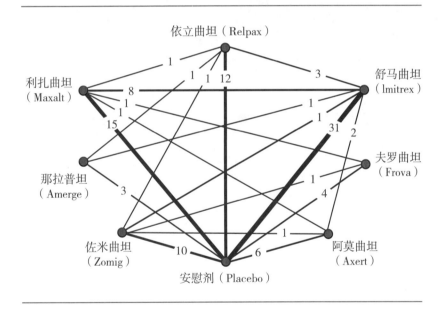

图 16-3 "干预网"：关于曲坦类药物在偏头痛发作后 2 小时内镇痛作用的网络荟萃分析

治疗节点间的连线表示 RCTs 中进行的直接比较。线上的数字代表相关文献的数量。

表 16-1 曲坦类药物常规剂量 2 小时镇痛效果的一致性检验

比较组	研究例数	直接比较	间接比较 [a]
仅对闭合环状"干预网"中的成对比较结果进行一致性分析			
依立曲坦（40 mg）vs 舒马曲坦（50 mg）	2	1.48（1.14—2.79）	1.58（0.60—5.87）
依立曲坦（40 mg）vs 佐米曲坦（12.5 mg）	2	1.52（0.96—1.81）	1.21（0.35—3.55）

（续表）

比较组	研究例数	直接比较	间接比较[a]
依立曲坦（40 mg）vs 那拉曲坦（2.5 mg）	1	2.46（1.53—3.98）	2.75（0.37—19.8）
舒马曲坦（50 mg）vs 阿莫曲坦（2.5 mg）	1	1.49（1.12—1.98）	1.07（0.63—1.76）
舒马曲坦（50 mg）vs 佐米曲坦（12.5 mg）	1	1.12（0.87—1.45）	0.72（0.42—1.29）
舒马曲坦（50 mg）vs 夫罗曲坦（2.5 mg）	1	1.07（0.56—2.04）	0.64（0.35—1.15）
阿莫曲坦（2.5 mg）vs 佐米曲坦（12.5 mg）	1	0.89（0.69—1.15）	0.70（0.41—1.19）
佐米曲坦（12.5 mg）vs 夫罗曲坦（2.5 mg）	1	0.73（0.52—1.02）	0.86（0.47—1.62）
那拉曲坦（12.5 mg）vs 夫罗曲坦（2.5 mg）	1	0.82（0.51—1.20）	0.90（0.49—1.79）

a 以安慰剂组为参照，每组成对比较药物直接比较结果与间接比较结果一致性的 Odds 值及 95% 置信区间。

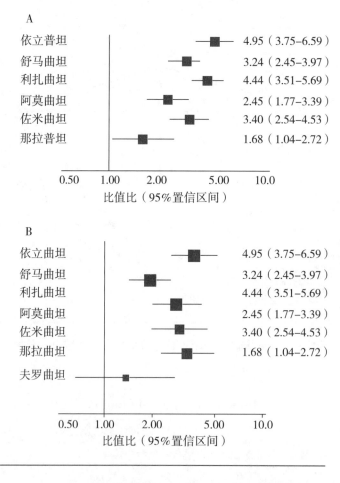

图 16-4　曲坦类药物药效（以安慰剂为对照）的森林图

A, 2 小时镇痛效果；B, 24 小时镇痛效果。

16.6 如何将荟萃分析结果应用于临床实践中

16.6.1 是否全面覆盖所有疾病相关的重要结局

许多网络荟萃分析都仅报告疾病相关的一种或少数几种结果。例如，一篇关于抗高血压治疗是否有效的网络荟萃分析仅统计了心力衰竭率和病死率，[40] 而此前一篇网络荟萃分析则仅分析了冠心病和卒中的发生率。[41] 很少有荟萃分析或网络荟萃分析对恶性不良事件进行评估，这也反映了此类原始研究的匮乏。[42, 43] 在卫生技术评估和 EBM 报告中进行的网络荟萃分析往往比临床医学期刊中的网络荟萃分析涉及更多的目标结局和对恶性事件的评估。[20]

应用指南
荟萃分析评估了曲坦类药物对偏头痛患者发病 2 小时、24 小时的镇痛效果，但忽略了药物不良反应，而曲坦类药物的不良反应差异显著，是患者用药时考虑的重要因素。所幸依立曲坦在此篇荟萃分析中明显优于其他曲坦类药物，而其副作用也恰好较其他曲坦类药物轻。[44]

16.6.2 是否充分考虑了所有可行的治疗方案

网络荟萃分析有时会局限于某些治疗措施。例如，在对肠易激综合征进行网络荟萃分析时，可能集中关注治疗药物、忽视饮食习惯、食用薄荷油及健康咨询等方面的作用。[45] 此外，网络荟萃分析也集中于某些药物的亚类之间的比较，例如对于常规药物治疗无效的类风湿关节炎患者给予生物制剂治疗。在 9 种生物制剂中，5 种为抗肿瘤坏死因子（TNF）药物。近期有一篇网络荟萃分析比较了抗 TNF 药物的疗效，但对其他生物制剂未做讨论。[46] 在其他生物制剂等同或优于抗 TNF 制剂的范围内，排除它们有可能误导临床医生对最佳生物制剂的认识。

16.6.3 综述结果的适用人群

很少有研究根据不同患者的特点针对性的研究治疗的相对效果。[47] 因此，明确分层分析置信度的评价标准是十分必要的。[47] 这些标准包括：在一项研究内进行分层（亚组 A 和亚组 B 均参与同一项研究，可比性强）还是在不同研究间进行分层（从一项研究选取亚组 A，从另一项研究中选取亚组 B，可比性差），随机差异一般无法解释亚组之间的差别，偶然性不太可能解释亚组之间的差异，研究人员也极少能够预判和导向亚组分析的结果。网络荟萃分析允许纳入大量临床试验，大大增加了进行亚组分析的可能，同时对置信度进行严格评估。

　　一篇关于治疗 COPD 的吸入类药物药效的网络荟萃分析中，通过检测 1 秒最大呼气量（FEV_1）反映患者气道阻塞程度。[48] 若患者 FEV_1 低于预测值的 40%，吸入抗胆碱能药物和皮质类固醇联合治疗、包括单纯吸入皮质类固醇，与吸入长效 β－激动剂相比，均能显著缓解 COPD 急性期症状；若患者 FEV_1 低于预测值的 40%，则无以上差异。对于以上两类患者的疗效差异的显著性水平分别为：吸入类固醇（$P = 0.02$），联合治疗（$P = 0.01$），长效抗胆碱能药物（$P = 0.46$）。以上分析基于先验假说：根据生物学原理合理假定气道疾病的严重性与炎症反应成正比，以及统计学检验 P 值极低。因此可以认定亚组分析较为可信。包括具有强生物学原理的正确假设方向（更严重的气道疾病中更大的炎症）和相互作用测试的低 P 值（即机会是不太可能的解释），加强了亚群成组比较结果的置信度。中、高度可信的亚组分析结果可能适用于指导临床实践，以及作为制定临床政策的重要参考，本例中则表现为对气道阻塞严重的 COPD 患者限制性使用吸入类皮质类固醇。

16.7 临床情景解决方案

本章末我们不难得出结论，曲坦类药物对偏头痛发作 2 小时和 24 小时镇痛效果确切。然而，曲坦类药物包括一系列结构相似的药物，网络荟萃分析帮助我们了解每种药物的确切药效。直接和间接证据表明依立曲坦对偏头痛的镇痛效果显著优于其他曲坦类药物。临床医生可以建议偏头痛患者使用依立曲坦作为初治药物，同时也要就依立曲坦的副作用做深入了解。

16.8 结论

虽然荟萃分析因能综合大量相关文献而获取综合可信的结论，但是否可信主要在于评估结果的置信度，以及不同结果间置信度的差异。若荟萃分析使用如 GRADE（等级评估、发展评估、价值评估）置信度评价体系进行评估，则操作简单——计算置信度评级即可。评级为高度或中度可信的荟萃分析结果较为可信，而评价为较低或极低可信的荟萃分析结果则不可靠。如果荟萃分析本身未提供置信度评级，那么您需要自行对该荟萃分析的置信度进行评估。

存在以下特点的成组比较结果较为可信：1，其中每项研究的偏倚风险低，发表性偏倚极低；2，每项研究直接比较的结果一致，每项研究治疗组与空白对照组比较的结果一致，直接比较和间接比较的结果一致；3，样本量大，置信区间窄；4，大多比较有直接证据。若以上条件均满足，且组间差异显著，则结果可能高度可信。但大多时候，一些关键比较的结果仅为中度或低度可信。若荟萃分析没有提供充足信息，我们甚至很难判断哪些结果比较可信，此时，临床医生则需要通过汇总直接证据的系统综述和荟萃分析来指导其临床实践。

参考文献

［1］Thorlund K, Mills EJ, Wu P, et al. Comparative efficacy of triptans for the abortive treatment of migraine: a multiple treatment comparison meta-analysis. Cephalalgia. 2014; 34(4): 258-267.

［2］ Lau J, Ioannidis JP, Schmid CH. Summing up evidence: one answer is not always enough. Lancet. 1998; 351(9096): 123−127.

［3］ Sacks HS, Berrier J, Reitman D, et al. Metaanalyses of randomized controlled trials. N Engl J Med. 1987; 316(8): 450−455. 354

［4］ Estellat C, Ravaud P. Lack of head−to−head trials and fair control arms: randomized controlled trials of biologic treatment for rheumatoid arthritis. Arch Intern Med. 2012; 172(3): 237−244.

［5］ Lathyris DN, Patsopoulos NA, Salanti G, et al. Industry sponsorship and selection of comparators in randomized clinical trials. Eur J Clin Invest. 2010; 40(2): 172−182.

［6］ Salanti G, Higgins JP, Ades AE, Ioannidis JP. Evaluation of networks of randomized trials. Stat Methods Med Res. 2008; 17(3): 279−301.

［7］ Lu G, Ades AE. Combination of direct and indirect evidence in mixed treatment comparisons. Stat Med. 2004; 23(20): 3105−3124.

［8］ Bucher HC, Guyatt GH, Griffith LE, et al. The results of direct and indirect treatment comparisons in meta−analysis of randomized controlled trials. J Clin Epidemiol. 1997; 50(6): 683−691.

［9］ Song F, Xiong T, Parekh−Bhurke S, et al. Inconsistency between direct and indirect comparisons of competing interventions: meta−epidemiological study. BMJ. 2011; 343: d4909.

［10］ Mills EJ, Bansback N, Ghement I, et al. Multiple treatment comparison meta−analyses: a step forward into complexity. Clin Epidemiol. 2011; 3: 193−202.

［11］ Liberati A, Altman DG, Tetzlaff J, et al. The PRISMA statement for reporting systematic reviews and meta−analyses of studies that evaluate health care interventions: explanation and elaboration. Ann Intern Med. 2009; 151(4): W65−W94.

［12］ Sutton A, Ades AE, Cooper N, et al. Use of indirect and mixed treatment comparisons for technology assessment. Pharmacoeconomics. 2008; 26(9): 753−767.

［13］ Kyrgiou M, Salanti G, Pavlidis N, et al. Survival ben−efits with diverse chemotherapy regimens for ovarian cancer: meta−analysis of multiple treatments. J Natl Cancer Inst. 2006; 98(22): 1655−1663.

［14］ Mills EJ, Kanters S, Thorlund K, et al. The effects of excluding treatments from network meta−analyses: survey. BMJ. 2013; 347: f5195.

［15］ Cipriani A, Furukawa TA, Salanti G, et al. Comparative efficacy and accept−ability of 12 new−generation antidepressants: a multiple−treatments metaanalysis. Lancet. 2009; 373(9665): 746−758.

［16］ Turner EH, Matthews AM, Linardatos E, et al. Selective pub−lication of antidepressant trials and its influence on apparent efficacy. N Engl J Med. 2008; 358(3): 252−260.

［17］ Ioannidis JP. Effectiveness of antidepressants: an evidence myth constructed from a thousand randomized trials？ Philos Ethics Humanit Med. 2008; 3: 14.

［18］ Higgins JP, Whitehead A. Borrowing strength from external trials in a meta−analysis. Stat

Med. 1996; 15(24): 2733–2749.

[19] Ioannidis JP. Ranking antidepressants. Lancet. 2009; 373(9677): 1759–1760, author reply 1761–1762.

[20] Gartlehner G, Hansen RA, Morgan LC, et al. Comparative benefits and harms of second-generation antidepressants for treating major depressive disorder: an updated meta-analysis. Ann Intern Med. 2011; 155(11): 772–785. 355

[21] Nixon RM, Bansback N, Brennan A. Using mixed treatment comparisons and meta-regression to perform indirect comparisons to estimate the efficacy of biologic treatments in rheumatoid arthritis. Stat Med. 2007; 26(6): 1237–1254.

[22] Mills EJ, Wu P, Chong G, et al. Efficacy and safety of statin treatment for cardiovascular disease: a network meta-analysis of 170, 255 patients from 76 randomized trials. QJM. 2011; 104(2): 109–124.

[23] Mills EJ, Wu P, Lockhart I, et al. Comparisons of high-dose and combination nicotine replacement therapy, varenicline, and bupropion for smoking cessation: a systematic review and multiple treatment meta-analysis. Ann Med. 2012; 44(6): 588–597.

[24] Salanti G, Kavvoura FK, Ioannidis JP. Exploring the geometry of treatment networks. Ann Intern Med. 2008; 148(7): 544–553.

[25] Mills EJ, Ghement I, O'Regan C, Thorlund K. Estimating the power of indirect comparisons: a simulation study. PLoS One. 2011; 6(1): e16237.

[26] Davey-Smith G, Egger MG. Going beyond the grand mean: subgroup analy-sis in meta-analysis of randomised trials. In: Systematic Reviews in Health Care: Meta-analysis in context. 2nd ed. London, England: BMJ Publishing Group; 2001: 143–156.

[27] Thompson SG, Higgins JP. How should meta-regression analyses be under-taken and interpreted？ Stat Med. 2002; 21(11): 1559–1573.

[28] Jansen J, Schmid C, Salanti G. When do indirect and mixed treatment com-parisons result in invalid findings？ A graphical explanation. 19th Cochrane Colloquium Madrid, Spain October 19–22, 2011. 2011: P3B379.

[29] Song F, Harvey I, Lilford R. Adjusted indirect comparison may be less biased than direct comparison for evaluating new pharmaceutical interventions. J Clin Epidemiol. 2008; 61(5): 455–463.

[30] Lu G, Ades A. Assessing evidence inconsistency in mixed treatment com-parisons. J Am Stat Assoc. 2006; 101(474): 447–459.

[31] Dias S, Welton NJ, Caldwell DM, et al. Checking consistency in mixed treatment comparison meta-analysis. Stat Med. 2010; 29(7–8): 932–944.

[32] Zhang WY, Li Wan Po A. Analgesic efficacy of paracetamol and its combi-nation with codeine and caffeine in surgical pain-a meta-analysis. J Clin Pharm Ther. 1996; 21(4): 261–282.

[33] Salanti G, Ades AE, Ioannidis JP. Graphical methods and numerical sum-maries for presenting results from multiple-treatment meta-analysis: an overview and tutorial. J Clin

Epidemiol. 2011; 64(2): 163–171.

[34] Golfinopoulos V, Salanti G, Pavlidis N, et al. Survival and disease–progression benefits with treatment regimens for advanced colorectal cancer: a meta–analysis. Lancet Oncol. 2007; 8(10): 898–911.

[35] Diels J, Cure S, Gavart S. The comparative efficacy of telaprevir versus boceprevir in treatment–naive and treatment experienced patients with genotype 1 chronic hepatitis C virus infection: a mixed treatment comparison analysis. Paper presented at: 14th Annual International Society for Pharmaceutical Outcomes Research (ISPOR) European Congress; November 5–8, 2011; Madrid, Spain. 356

[36] Diels J, Cure S, Gavart S. The comparative efficacy of telaprevir versus boceprevir in treatment–naive and treatment–experienced patients with genotype 1 chronic hepatitis. Value Health. 2011; 14(7): A266.

[37] Higgins JP, Green S. Analysing data and undertaking meta–analyses. In: Cochrane Handbook for Systematic Reviews of Interventions. Oxford: Wiley & Sons; 2008.

[38] Aaron SD, Fergusson D, Marks GB, et al; Canadian Thoracic Society/Canadian Respiratory Clinical Research Consortium. Counting, analysing and reporting exacerbations of COPD in randomised controlled trials. Thorax. 2008; 63(2): 122–128.

[39] Mills EJ, Druyts E, Ghement I, et al. Pharmacotherapies for chronic obstructive pulmonary disease: a multiple treatment comparison meta–analysis. Clin Epidemiol. 2011; 3: 107–129.

[40] Sciarretta S, Palano F, Tocci G, et al. Antihypertensive treat–ment and development of heart failure in hypertension: a Bayesian network meta–analysis of studies in patients with hypertension and high cardiovascular risk. Arch Intern Med. 2011; 171(5): 384–394.

[41] Psaty BM, Lumley T, Furberg CD, et al. Health outcomes associated with various antihypertensive therapies used as first–line agents: a network metaanalysis. JAMA. 2003; 289(19): 2534–2544.

[42] Hernandez AV, Walker E, Ioannidis JP, et al. Challenges in meta–anal–ysis of randomized clinical trials for rare harmful cardiovascular events: the case of rosiglitazone. Am Heart J. 2008; 156(1): 23–30.

[43] Ioannidis JP, Evans SJ, Gøtzsche PC, et al; CONSORT Group. Better report–ing of harms in randomized trials: an extension of the CONSORT statement. Ann Intern Med. 2004; 141(10): 781–788.

[44] Bajwa Z, Sabahat A. Acute treatment of migraine in adults. UpToDate website. http: // www.uptodate.com/contents/acute–treatment–of–migraine–in–adults. Accessed August 4, 2014.

[45] Ford AC, Talley NJ, Spiegel BM, et al. Effect of fibre, antispasmodics, and peppermint oil in the treatment of irritable bowel syndrome: systematic review and meta–analysis. BMJ. 2008; 337: a2313.

[46] Schmitz S, Adams R, Walsh CD, et al. A mixed treatment comparison of the efficacy of

anti-TNF agents in rheumatoid arthritis for methotrexate non-responders demonstrates differences between treatments: a Bayesian approach. Ann Rheum Dis. 2012; 71(2): 225-230.

[47] Sun X, Briel M, Walter SD, et al. Is a subgroup effect believable ? Updating criteria to evaluate the credibility of subgroup analyses. BMJ. 2010; 340: c117.

[48] Puhan MA, Bachmann LM, Kleijnen J, et al. Inhaled drugs to reduce exacerbations in patients with chronic obstructive pulmonary disease: a network meta-analysis. BMC Med. 2009; 7: 2.

17 如何使用临床指导意见：临床实践指南和决策分析

Ignacio Neumann, Elie A. Akl, Per Olav Vandvik, Thomas Agoritsas, Pablo Alonso—Coello, David M. Rind, Nancy Santesso, Paul Elias Alexander, Reem A. Mustafa, Kameshwar Prasad, Shannon M. Bates, Holger J. Sch ü nemann 和 Gordon Guyatt

17.1 临床情景

您是一名产科医生，接诊一位 31 岁的孕妇，她在 5 年前无故发生腿部深静脉血栓，用华法林治疗了 6 个月，没有出现并发症。她已不再使用抗血栓药物，其他方面也很健康。鉴于妊娠期血栓形成可能性增高，需要考虑在此后孕程中给予低分子量肝素（LMWH）预防血栓形成。

医生首先检索 EBM 指导和建议，并找到如下实践指南[1]："对怀孕并伴有中、高风险复发性静脉血栓栓塞（VTE）的孕妇（不明原因单发性 VTE 史，怀孕或雌激素相关 VTE，不明原因多发性 VTE 史未接受长期抗凝治疗），我们建议产前使用预防性或中等剂量的 LMWH 进行预防，不推荐临床警示或常规护理（弱推荐，效果评估为低置信度）"。

"弱推荐"和"低置信度"使产科医生犹豫不决，您决定进一步阅读指南，以了解相关建议的程度及其依据。

17.2 制定指导意见

一般来说，患者的管理建议是在临床实践指南的基础上制定的（请参阅第 4 章"寻找最佳证据"）。此外，还可以从决策分析中获得指导建议。二者置信度评价标准类似。[2—5]

17.2.1 实践指南

实践指南旨在提出优化患者护理和治疗的建议。最理想可靠的实践指南是通过对证据的系统回顾和对替代性护理方案的益处和危害的评估而获得的。[2]制定实践指南的指导小组必须明确临床问题，选择相关结局变量，检索并综合所有相关证据，评估汇总结果和置信度，通过系统的方法就护理和治疗方案取得共识，提出基于证据的建议。[6]实践指南制定方有义务在提供指南的同时提供关键的证据和信息。

17.2.2 决策分析

决策分析综合了关于某种治疗措施的优点和缺点，同时评估其每一项优 / 缺点的价值和偏好。临床决策分析多以结构化形式展开（决策树），包括一个以上用于分析的决策结构图。

图 17–1 所示为孕妇预防血栓治疗的简化"决策树"。患者面临两种选择：使用 LMWH，或放弃使用 LMWH。图中正方形代表面临决策的问题，称为"抉择点"，从此处发出的直线表示可选的临床策略。

图中圆形代表采取临床策略可能引发的结果，称为"转归点"，代表患者可能会也可能不会发生血栓或出血事件，而决策分析就是要评估每种临床措施所对应的这些事件的可能概率。三角或矩形表示结局的状态。

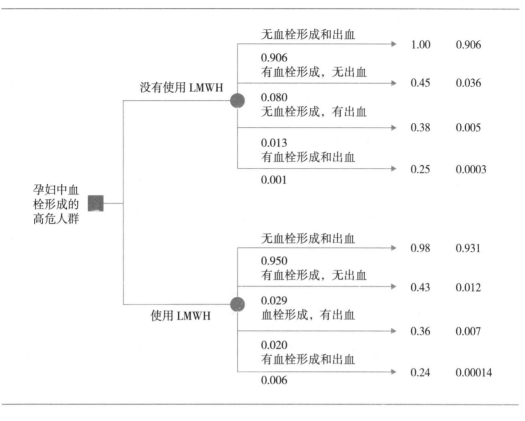

图 7-1 简化决策树图示

缩写：LMWH，低分子肝素。

决策分析一般明确列出做出决策的具体过程和相关要素，以供读者讨论和修改。[7]若一份决策分析在列举结果时同的考虑了对应的成本或费用，在健康改善与资源支出之间的权衡，那么这样的决策分析又称为经济分析。

"决策树" 实例

如图 17-1，"决策树"上的每一个分支臂（有或无预防性应用 LMWH 两种决策）都有一个机会节点，在这个节点上可能会引发 4 种结果（即不同的出血情况和血栓情况两两组合成的四种结果）。该图还描述了决策相关结果的概率。若采取无预防性给予 LMWH 的策略，患者出现血栓＋出血概率为 0.1%，出血＋无血栓概率为 1.3%，血栓＋无出血概率为 8%，不出血＋无血栓概率为 90.6%。若采用预防性给予 LMWH 的策略，出血＋血栓概率为 0.06%，出血＋无血栓概率为 2%，血栓＋无出血概率为 2.9%，无血栓＋无出血概率没 95%。[1, 8]

该图还显示了每个健康状态相关联的"健康值"，范围 0 到 1，1 表示健康状况良好，0 表示死亡。若采取无预防性给予 LMWH 的策略，没有任何负面结果（无血栓且无出血）的健康状态代表完全健康，健康值为 1.0；血栓形成或出血事件的发生使健康状态的值降低，血栓形成对应的健康值为 0.45，出血事件对应的健康值为 0.38；若两个恶性结果同时发生，则健康值最低，为 0.25。在 LMWH 臂中，增加治疗负担稍微降低了 4 个健康状态的效用。若采用预防性给予 LMWH 的策略，治疗本身的负担可能稍稍降低以上 4 种结果的健康值。决策分析的最后一步是计算每个可能的行动方案的总预期值——即每个结果相关的概率和效用的总和。参考以上的概率和效用值，无预防给予 LMWH 的总预期值为（0.906×1.0）+（0.080×0.45）+（0.013×0.38）+（0.001×0.25），即 0.947。预防性给予 LMWH 的预期值为（0.950×0.98）+（0.029×0.43）+（0.020×0.36）+（0.0006×0.24），即 0.950。因此，预防性给予 LMWH 的策略更可取，但与无预防给予 LMWH 策略间预期值的差异（称为"相对效用"）相对较小。

图 17-1 模型在很多方面都过于简化。例如，未考虑致命事件或疾病长期发病的可能（例如，颅内出血或血栓综合征的后果），也未考虑处于健康状态的时间。例如，没有任何并发症的情况下发生，大出血可能会显著降低疾病期间的健康值，但几乎所有患者都相对较快地恢复到正常健康状态。马尔可夫模型（Markov Model）即多状态转换模型，能够进行更接近现实状况的分析。例如，使用马尔可夫模型分析后得出结论：对于像本章开篇临床实例和决策树（VTE 复发高风险）中的患者，产前预防性使用 LMWH 是经济有效的。[9]

17.3 评估指导意见

专栏 17-1 所述内容用于判断准则或决策分析建议的置信度。

专栏 17-1

评估指南和建议的方法

临床问题是否清晰、全面？

推荐的干预措施是否明确、可行？

替代措施是否明确？

是否明确考虑了所有对患者重要的相关结果？

是否根据当前最佳证据提出建议？每项结果的评估值与偏好是否适当？

是否明确说明推荐强度

支撑建议的证据是否容易理解

强推荐的力度是否合适？

对于弱推荐，信息是否有助于共享决策？

冲突或利益的影响是否最小化？

17.3.1 临床问题是否清晰、全面？

指南和决策分析中最实用的部分——患者管理建议一般采用标准化格式，详细列举推荐的措施、列举与之比较的替代方案、适用人群和适用条件。

推荐的干预措施是否明确、可行？

推荐的干预措施有时太模糊，无法具体应用到临床实践中。例如，一项临床实践指南[10]建议："对于糖尿病合并足部感染的门诊或住院患者，临床医生应尽可能综合多个学科的专业知识为其提供综合均衡的治疗方案，最好能够综合多学科糖尿病足的专业建议"。这项建议中无法明确"尽可能"要做到怎样的程度，"综合均衡"涉及哪些方面，"多学科"是哪些学科。

相比之下，美国国家卫生保健基金会关于糖尿病合并足部感染的另一份指南[11]中明确了推荐内容："我们建议多学科足部护理团队管理需要住院治疗的糖尿病合并足部问题患者的治疗和护理。多学科足部护理团队应包括糖尿病专家、具有相关专业知识的外科医生、糖尿病护理专家、足病医师和组织保护护士。"

替代措施是否明确？

当指南制定小组制定推荐措施时，他们往往明确具体的行动方针。但如果替代方案不清楚，建议的意义就仍无法明确。例如，在"子宫按摩治疗产后出血"[12]的建议中，缺乏明确的替代方案可能会难以解释推荐方案的适用性。"子宫按摩"究竟是作为优先于其他治疗措施一线治疗，还是仅仅伴随治疗措施的同时进行，我们无法明确。通过阅读该指南中的其他内容，我们可以推断，专家小组成员认为采取其他治疗措施之外还应附加"子宫按摩"，而非将"子宫按摩"作为单一干预措施。但作为推荐指南应足够清楚，无须读者阅读完整的准则就能掌握。

相比之下，另一则指南中推荐"我们推荐使用等渗晶体类药物，而不是胶体类药物，用于产后出血妇女的初始静脉液体复苏"[12]，通过明确替代方案，提供了更清晰的信息。

您可能已经注意到，此前提出的关于糖尿病合并足部问题管理的两个建议中，都没有明确定义对照组。虽然"无足部护理团队"的可能是潜在的对照方案，但目前还不清楚这种管理策略是什么。

值得注意的是，使用决策分析的临床医生往往有明确需要比较的干预措施，几乎不会面对模棱两可的替代方案。

是否明确考虑了所有对患者重要的相关结果？

干预措施利弊之间的平衡取决于所要优先考虑的结果。临床医生在采用指南的推荐措施前应该先判断指南制定小组或决策分析人员是否考虑了所有患者相关的重要结局。

例如，美国胸科医师学会（ACCP）第八版抗凝血指南（AT8）推荐对所有患有抗凝药物禁忌证的卒中患者使用弹力袜。[13]第9版抗凝血指南（AT9）则明确反对使用弹力袜。[14]两个指南制定小组均考虑了病死率、肺栓塞和深静脉血栓等重要结果，但AT9指南制定小组认为，弹力袜会导致皮肤并发症风险增加4倍，即每1000例使用弹力袜治疗1个月的患者比对照组多出39例皮肤并发症患者（95%置信区间［CI］，每1000例较对照组多17～77例皮肤病患者）。[15]两份指南推荐措施的差异是因为AT9额外考虑了皮肤并发症。

通常认为，患者相关的重要结局包括病死率、发病率（例如，大出血、慢性病急性加重、入院等）和患者主诉（例如，生活质量、功能状态）。替代性指标（例如，脂质水平、骨密度、认知功能测试）与患者的重要结局的关联性不稳定，且本身并不重要。

此外，AT8 建议对使用维生素 K 拮抗剂治疗的患者至少每 4 周进行国际标准化比例（INR）监测。[16] 该建议主要基于一些研究发现，相比于推荐措施，频繁的监测可能会增加诊疗性 INR 的范围。而 AT9 则建议 INR 监测频率为每 12 周监测一次。[17] 该建议是基于每 12 周监测一次的研究，发现血栓事件或大出血没有增加。这两项建议都是基于明确界定的结果而得出。不同的是，AT8 中视为次要的结果，在 AT9 中则视为患者相关的重要结果。

不受干预影响的结果通常不会影响决策的制定，因此可能未设在考虑的结果内。例如，病死率是非常重要的结果，而对于是否使用鼻内抗组胺药治疗过敏性鼻炎却并无相关性，因为干预措施本身并无可能导致死亡。

17.3.2 是否根据当前最佳证据提出建议

指导小组成员和决策分析人员制定建议时的依据包括对干预措施利弊的估计，以及对有关现有或更新的系统评估效果及置信度的评估，尤其是合并综合荟萃分析的系统综述进行评估。在缺乏合并荟萃分析的系统综述的情况下，指导小组成员可以自行进行综述或概述系统证据的情况。临床医生也应该注意指南索引文献的日期（请参阅第 14 章"系统综述和荟萃分析的过程"）。

未参考当前最佳证据而制定的推荐可能并不是最优方案，甚至可能对患者不利。例如，有一段时间，指南和决策制定团队忽略了大量证据，而这些证据表明在化疗后中性粒细胞减少症患者中使用喹诺酮类药物进行预防是有效的。[18] 仅 2010 年"美国传染病协会"的指南才明确建议在化疗患者中预防性使用喹诺酮。[19] 这说明我们有必要积极及时的更新相关领域的指南或决策分析（请参阅第 4 章"寻找最佳证据"）。

17.3.3 每项结果的评估值与偏好是否适当

评估干预措施对结果的效用是一个评价问题，也是一个科学问题。对结果进行偏向性分类就成为关系到推荐举措的关键问题之一。例如，考虑与 40 至 49 岁的妇女常规乳房 X 线摄片筛查相关的结果：是否降低乳腺癌病死率，是否可能增加假阳性率（通常导致不必要的随访和检查，有时需要对乳房进行不必要的活检）。[20] 对于指南制定团队必须充分考虑和综合对这两个结果的影响，并做出合理的建议。对于认为这项检查只能极低的降低癌症病死率的团队来说，他们可能更倾向于支持这项筛查，而对于认为这样的筛查可能带来极大医疗浪费的团队，则可能否定这项筛查。因此，临床医生应该注意制定推荐措施时的价值和偏好信息。

谁的判断能够左右推荐和建议呢？理想情况下，应该是以相关研究的系统综述中患者的利益和偏好决定的；[21] 遗憾的是，这种证据仍然很少。在缺乏评估患者利益和偏好的经验证据的情况下，指南制定小组或决策团队只能以文献记录的临床医生分享的实践经验为参照基础。由于没有关于患者价值观和偏好的实证证据，准则小组或决策分析师可能会因经常从事共同决策的临床医生的经验而退步。此外，还可以选择代表性的病患和适用人群参与的临床试验。[22]然而，找到典型的临床报道或临床试验并非易事，只能尽力而为，想要完全实现典型、有代表性几乎不可能。

无论决策或推荐制定的截止判断和偏好为何，都应该在推荐和指南中明确说明。但目前的临床实践指南最缺乏的正是这种公开和透明。然而，鉴于决策分析中每个结果都要声明其对健康影响的效果值，因此决策分析需要精确、定量的评估值。但这也不是说决策分析就完全靠谱，其中涉及的评估值和偏好可能描述的十分明确，但其评估基础和资料来源可能并不可靠。例如，一篇关于儿童健康的综述参考了54项效果分析，包括45项决策分析的结果，研究发现，有35%的文献仅凭作者主观评判儿童健康状态，此外还有11%的研究并未声明价值判断和偏好的来源。[23]

17.3.4 是否明确说明推荐强度

可信的推荐应该主动明确推荐的力度，同时还要明确支持该推荐的效果评价的置信值，即证据质量。[2]敏感度分析用于评价决策分析中结论的效力。

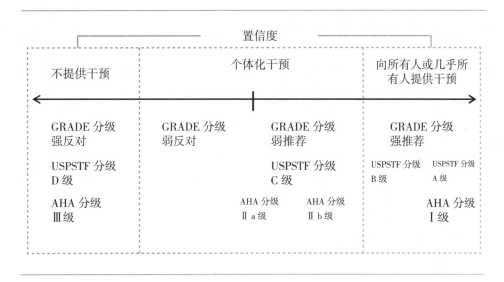

图 17-2　不同分级方法对应的推荐强度

缩写：AHA，美国心脏协会；GRADE，推荐分级的评估，制定与评价；USPSTF，美国预防服务工作组。

推荐的等级

目前，至少有几十种针对推荐强度的分级系统。[24]然而，最常用的3种方法是GRADE（推荐分级的评估，制定与评价）[25]以及美国心脏协会（AHA）[26]和美国预防服务工作组（USPSTF）制定的标准。[27]在此，此处我们不会详细讨论这些评价系统之间的具体差别，但我们会分析两个重要的相似之处。

首先，这3个系统根据效果评估的置信度（即证据质量）进行评级。对效果评估的置信度代表效果评估的结果支持推荐和建议的可信程度（图17-2）。GRADE将证据质量分为高、中、低和极低四个级别（请参阅第15章"系统综述和荟萃分析的理解和应用"）。AHA 推荐中采用的证据等级包括 A 级、B 级和 C 级，而 USPSTF 将证据强度分为Ⅲ级、Ⅱ级和Ⅰ级。

这三个系统还有一个共同的重要特点：将适用于所有或几乎所有患者的建议（即强推荐），与那些需要针对患者（或避免用于）患者的价值观、偏好和情况进行个体化的建议区分开来（即弱推荐）（图 17-2）。

敏感度分析

决策分析人员使用敏感度分析系统地探索文献数据的置信度，即通过评估研究的缺陷、利益取向和价值归属来分析其研究结果的可信程度。而虽然有敏感度分析作为佐证，我们还面临一个实际问题，即可选择的推荐决策多大程度上受到估计结果的价值归属和不确定性的影响呢？ 在决策分析结果不随变化概率估计值和变化值变化的程度上，临床医生可以将推荐考虑在内。若决策不随可能性评估或价值的改变而变化，那么决策的效力很强。反之，决策的效力则很弱。因此，即使置信度分析的结果可靠，最终做出的正确选择也可能会不同，并且患者本身也会根据自身的偏好做出选择。

17.3.5 支持建议的证据是否容易理解

强推荐的力度是否合适？

强推荐的建议向临床医生传达的信息是"照做就是了"。因此，不适当地将建议定为"强推荐"可能会造成重大的不良后果。

若预期结果远远优于不良反应，若患者价值取向和选择偏好置信度高且变异度小，以及拟议的行动方案的好处如何证明其成本，则对效果估计的高度信心将支持强推荐。当干预措施的影响有很大的不确定性（对效果估计的信心不足）时，临床医生通常应该预期弱建议。如果预期疗效远优于不良反应，且较符合患者价值选择和偏好（置信度高，变异度小），且干预措施的成本符合相应的疗效，那么该评估结果的高置信度将支持其成为强推荐。一旦干预措施的疗效存在实质性的不确定性（效果评估的置信度低），那么成为其临床建议的证据则不足。

有时，尽管某些干预措施的疗效评估置信值较低，甚至很低，但指南制定小组仍可以适当地将其认定为强推荐。表 17-1 列举了可能出现这类强推荐的 5 类典型情况。临床医生应仔细检查基于低或非常低置信度的强推荐。如果不符合表 17-1 中列出的任何一种情况，那么将该建议归为强推荐可能并不恰当。

例如，对 2005 至 2011 年间发布的内分泌学会指南进行系统调查，发现总共有 357 项建议中的 121 项强推荐是基于较低或极低的置信度而作出的。在这 121 项中，只有 35 项（29%）符合表 17-1 中所列的一种情况，这 35 项建议显然是合适的。[31] 这一实例旨在说明，在面对有效性评估的置信度低或极低的强推荐时，临床医生需要谨慎对待。

表 17-1 可能给出基于较低或极低置信度的强推荐的五种典型的情况

情况	预期疗效评估结果的置信度	优	缺	参考的数据来源	建议类型	实例
危及生命的情况	较低或极低	不一定（极低到很高均有）	干预可能会减少（极低情况下）危及生命病死率；未达到疗效的结局未被禁止	一个不确定但生命维持有潜在的好处的结局有较高置信度。小幅度增加成本（或资源使用）获得对应用应得对的干预效果	强推荐执行	季节性流感相关研究的间接证据表明，对禽流感的患者有效（疗效评估置信度低）。鉴于禽流感本身高病死率且暂时缺乏有效的替代方法，世卫组织强推荐患者使用奥司他韦，而非对禽流感感患者放弃治疗。[28]
不确定有益处，但已确定有危害	较低或极低	置信度高的不利事件比价值不确定的益处多得多	可能但不确定有益，大量证据确定有害	大幅度增加成本（或资源使用）却获得成效比较低的干预效果	强推荐禁止	与未治疗相比，使用硫唑嘌呤与泼尼松联用治疗特发性肺纤维化可能有一定的疗效，但该疗效尚不确切。但硫唑嘌呤与泼尼松联用已被确证实质性使用禁止使用此类皮质类固醇与硫唑嘌呤联合治疗特发性肺纤维化。国际指南建议禁止使用此类皮质类固醇与硫唑嘌呤联合治疗特发性肺纤维化。[28]
具有潜在的等价性，即一项显著显低成本和风险的干预方案	较低或极低	显著降低不良反应	干预的预期效果明显优于替代方案，但结果不确切；已确定一项替代方案的不良反应更少或成本更低	大幅度增加成本（或资源使用），但可能达到替代疗法实现的预期疗效	强推荐减少不良反应，降低成本	仅有有低EBM质量的证据表明，对早期结外边缘区（MALT）B细胞淋巴瘤患者给予幽门螺旋杆菌根治或放射治疗或两种替代疗法的完全缓解率无显著差异，但幽门螺旋杆菌根治治疗伤害性小，复发率低和成本低。因此，UpToDate强推荐对MALT淋巴瘤患者中给予幽门螺旋杆菌根治治疗而非放射治疗。[29]

（续表）

情况	预期疗效评估结果的置信度 优	预期疗效评估结果的置信度 缺	参考的数据来源	建议类型	实例
一项风险较高或成本较高，但较高置信水平上确定预期效果无明显优势的干预措施	较高或较低置信度	能够确定该干预方案的效果与替代方案相似或接近；一项的替代方案有明显不良反应，置信度可能不确切	应该将重点放在避免增加潜在性伤害上；大幅度增加成本（或资源使用），但可能达到替代疗法无法实现的预期疗效	强推荐禁止不良反应更严重的干预措施	在需要抗凝治疗的备孕妇女或孕妇，不同抗凝剂治疗的效果表明证据信度高。但间接证据表明直接凝血酶抑制剂（例如，达比加群）和 Xa 因子抑制剂（例如，利伐沙班、阿哌沙班）对未出生婴儿有潜在危害，该证据的置信度较低。AT9 指南建议禁止在备孕或孕期怀孕的妇女中使用这种抗凝剂。
可能有致命伤害	不一定（极低到很高均有）	疗效不稳定，但可能有严重危害	应该将重点放在避免增加潜在性伤害上；大幅度增加成本（或资源使用），但可能达到替代疗法无法实现的预期疗效	强推荐禁止该干预预防措施	对雄激素缺乏的雄性补充睾酮可能改善其生活质量，低置信度的证据表明，补充睾酮可能增加前列腺癌转移。美国国内分泌学会禁止对前列腺癌患者补充睾酮。[3]

缩写：AT9（9th edition of the antithrombotic guidelines），第 9 版抗血栓治疗指南；CI，置信区间；MALT（mucosa-associated lymphoid tissue），黏膜相关淋巴组织；WHO，世界卫生组织。

在决策分析中，当管理方案的相对效用变化很小，优先选择不变，在变化概率估计和变化值之后，就会做出强烈的推荐。临床医生应该制作一个表格，列出哪些变量包含在他们的敏感度分析中，他们用于每个变量的值范围以及哪些变量（如果有的话）改变了所考虑的管理策略的相对需要性。

理想情况下，决策分析人员将对其所有概率估计进行敏感度分析。他们将测试的范围应取决于数据的来源。如果估计值来自偏倚风险较低且 CI 较窄的大型随机试验，则估计的估计范围可能较窄。当偏差风险较大或利弊估计较不精确时，测试各种价值的敏感度分析就变得恰当。决策分析人员还应该用敏感度分析来测试效用值，其值的范围又由数据来源决定。如果大量患者或有知识和有代表性的普通公众成员对结果状态给予相似的评价，那么研究人员可以在敏感度分析中使用范围较小的效用值。如果评级来自一小部分评估者，或者如果个体对典型的公用事业提供了广泛不同的估计，那么研究人员应该在敏感度分析中使用更广泛的效用值。

对于弱推荐，信息是否有助于共享决策?

作出建议（特别是弱推荐的建议）时应明确提供根据建议采取行动所需的关键基础信息。在指南中，这些信息通常可以在备注部分、建议的基本原理或建议附带的表中找到。GRADE 工作组与 Cochrane 协作组合作，为此目的设计了一个具体表：调查结果摘要表（Summary of findings table）。该表提供了所有重要结果的置信度以及相对和绝对效应的相关估计。表 17-2 显示了与本章开始时提出的临床方案相关的调查结果摘要表。正如我们稍后讨论的那样，结果摘要表可以促进共同决策。[33] 您将在 GRADE 调查结果摘要表中发现的绝对效果衡量标准通常在决策分析的"决策树"中呈现。

表 17-2　调查结果摘要表：曾患静脉血栓栓（VTE）的孕妇产前和产后使用低分子量肝素预防性治疗与不使用预防性治疗的区别[1]

结局	RR （95% CI）	妊娠期间的预期绝对效应		对效果估计的置信度
		未进行预防性治疗的风险	与预防性应用 LMWH 的风险差	
症状性静脉血栓栓塞症（Symptomatic VTE）	0.36 （0.20—0.67）	低风险 每 1000 人中出现 20 例 VTE	每 1000 人中减少出现 13 例 VTE （从 16 例减少至 7 例以下）	间接性[b] 和不精确性[c] 导致了置信度偏低
		中、高风险 a 每 1000 人中出现 80 例 VTE	每 1000 人中减少出现 51 例 VTE （从 65 例减少至 30 例以下）	

（续表）

结局	RR（95% CI）	妊娠期间的预期绝对效应		对效果估计的置信度
		未进行预防性治疗的风险	与预防性应用 LMWH 的风险差	
大出血（Major bleeding）	1.57（1.32—1.87）[d]	产前期每 1000 人中出现 3 例大出血	每 1000 人中增加出现 1 例以上的大出血（从 1 例增加至 3 例以上）[e]	间接性[a] 和不精确性[f] 导致了置信度偏低
		产后期每 1000 人中出现 10 例大出血	每 1000 人中增加出现 6 例以上的大出血（从 1 例增加至 3 例以上）[d]	
治疗负担		负担未增加	每日注射	置信度偏高

缩写：CI，置信区间；LMWH，使用低分子肝素；RR，相对危险度；VTE，静脉血栓栓塞。

a 不明原因单发性 VTE，妊娠相关或雌激素相关性静脉血栓栓塞，或既往不明原因多发性静脉血栓栓塞未接受长期抗凝治疗。

b 人群选择是间接性的（即不包括孕妇）。

c 95% 置信区间包括边际效益。

d 基于 Collins 等人的系统综述的相对效应估计。[32]

e 基于 Greer 等人的系统综述，使用低分子肝素对女性大出血的绝对风险估计。[8]

f 95% 置信区间包括边际效益。

来源于 Bates 等人的研究。[1]

17.3.6 冲突或利益的影响是否最小化？

对证据的解释和对最终建议的决定所涉及的判断都可能受到利益冲突的影响。在医学领域，指导方针小组成员——有时是决策分析师——经常会与制药业有经济联系。[34—36] 非财务利益冲突也很常见，可能比财务利益冲突的影响更大。[37, 38] 这些冲突包括知识上的冲突（例如，先前发表的与某项建议相关的研究）和职业上的冲突（例如，放射科医生推荐乳腺癌筛查或泌尿科医生推荐前列腺癌筛查）。[39, 40] 临床医生可以检查专家小组或决策分析师的利益冲突陈述，通常出现在出版物的开头或结尾或补充文件中。同样重要的是，临床医生应该检查实施了哪些策略来管理这些利益冲突。如果指导方针或决策分析的小组成员中不具有利益冲突的人占了很大比例，将没有利益冲突的参与者置于权威地位，或实施了限制财务和非财务利益冲突影响的规则，则这些准则或决定分析比没有这样做的准则或决定分析更可信。排除冲突专家的治疗可能会限制利益冲突的影响，但可能会降低准则的可信性和可接受性。临床医生还可以检查推荐是针对整个准则，还是在逐项建议的基础上收集和管理的。后一种做法可能会减少潜在利益冲突的影响。AT9 准则提供了一些事实上数策略的示例。[38] 在提出建议的 14 个小组中，每一个小组都选出了一名无冲突的方法学家担任主席，并主要负责该章的工作。对整个指导方针负有最终责任的执行委员会主席和其他两名成员都是没有冲突的方法论家。在逐项建议的基础上评估财务和知识方面的利益冲突。原则上，有重大冲突的小组成员不得参与决策。实施这一方法的挑战凸显了为达成管理利益冲突的最佳战略所需的努力。[41, 42]

应用指南

临床问题是否清晰、全面？

本章开头提出的建议明确了拟议的内容（"预防性或中剂量低分子肝素进行产前预防"）和比较的内容（"而不是临床应用或常规护理"）。[1] 如表 17-2 所示，指南制定小组考虑了症状性静脉血栓栓塞症、大出血和治疗费用负担等结果，这些结果均对患者至关重要。

是否根据当前最佳证据提出建议？

已发布的 AT9 的指南方法部分中有以下描述："识别相关证据，一个团队在 MedLine 数据库、Cochrane 图书馆和疗效评价文摘库（Database of Abstracts of Reviews of Effects）进行文献检索，查找相关的系统综述和另外的开拓性研究"和"对系统综述进行质量评估，并尽可能使用当前高质量的系统综述作为摘要估计的来源。"[43] 这一策略确保建议是根据当前的最佳证据提出的。

价值和偏好是否与结果相关？

指南作者指出，对患者抗血栓治疗偏好的系统综述并没有发现任何针对孕妇的研究。在参与制定指南且经验丰富的临床医生对不同结果进行了评级，结果显示 1 次 VTE（深静脉血栓形成或肺栓塞）可能相当于 1 次颅外大出血。专家组成员的临床经验表明，大多数妇女在面临几个月内自我注射 LMWH 的负担时会选择长期预防，这表明他们对预防 VTE 的期望相对较高，对自我注射的容忍度也比较高。这些价值和偏好被用于制定推荐意见。

是否明确推荐的力度？

使用 GRADE 方法，该建议被列为"弱推荐"。

支持建议的证据是否容易理解？

该建议还附有一个调查结果摘要表（表 17-2），提供了对患者重要结果的绝对估计。我们随后将讨论这些信息如何帮助共同决策。

冲突或利益的影响是否最小化？

正如前文所述，AT9 指南中的一些策略可以用来减少利益冲突对推荐的影响。

17.4 应该如何使用推荐

17.4.1 强推荐

如果专家组的评估是敏锐的，临床医生可以在所有或几乎所有的情况下对所有或几乎所有的患者提出强推荐的建议，而不需要对基本证据进行彻底或甚至粗略的审查，也不需要与患者进行详细的讨论。对于决策分析也是如此，当一种选择的效用实质上大于另一种选择时，并且这种相对效用对敏感性分析较为稳定时。在这种情况下，与患者讨论证据是否有帮助时可能会得到不确定的结果，比如是否可以增加治疗的依从性。例如，《过敏性鼻炎及其对哮喘的影响指南》建议成人使用鼻内应用糖皮质激素而不是鼻内应用抗组胺药物来治疗过敏性鼻炎（强推荐）。[44] 这一建议是基于糖皮质激素可以显著减轻症状（鼻液溢、鼻塞和鼻痒），且无重大不良事件的基础上提出的。效应估计来自对随机试验的系统综述，其偏倚风险较低低、各试验结果一致、效应精确（CI 狭窄）

以及结果适用于此人群。专家组得出的是所有或几乎所有知情的患者都会选择糖皮质激素进行治疗，这是非常合理的结果。因此，与患者详细讨论鼻内应用糖皮质激素比鼻内饮用抗组胺药物的益处和潜在危害是没有必要的。但是在一些特殊的情况下，临床医生则不应该坚持应用强推荐的建议。例如，在患者存在心肌梗死的情况下，应用阿司匹林是强推荐建议，但对阿司匹林过敏的患者来说这就是错误的治疗。幸而特殊情况并不常见。

17.4.2 弱推荐

在仔细考虑了证据以及患者的价值观和偏好之后，许多建议都判定为弱推荐，即使在有大量随机试验和系统评价的临床领域也是如此。例如，在 AT9 发布的 600 多条建议中，有三分之二的建议是弱推荐的。[17] 由于弱推荐的建议通常对患者的价值观和偏好很敏感，因此，与患者讨论拟议行动方案的潜在益处和危害的共同决策方法是确保决策反映最佳证据和患者的价值观和偏好的最佳途径。（请参阅第 18 章 "决策与患者"）。如果临床医生要使用弱推荐的建议，则需要了解基本证据。例如，美国内科医师学会建议对痴呆症患者使用胆碱酯酶抑制剂或美金刚（弱推荐）。[45] 这一建议是基于随机试验证据得出的，证明这些药物在延缓认知和整体功能恶化方面的微小作用具有高度置信度。专家小组指出，如果患者的生活质量被判定为较差（特别是患有更严重的痴呆症），家庭成员可能不会将轻微延缓痴呆症病情进展视为一个理想的目标。这种药物效应幅度很小，还存在不良反应。然后，专家小组就会合理地预期知情的患者（或其家属）会做出不同的治疗选择。

17.5 临床情景解决方案

在审阅了本指南，特别是表 17-2 中的信息后，您判断该建议是值得信赖的，并计划让患者参与到共享决策制定中，就像在开篇情景中所呈现的患者参与共同决策。当您会见患者时，首先讨论在怀孕期间使用 LMWH 和未使用 LMWH 治疗的区别（每 1000名女性中减少出现 51 例 VTE），接着是关于不良反应的信息（怀孕期和产后期随访发现每 1000 名女性中增加 7 例出血），还应提到几个月内每天注射的潜在治疗负担（除注射负担外，所有结果的效果估计执行度较低）。如果指南是正确的，大多数患者会更重视降低血栓事件的风险，而不太看重不确定的出血风险的小幅增加以及一定的治疗负担。这类患者会选择应用预防治疗措施。然而，就算专家组制定的指南是正确的，有些患者仍然会拒绝治疗。因此，需要共同做出决策，以确保患者理解现有的最佳证据，并确定决策与患者的价值观和偏好相一致。当患者做出进行 VTE 预防治疗的选择，您就不会感到惊讶了。

参考文献

［1］Bates SM, Greer IA, Middeldorp S, et al. VTE, thrombophilia, antithrombotic therapy, and pregnancy: Antithrombotic Therapy and Prevention of Thrombosis, 9th ed: American

College of Chest 385 Physicians Evidence−Based Clinical Practice Guidelines. Chest. 2012; 141 (2 suppl): e691S−736S.

[2] Graham R, Mancher M, Wolman DM, et al. eds. Clinical Practice Guidelines We Can Trust. Washington, DC: National Academies Press; 2011.

[3] Laine C, Taichman DB, Mulrow C. Trustworthy clinical guidelines. Ann Intern Med. 2011; 154(11): 774−775.

[4] Qaseem A, Forland F, Macbeth F, et al. Board of Trustees of the Guidelines International Network. Guidelines International Network: toward international standards for clinical practice guidelines. Ann Intern Med. 2012; 156(7): 525−531.

[5] Shekelle P, Woolf S, Grimshaw JM, et al. Developing clinical practice guidelines: reviewing, reporting, and publishing guidelines; updating guidelines; and the emerging issues of enhancing guideline implementability and accounting for comorbid conditions in guideline development. Implement Sci. 2012; 7: 62.

[6] Sch ü nemann HJ, Wiercioch W, Etxeandia I, et al. Guidelines 2.0: systematic development of a comprehensive checklist for a successful guideline enterprise. CMAJ. 2014; 186(3): E123−E142.

[7] Kassirer JP, Moskowitz AJ, Lau J, et al. Decision analysis: a progress report. Ann Intern Med. 1987; 106(2): 275−291.

[8] Greer IA, Nelson−Piercy C. Low−molecular−weight heparins for thromboprophylaxis and treatment of venous thromboembolism in pregnancy: a systematic review of safety and efficacy. Blood. 2005; 106(2): 401−407.

[9] Johnston JA, Brill−Edwards P, Ginsberg JS, et al. Cost−effectiveness of prophylactic low molecular weight heparin in pregnant women with a prior history of venous thromboembolism. Am J Med. 2005; 118(5): 503−514.

[10] Lipsky BA, Berendt AR, Cornia PB, et al; Infectious Diseases Society of America. 2012 Infectious Diseases Society of America clinical practice guideline for the diagnosis and treatment of diabetic foot infections. Clin Infect Dis. 2012; 54(12): e132−e173.

[11] National Institute for Health and Care Excellence. Diabetic foot problems: Inpatient management of diabetic foot problems (CG119). London, England: National Institute for Health and Care Excellence; 2011.

[12] World Health Organization. WHO recommendations for the prevention and treatment of postpartum haemorrhage. Geneva, Switzerland: World Health Organization; 2012.

[13] Albers GW, Amarenco P, Easton J, et al. Antithrombotic and thrombolytic therapy for ischemic stroke: American College of Chest Physicians Evidence−Based Clinical Practice Guidelines (8th Edition). Chest. 2008; 133(6 suppl): 630S−669S.

[14] Lansberg MG, O' Donnell MJ, Khatri P, et al. Antithrombotic and thrombo−lytic therapy for ischemic stroke: antithrombotic therapy and prevention of thrombosis, 9th ed: American College of Chest Physicians Evidence−Based Clinical Practice Guidelines. Chest. 2012; 141(2 suppl): e601S−e636S

［15］ Dennis M, Sandercock PA, Reid J, et al; CLOTS Trials Collaboration. Effectiveness of thigh-length graduated compression stockings to reduce the risk of deep vein thrombosis after stroke (CLOTS trial 1): a multicentre, randomised controlled trial. Lancet. 2009; 373(9679): 1958-1965.

［16］ Ansell J, Hirsh J, Hylek E, et al. American College of Chest Physicians. Pharmacology and management of the vitamin K antagonists: American College of Chest Physicians Evidence-Based Clinical Practice Guidelines (8th Edition). Chest. 2008; 133(6 suppl): 160S-198S.

［17］ Holbrook A, Schulman S, Witt DM, et al; American College of Chest Physicians. Evidence-based management of anticoagulant therapy: Antithrombotic Therapy and Prevention of Thrombosis, 9th ed: American College of Chest Physicians Evidence-Based Clinical Practice Guidelines. Chest. 2012; 141 (2 suppl): e152S-84S.

［18］ Hughes WT, Armstrong D, Bodey GP, et al. 2002 guidelines for the use of antimicrobial agents in neutropenic patients with cancer. Clin Infect Dis. 2002; 34(6): 730-751.

［19］ Freifeld AG, Bow EJ, Sepkowitz KA, et al; Infectious Diseases Society of America. Clinical practice guideline for the use of antimicrobial agents in neutropenic patients with cancer: 2010 update by the Infectious Diseases Society of America. Clin Infect Dis. 2011; 52(4): e56-e93.

［20］ US Preventive Services Task Force. Screening for breast cancer: U.S. Preventive Services Task Force recommendation statement. Ann Intern Med. 2009; 151(10): 716-726, W-236.

［21］ MacLean S, Mulla S, Akl EA, et al; American College of Chest Physicians. Patient values and preferences in decision making for antithrombotic therapy: a systematic review: Antithrombotic Therapy and Prevention of Thrombosis, 9th ed: American College of Chest Physicians Evidence-Based Clinical Practice Guidelines. Chest. 2012; 141(2 suppl): e1S-e23S.

［22］ Nilsen ES, Myrhaug HT, Johansen M, et al. Methods of con-sumer involvement in developing healthcare policy and research, clinical practice guidelines and patient information material. Cochrane Database Syst Rev. 2006; (3): CD004563.

［23］ Griebsch I, Coast J, Brown J. Quality-adjusted life-years lack quality in pedi-atric care: a critical review of published cost-utility studies in child health. Pediatrics. 2005; 115(5): e600-e614.

［24］ Atkins D, Eccles M, Flottorp S, et al; GRADE Working Group. Systems for grading the quality of evidence and the strength of recommendations I: critical appraisal of existing approaches BMC Health Serv Res. 2004; 4(1): 38.

［25］ Guyatt GH, Oxman AD, Schünemann HJ, et al. GRADE guidelines: a new series of articles in the Journal of Clinical Epidemiology. J Clin Epidemiol. 2011; 64(4): 380-382.

［26］ American College of Cardiology Foundation and American Heart Association. Methodology Manual and Policies From the ACCF/AHA Task Force on Practice

Guidelines (2010). http: //my.americanheart.org/ professional/StatementsGuidelines/ PoliciesDevelopment/Development/ 387 Methodologies–and–Policies–from–the– ACCAHA–Task–Force–on–PracticeGuidelines_UCM_320470_Article.jsp. Accessed August 4, 2014.

[27] US Preventive Services Task Force. Grade definitions. http: //www.uspreven- tiveservicestaskforce.org/uspstf/grades.htm. Accessed August 4, 2014.

[28] Sch ü nemann HJ, Hill SR, Kakad M, et al; WHO Rapid Advice Guideline Panel on Avian Influenza. WHO Rapid Advice Guidelines for pharmacological management of sporadic human infection with avian influenza A (H5N1) virus. Lancet Infect Dis. 2007; 7(1): 21– 31.

[29] Freedman AS, Lister A, Connor RF. Management of gastrointestinal lympho–mas. UpToDate. http://www.uptodate.com. Accessed March 27, 2014.

[30] Bhasin S, Cunningham GR, Hayes FJ, et al; Task Force, Endocrine Society. Testosterone therapy in men with androgen deficiency syndromes: an Endocrine Society clinical practice guideline. J Clin Endocrinol Metab. 2010; 95(6): 2536–2559.

[31] Brito JP, Domecq JP, Murad MH, et al. The Endocrine Society guidelines: when the confidence cart goes before the evidence horse. J Clin Endocrinol Metab. 2013; 98(8): 3246–3252.

[32] Collins R, Scrimgeour A, Yusuf S, et al. Reduction in fatal pulmonary embolism and venous thrombosis by perioperative administration of subcutaneous heparin. Overview of results of randomized trials in general, orthopedic, and urologic surgery. N Engl J Med. 1988; 318(18): 1162–1173.

[33] Treweek S, Oxman AD, Alderson P, et al; DECIDE Consortium. Developing and Evaluating Communication Strategies to Support Informed Decisions and Practice Based on Evidence (DECIDE): protocol and preliminary results. Implement Sci. 2013; 8: 6.

[34] Norris SL, Holmer HK, Ogden LA, et al. Conflict of interest in clini–cal practice guideline development: a systematic review. PLoS One. 2011; 6(10): e25153.

[35] Neuman J, Korenstein D, Ross JS, et al. Prevalence of financial con–flicts of interest among panel members producing clinical practice guidelines in Canada and United States: cross sectional study. BMJ. 2011; 343: d5621.

[36] Choudhry NK, Stelfox HT, Detsky AS. Relationships between authors of clinical practice guidelines and the pharmaceutical industry. JAMA. 2002; 287(5): 612–617.

[37] Ioannidis JP. Why most published research findings are false. PLoS Med. 2005; 2(8): e124.

[38] Guyatt G, Akl EA, Hirsh J, et al. The vexing problem of guidelines and conflict of interest: a potential solution. Ann Intern Med. 2010; 152(11): 738–741.

[39] Norris SL, Burda BU, Holmer HK, et al. Author's specialty and conflicts of interest contribute to conflicting guidelines for screening mammography. J Clin Epidemiol. 2012; 65(7): 725–733.

［40］Dahm P, Kunz R, Schünemann H. Evidence-based clinical practice guide-lines for prostate cancer: the need for a unified approach. Curr Opin Urol. 2007; 17(3): 200-207. 388

［41］Neumann I, Karl R, Rajpal A, et al. Experiences with a novel policy for managing conflicts of interest of guideline developers: a descriptive qualitative study. Chest. 2013; 144(2): 398-404.

［42］Neumann I, Akl EA, Valdes M, et al. Low anonymous voting compliance with the novel policy for managing conflicts of interest implemented in the 9th version of the American College of Chest Physicians antithrombotic guidelines. Chest. 2013; 144(4): 1111-1116.

［43］Guyatt GH, Norris SL, Schulman S, et al. Methodology for the develop-ment of antithrombotic therapy and prevention of thrombosis guidelines: Antithrombotic Therapy and Prevention of Thrombosis, 9th ed: American College of Chest Physicians Evidence-Based Clinical Practice Guidelines. Chest. 2012; 141(2 suppl): 53S-70S.

［44］Brozek JL, Bousquet J, Baena-Cagnani CE, et al; Global Allergy and Asthma European Network; Grading of Recommendations Assessment, Development and Evaluation Working Group. Allergic Rhinitis and its Impact on Asthma (ARIA) guidelines: 2010 revision. J Allergy Clin Immunol. 2010; 126(3): 466-476.

［45］Qaseem A, Snow V, Cross JT Jr, et al; American College of Physicians/American Academy of Family Physicians Panel on Dementia. Current pharmacologic treatment of dementia: a clinical practice guideline from the American College of Physicians and the American Academy of Family Physicians. Ann Intern Med. 2008; 148(5): 370-378.

18 决策与患者

Victor M. Montori, Glyn Elwyn, PJ Devereaux, Sharon E. Straus,
R. Brian Haynes 和 Gordon Guyatt

18.1 导论

循证医学（EBM）的三个关键原则之一是仅凭证据永远不足以做出临床决定（请参阅第 2 章 "什么是循证医学"）。临床医生需要在具备一定的专业技能（在其临床、社会、经济背景下），能够帮助患者解决困难并且找到适合患者治疗方案的最佳证据。然而，这些考虑都是不充分的。因为 EBM 要求临床决策要与患者的价值观和偏好相一致。

总体而言，我们用 "价值观与偏好" 一词来形容，包括患者的观点、特权、信念、期望、价值观及追求健康和生活的目标。更准确地说，"价值观与偏好"是指个人在考虑各种管理方案的潜在益处、危害、成本和不便时，相互之间的关系的过程。

考虑到患者的价值观和偏好，临床医生往往能够理解为什么有的患者不愿意接受可挽救生命的治疗措施，而有的患者即使临床医生认为一点治疗的益处都没有，似乎姑息疗法才是更明智的选择的时候，患者仍愿寻求积极的治疗措施。

患者价值和偏好的不同也可以解释即使在同样的证据下，不同情景和背景下患者决策和临床指南的不同。只有对有益效果的评估置信度不高或者对患者的利弊难以权衡等情况下，患者的价值和偏好才显得尤为重要。

18.1.1 制定决策的有效方法有哪些

专栏 18-1 概述了理论上临床医生和患者面临重要决策是可采用的方法。

专栏 18-1
制定决策方法
制定决策时，很少或几乎不考虑患者的价值观和偏好
家长式方法或父母式方法：临床医生基本不考虑患者的价值观和偏好，代替患者做出决策。
制定决策时，确保决策与患者的价值观和偏好一致的方法
临床医生全权代理方法：临床医生首先熟知患者的价值观和偏好，然后代替患者做出决策。
知情决策方法：临床医生首先把信息提供给患者，然后让患者作出决策。
共同决策方法：患者和临床医生共同拿出信息/证据，参考患者的价值观与偏好，最终共同做出决策。

18.1.2 家长式方法

当临床医生给患者提供的可选择信息较少，并且患者不参与决策过程，而是由医生做出决策，这种方法通常叫做家长式或父母式方法，特点是医生不考虑患者的价值观和偏好。然而，这并不是说患者没有机会表达他们的想法，而是患者可能会以延迟的方式并通过行动来表达自己的意愿。例如，假如治疗方法与他们的价值观和偏好有冲突，患者可以不遵守此方法治疗，或者与医生沟通后放弃此种治疗方法。EBM 要求在决策过程中尊重并融入患者的价值观和偏好。因此，家长式方法侵犯了患者的自主决定权，与EBM 的要求相悖。

18.1.3 由临床医生做出决策的方法

从理论上讲，由临床医生做出决策的方法是指在决策过程中患者没有过多的参与，而是医生代替患者做出决策，当然前提是指医生确保做出的决策与患者的价值观和偏好相一致。为此，医生必须首先熟知患者的价值观和偏好，然后将它们放在关于替代方案的益处和风险的证据的背景下做出决策。此种方法有时会被称为临床医生全权代理模式，专家们认为这种方法不可能实施。[1]原因是他们认为找不到一个有效的方法，使患者深入了解做出决策的过程以及在不同的治疗方案中要考虑的潜在利益、危害、成本以及不便。

其他专家提供了一些可用于引出患者价值观和偏好的方法，依据是所谓的预期效用理论。根据这些方法，专家们提出了一些包括决策分析在内的模式，用于引出大量的价值观（实用程序），患者可能会产生特定的结果，然后将价值观与可替代的管理策略的结果整合起来（请参阅第 17 章"如何使用临床指导意见：临床实践指南和决策分析"）。

这些模式的局限性如下：（1）心理学家发现，患者做出的决策与决策分析的基本假设并不一致。[2,3]（2）这个模型难以用于日常实践中。[4]此外，有限的经验不足以支持这个假说，[5]分析得出的决策可能不是理性的患者在了解问题之后会做出的决定。

18.1.4　知情决策方法

在一种非常不同的决策风格中，授权患者可能获得与决策相关的所有信息，考虑各种治疗选择，并在临床医生投入最少的情况下做出决策，称为知情决策方法，意识到患者和医生有他们自己的专长。患者的专长是非常了解自己的价值观和偏好以及其私人背景（个人和社会因素——例如，需要上夜班，身边没有人提醒帮助他们服药，参与试验组测试，未向医生交代使用替代药——这些都可能影响患者的依从性、治疗耐受性、治疗效果）。临床医生则是技术决定方面的专家（即提供每个选择的利弊和实施过程的证据基础）。因此，临床医生应向选择这种方法的患者提供完整、清晰的相关信息。[6]

18.1.5　共同决策方法

实施共同决策方法时，患者和临床医生进行双向交流。医生分享一些临床研究的证据，患者则分享在"患者空间"中通过个人经验、社会互动、查阅非专业资料、技术参考或互联网获得的证据。双向交流也包括个体信息（即分享价值观和偏好的信息）。患者和医生都有自己的主观选择，明确正视他们都有自己的价值观和偏好，最终达成一致、做出最佳的选择。这种模型就是共同决策的过程。[6,7]

共同决策有非常多的描述[8]。有一种模式采用临床医生与患者进行 3 种"谈话"的理念：团队谈话、选择谈话和决策谈话。专栏 18-2 描述了三种类型的谈话，并且表 18-1 说明了建议的顺序，提高患者对替代方案过程的理解并在这样做的过程中，建立知情选择，在适当的时候，做出正确的选择。

专栏 18-2

共同决策的谈话模式

团队谈话

通过团队谈话，患者能够认识到存在一些合理的选择，临床医生会帮助患者了解如何更详细地考虑这些选择。团队谈话内容包括以下几点：

退一步说。概括地说就是："既然我们已经确定了问题，现在在我们应该作为一个团队来思考下一步该怎么做"既。

提供一些选项。请注意，患者可能会误解已经提供的这些选项，认为临床医生不称职或不知情，或两者兼有。可以通过这样说来减少误解："我想和您讨论一下这些治疗方法的不同，以便我们可以一起更好的做出决定。"

证明选项的合理性。需要强调尊重个体价值观和偏好的重要性以及不确定的作用。

对于个体的价值观和偏好来说，换言之，不同的人选择会不同，认为对自己重要的东西也不同。也就是说："同一种方法，不同个体的治疗效果是不同的，有些患者治疗的结果可能会比您的好。"

至于不确定性，患者往往不是太明白在医学中，不确定性是指什么；不确定性就是指这个方法还没有证据表明治疗效果会怎样，并且不同个体的治疗效果是不可预知的。换言之："这些治疗方法不会一直都有效，并且对不同个体的副作用也各不相同"。

注意患者的反应。患者对于做出的选择可能会感到不安，甚至一些患者还可能会表示担忧。可以通过以下短语与患者沟通："我们可以继续吗？""我可以告诉您这些选择吗？"

（续表）

专栏 18-2

推迟决定。有些患者的反应是要求临床医生告诉他们该怎么做。如果出现这种情况，我们建议推迟或延缓谈话，让患者看到，我们是很主动可以参与这个过程的。换言之："我很高兴与您分享我的意见，并且帮助您做出满意的决定。但是在这样做之前，我可以更详细地给您描述这些选项，以便使您了解做出这些决定的风险吗？"

选择谈话

选择谈话是指让患者熟悉每一个替代方案，并且帮助患者比较这些方案之间的异同。选择谈话内容包括以下几点：

医生首先要了解患者对可选方案的认识程度。即使是知情患者，他们对自己的选择和做出此选择的利弊也认识不全面，可能只是片面的理解，或者患者是被误导的。可以这样询问患者："关于您的病情的治疗，您听说过或者读到过一些什么信息吗？"

列出方案。把选项清单列出来，这样才能够很好地将信息呈现出来并记下来。可以这样对他们说："在我们详细讨论每一个方案之前，首先把每一选项给列出来。" 如果条件允许的话，可以把慎重考虑的选项或一些积极的措施（例如主动监视）也列出来。

讲解方案。通过与患者之间交谈，医生可以了解患者的价值观和偏好。用临床实例阐述每一个可选方案。如果有两种治疗方法，可以这样说："这两种治疗方法均要求定期服用药物"。当两种治疗方案有明显差异时，要直接指出他们的不同，例如药物治疗与手术治疗，哪里地方的治疗可以推迟，哪些地方的治疗是特殊的。可以这样说："与其他人相比，这些治疗方案应用在您身上时可能会产生一些不同的影响，所以我想给您好好讲解一下…"

解释害处和益处。共同决策的核心要素是让患者明确每一个选择的益处和害处。让患者有效的认识到沟通的局限性，例如框架效应和提供绝对和相对的风险数据。"拆分和检查"就是指：在决策过程中，医生先把选项信息拆分，然后向患者分步提供信息，观察患者是否能够正确理解这些信息。

向患者决策提供辅助手段。使用辅助手段可以帮助患者更直观地做出选择，并且可以节约时间。在临床交谈中，使用辅助手段可以精确有效的帮助患者做出决策。可以这样说："这些辅助手段能够帮助您更详细的了解选项，并且帮助我们一起做出决策，那就让我们一起来看看吧。"

概括选项。再次列出选项，通过对选项进行重新评估来进一步理解选项。这种方法被称为"教回（teach-back）"方法，并且是一个很好的检测有无对选项误解的方法。

决策讨论

此阶段的重点是询问患者，最关心的或者对他最重要的是什么，因为他们现在已经很好地理解并且能够比较选项了。帮助患者形成他们自己的观点，与患者一起研究如何更好地制定下一步的工作——做出一个明智的并且深思熟虑的决策。决策讨论内容包括以下几点：

集中在价值观和偏好上。引导患者形成偏好，建议这样说："从你的角度看，对您最重要的是什么？"根据患者自己的优先级，帮助患者考虑选择方案的哪些方面会促使他们选择一个方案而不是另一个方案。

引出偏好。如果患者表明这是他们的意愿的话，医生要提供更多的时间并且主动去指导患者，与此同时准备一个备选项。

转向决定。试着确认患者是需要推迟决定还是可以此时做出决定。建议这样说："您准备好做决定了吗？""您还需要更多的时间吗？""您还有其他的问题吗？""我们还需要讨论其他方面的问题吗？"

提供审查。在会谈结束之前，最好要提醒一下患者，当患者方便的时候，对已经做出的决策要接受审查。

表 18-1　决策方法与循证医学

方法	父母式方法	临床医生全权代理方法	共同决策方法	知情决策方法
备选方法的信息流方向和数量	临床医生→患者	临床医生→患者	临床医生→患者	临床医生→患者
关于价值观和偏好的信息流方向	临床医生→患者	临床医生←患者	临床医生→患者	临床医生←患者
审议者	临床医生	临床医生	临床医生，患者	患者
决策者	临床医生	临床医生	临床医生，患者	患者
是否负荷循证医学原则	否，当决策不是纯技术性的且有选择时	是	是	是

缩写：EBM（evidence-based medicine），循证医学。改编自 Charles 等人的研究。[7]

相反，人们可能会认为，所有决策方法都包含了临床医生的偏好，但前提是由临床医生决定他们愿意提供给患者的选择范围。如果采取这种立场，那么共享决策方法的优点是明确考虑临床医生的价值观和偏好，而不是隐性地考虑。此外，患者似乎会对临床医生的偏好感兴趣。我们的猜测是，每一个试图鼓励患者自主决策的临床医生都面临着某种形式的问题，即"你会怎么做？"最后，由于共享决策方法主张将患者的价值观和偏好纳入决策过程，因此它响应了患者希望得到临床医生照顾的愿望。

考虑这些因素表明，为了使共享决策方法发挥良好的作用，临床医生和患者之间的权力梯度需要大幅降低。只有将权利梯度降至最低才能确保知情的患者能够自信地选择与临床医生偏好不一致的方案；在现实中，许多人报告说他们的临床医生的意见是促使他们决定接受侵入性手术的最重要因素。[11]此外，有证据表明，即使是受过良好教育的患者在参与决策时，如果要选择与他们的临床医生推荐的方法不同的方法，也会担心可能出现的冲突。[12]权利梯度的降低意味着临床医生会根据患者的知情价值和偏好行事，即使决策与他们自己会做的不同（或者这将提高他们的收入）。

图 18-1 描述了我们目前对决策方法的理解。根据这一理解，临床医生可以意识在接触患者的过程中，患者提供的有关参与决策的价值观和偏好的线索。所有形式的参与式决策，都涉及临床医生向患者提供循证医学信息，介绍可供选择的方案。

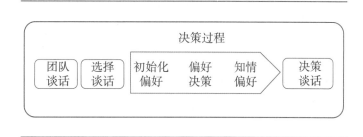

图 18-1　团队谈话、选择谈话和决策谈话：共同决策方法的三种谈话模式

18.1.6 对于该患者，应该用什么样的决策方法

尽管调查一致显示患者愿意接受相关信息并引导做出决策，[13] 许多患者更喜欢临床医生承担制定决策的责任。[14, 15] 原因包括围绕决策的强烈情绪、缺乏理解、身体或认知功能受损、缺乏自信，以及人类普遍倾向于让他人承担责任的意向。然而，还存在产生问题的原因：患者可能不参与决策，因为临床医生没有以患者可接受的方式传达信息（例如，使用需要健康素养和计算能力的技术语言 [16]），患者没有经验或期望的参与，或者患者害怕让临床医生失望或愤怒。

考虑到上述因素临床医生应提供关于各种选择的信息，然后适应患者喜欢的决策方法。此外，在确定最适合患者的治疗方法时，临床医生需要保持高度同理心，并需要随着患者意愿的改变而灵活做出改变，甚至在同一次就诊和每次考虑的决策时就可能出现改变。

考虑到患者的价值观和偏好对制定管理决策的影响程度是不同的，在实施参与式决策时，双方采用共情、灵活的方法更能发挥优势。临床医生的价值观和偏好在多大程度上会影响决策讨论，以及在最终的决策过程中，临床医生或患者在多大程度上发挥了最积极的作用，可以反映出患者所偏好的决策方式。许多临床医生的印象是较贫穷或受教育程度较低的患者（特别是低收入国家的患者）不太愿意参与决策。但是，如果临床医生能在实践中很好地共享信息、倾听和共情后，发现较贫穷或受教育程度较低的患者也有能力并且有兴趣参与护理决策。

总之，循证医学实践者试图把患者的价值观和偏好融入临床决策，应该能够有效地与患者针对每一种选择深入沟通，保持共情的同时并使知情的患者能够最大限度地参与到决策过程中，识别和明确承认他们自己的价值观和偏好将会影响做出决策的过程。

18.2 面对特殊的患者，应该用什么方法做出艰难的决定

患者决策辅助系统

为了有效地传达各种选择的本质特征，研究人员设计并测试了一种称为"患者决策辅助系统"的工具。这些工具可以替代直观方法来传达由临床医生通过临床经验发展出来的选择相关风险以及风险降低的概念。患者决策辅助系统以方便患者的方式，提供有关疾病、治疗方案和潜在结果的描述性和概率性信息。[17-19] 一个构建良好的患者决策辅助系统是以对相关文献的系统综述为基础，并对结果及其概率进行严格的计算总结。怀疑概率汇总是否严格的临床医生可以回顾计算概率所依据的初步研究，并利用《医学文献用户指南》中的原则确定其准确性。此外，构建良好的患者决策辅助系统还提供了一种经过测试的且有效的方式，可以将信息传达给定量决策制定方面经验很少的患者。最常见的是视觉道具（例如，图标阵列），以呈现在干预和不干预情况下经历重要结局患者的比例（图 18-2）。

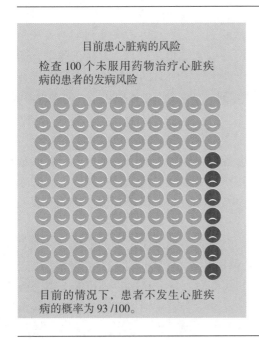
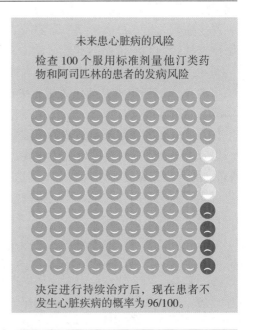

图 18-2　为帮助患者决定是否服用他汀类药物以降低冠心病风险而开发的患者决策辅助系统示例

　　决策辅助系统对临床实践有什么影响？ Cochrane 系统综述确定了 86 项支持筛查和治疗决定的决策辅助系统的随机试验。[18] 与通常的护理相比，辅助决策增加了患者参与决策的报告（相对危险度，1.4 ;95% 置信区间［CI］, 1.0 ～ 2.3），提高了患者的知识（知识调查 19/100 ; 95% CI, 13 ～ 24），减少了决策冲突（-9.1/100 ; 95% CI, -12 至 -6）。然而，系统综述作者得出结论，决策辅助系统并没有持续地改善对决策过程的满意度、健康结果或对治疗的依从性，也不能减少卫生保健的应用或费用。

　　与指导一样，当相互矛盾的开发者未能公平地展示证据、选项和结果时，决策辅助系统可能会产生误差。目前正在制定决策辅助系统的标准，以确保决策辅助系统可以安全的应用于患者，不会误导患者和临床医生。[20, 21]

　　总之，患者决策辅助系统可以增加患者的知识，改善旨在反映决策过程及其结果质量的措施。患者决策辅助系统在常规临床实践中的应用仍然很少，并且存在许多实施障碍。[22] 临床医生可以将简单的决策辅助系统整合到常规的患者护理中，从而提高收养的成功率。[23] 随机试验发现，在临床期间使用的决策辅助系统可以提高患者参与决策的程度，进而影响知情患者的价值观决定医疗保健决策的程度。[24-28] 这些证据尚未揭示使用决策辅助系统对治疗选择、患者依从性、临床结果或卫生保健使用或费用的一致影响。

18.3 面对特殊的患者，应该付出更多的时间和努力来做决定

18.3.1 时间阻碍

实践循证医学的临床医生是否应该在所有决策中使用上述一种或多种方法，并期望

做出考虑了知情患者价值观和偏好的临床决策？临床实践的最终约束是时间。与过去相比，现在临床医生在每次诊疗中需要做的事情更多了。[29—31]对患者决策制定的关注与临床医生在就诊期间应该做的其他活动（例如，记录、常规预防护理[32]）存在竞争，而这些活动和要求并没有增加就诊时间。因此，临床医生经常将时间问题作为对患者进行选择决策教育和加强患者参与决策过程中的关键障碍。[33]专栏18-4提供了一些在时间有限情况下的指导建议。

18.3.2 重要的决定与不重要的决定

患者需要指定的许多决定并不重要。即使患者和临床医生的团队做出了错误的选择（例如，没有经过充分讨论就做出了的选择），其不良后果微乎其微且有限。忙碌的临床医生可能不会把时间花此处，而是选择集中精力确保所做的决策符合患者的价值观和偏好，且与最重要的结局相关。

对一位患者来说可能不重要的情况，对另一个患者来说可能是至关重要的。如果一位农民手上发现一处刺激性的良性病变，皮肤科医生在征得患者同意后会迅速决定冻结皮损。但是，当一位女性患者受伤出现类似的病变时，皮肤科医生则可能会考虑改变治疗方法。与出现类似病变的患者相比，由于该女性患者更害怕留下瘢痕，皮肤科医生会对该女性患者采取更多的护理，而不仅是粗略的治疗程序，甚至会涉及昂贵的整容手术。

18.3.3 简单的决定与困难的决定

当决定是简单的时（即使有一种方案对实现患者的重要结局非常有效、易于管理、价格低廉、过程安全，并且几乎所有知情的患者都会选择），患者和临床医生就可以快速做出决策。例如在急诊科，给急性冠状动脉综合征患者使用阿司匹林。在这种情况下，仅需要简单向患者解释一下治疗理由和计划就可以了。

在其他情况下，干预治疗的利与弊可能会较为平衡。例如，临床医生应该就使用低剂量阿司匹林预防冠状动脉疾病的问题展开讨论。低剂量阿司匹林的应用与出血有关，出血风险会随着冠心病风险的增加而增加。但是阿司匹林对冠心病和结肠癌具有抑制作用，因此，必须在阿司匹林的不良反应与潜在益处之间进行权衡。[34]

这两种决定，即几乎所有知情的患者都会赞同的简单决定以及困难决定，应该与专家小组提供的强推荐或弱推荐相对应（请参阅第17章"如何使用临床指导意见：临床实践指南和决策分析"）。如果指导小组运作得当，临床医生可以将强推荐的建议解释为"照做就是了"，而弱推荐的建议则是邀请患者参与共同决策。有时，临床医生和患者需要花费更多的时间来做一些最初考虑时看起来很简单的决定。有些决定（例如，针对慢性疾病干预的生活方式改变和药物治疗）则需要重新审查（重新确认或修正）。每次患者了解到或经历到潜在的不良反应、更新处方并为此付费、或了解到替代的解决方案时，都可能需要进行重新审查。应花费更多的时间和资源来重新做出决策，帮助患者记住最初应用此种干预措施的原因，增强对治疗的坚持性（如图18-3所示，针对糖尿病患者是否需应用他汀类药物而使用患者决策辅助系统的动机）。

18.3.4 被误导的参与者

临床医生可能对证据有扭曲的认识。误导性信息可能是通过同事非正式地传达给临床医生，也可能通过行业资助的继续医学教育机构和办公室详细地传达给临床医生。在主要研究报告中对研究结果的误导性介绍会扭曲临床医生对证据的理解。指南制定小组中可包括其建议会受到利益冲突影响的专家。当遵循的指导方针与金钱奖励挂钩时（例如，按绩效付费项目）就特别容易构成问题。当临床医生提出的治疗方案过于昂贵、侵犯性太强或过于新时，患者可能会认为有问题。这些患者如果不能完全参与决策制定，则可能在就诊后放弃治疗，失去对临床医生的信任，或寻求其他手段。

患者也可能被误导。扭曲的证据可能会通过传统媒体、非专业医疗或健康出版物、社交网络和互联网上的广告，以及被误导性信息影响的临床医生传导给患者。考虑到75%以上的稳定型心绞痛患者接受了冠状动脉支架治疗，他们相信治疗将降低了心肌梗死和死亡的风险（与具有高度置信度的证据相矛盾）。[35]患者相信他们在报纸上看到的东西，患者可能会要求医生开出一些不合理的干预处方，而这些干预可能是患者并不需要的或在充分了解情况后不想要进行的。考虑到时间和技能的限制，患者应在知道自己想要什么的情况下就诊，临床医生可能会在离开办公室时满足他们的期望，但医生自己可能会对所做出的干预决策感到不舒服。

当临床医生怀疑自己的理解有偏倚或不准确时，应花更多的时间检查信息来源；当医生怀疑患者获得的知识存在错误时，则应该花更多的时间与患者沟通。校准临床医生知识库的策略包括利用《医学文献用户指南》中教授的技能，审查支持有效性声明的证据（请参阅第4章"寻找最佳证据"）和来自各种信息来源的强推荐建议。校准知识库策略的作用不太清楚，还可以让患者参与此类证据的审查。另一种方法是在有证据时，使用基于证据的决策辅助工具。

18.3.5 患有多种慢性病者

对于慢性病患者来说，直接决定增加一个新的预防或治疗干预措施可能面临巨大的挑战，因为他们正在接受的医疗保健方案已经很多了。最常见于患有多种慢性疾病的患者身上，在年轻患者中也变得越来越普遍，特别是在弱势人群中。[37]对慢性病患者来说，每一种干预决策的制定不仅涉及干预疗法本身的潜在利弊，而且增加了一系列强制性的治疗监测和管理任务，使得治疗负担被迫提高。患者不得不将注意力集中到新型和原本的干预疗法上，并将花费精力和时间进行抉择。两者竞争的最终结果可能是接受新型干预疗法或对新型干预疗法的依从性不足而放弃，以及停止原本的干预疗法。

临床医生需要评估患者面对治疗负担时的能力。影响因素包括患者的适应力、文化程度、身心健康、经济能力、社会资本和环境中的支持程度。临床医生不仅要考虑增加一种新疗法与患者价值观和偏好的符合程度，还要考虑最终方案的可行性。可能需要对治疗进行优先排序，停止低效应的干预措施。低效应的干预措施不仅会给患者带来严重的负担（可行性差、费用高昂、致残性不良反应），并且作用有限或不明确（可以改善生化或生理指标，但对生活质量或预后的影响不大或不确定）。治疗方案的优先顺序是临床医生和患者之间需要共同决策的另一个议题。最终找到称为最小破坏性药物，达到患者的健康目标，同时保证给生活带来尽可能小的治疗负担。[38]

18.3.6 其他解决方案

临床医生可以考虑推迟作出决定，并要求在下一次就诊时再制定干预决策。前提是临床医生可以在日程安排中找出额外的时间再次诊疗患者。另一种选择是把患者介绍给有时间且具备专业知识的医生，并与患者共同做出决策。初级护理团队可以指定团队成员（包括医生、护士、药剂师或护理经理）专注于帮助与团队已经建立合作关系的患者做出决策。在一些医疗中心，决策教练（通常是护士或其他卫生保健专业人员）会对重要的决策进行详细的探讨。[39]

18.3.7 使用患者决策辅助系统

考虑做出重要决策的患者可能会从教育材料中获益，患者可以将材料带回家与家人、朋友和顾问一起审查。然后，患者可能会在下次就诊时提出问题，并做出最终决定。在 Cochrane 决策辅助注册表的 Cochrane 目录中（http：//decisionaid.ohri .ca/cochinvent.php）中，有 300 多个患者决策辅助系统。Cochrane 目录由渥太华健康决策中心的调查人员保存，描述了患者决策辅助系统及其用途，并提供了有关每个系统的开发人员和可用性的相关信息。遗憾的是，其中几乎 80% 没有得到临床评估。[40]

更有前途的方法是在临床上使用决策辅助系统。决策辅助系统是为特定环境所设计的（通常使用以用户为中心的方法），经过优化设计使其具有时间敏感性且高效。随着证据的积累，这些工具（例如，问题卡、删格选项）可在日常护理中发挥有效性和可行性，其数量和性质也在正在扩大。[24-28]有证据表明，如果在临床过程中使用的简单工具，平均会将初级保健会诊时间增加约 3 分钟（示例可在 http：//shareddecisis.mayoclinic.org 和 http：//www.optiongrid.org 获得）。

18.4 结论

研究循证医学发现，患者管理决策应反映现有的最佳证据和患者的价值观和偏好（请参阅第二章"什么是循证医学"）。因此，选择应该是患者与临床医生共同做出的，应确保临床医生会将最佳证据信息传达给患者，并尊重对于患者来说最重要的需求。实现这一目标将是一项重大挑战，也是一个富有前景的临床研究领域。临床医生应该意识到制定临床决策有多种方法，并且必须根据患者个体情况调整方法；应该知道如何在决策过程中将证据和偏好结合在一起，以及如何利用有限的证据找到适合自己和患者的干预方法。

参考文献

［1］Gafni A, Charles C, Whelan T. The physician–patient encounter: the physician as a perfect agent for the patient versus the informed treatment decision– making model. Soc Sci Med. 1998; 47(3): 347–354.

［2］Gafni A. When does a competent patient make an irrational choice ［letter］？ N Engl J Med. 1990; 323(19): 1354.

［3］Kahneman D, Tversky A. Prospect theory: an analysis of decisions under risk. Econometrica. 1979; 47(2): 263–292.

［4］Elwyn G, Edwards A, Eccles M, et al. Decision analysis in patient care. Lancet. 2001; 358(9281): 571–574.

［5］ Gafni A, Birch S. Preferences for outcomes in economic evaluation: an economic approach to addressing economic problems. Soc Sci Med. 1995; 40(6): 767–776. c18.indd 412 10–11–2014 13: 36: 55 18: Decision Making and the Patient 413

［6］ Charles C, Gafni A, Whelan T. Decision–making in the physician–patient encoun ter: revisiting the shared treatment decision–making model. Soc Sci Med. 1999; 49(5): 651–661.

［7］ Charles C, Gafni A, Whelan T. Shared decision–making in the medical encounter: what does it mean？ (or it takes at least two to tango). Soc Sci Med. 1997; 44(5): 681–692.

［8］ Makoul G, Clayman ML. An integrative model of shared decision making in medical encounters. Patient Educ Couns. 2006; 60(3): 301–312.

［9］ Elwyn G, Tsulukidze M, Edwards A, et al. Using a 'talk' model of shared decision making to propose an observation–based mea– sure: Observer OPTION 5 Item. Patient Educ Couns. 2013; 93(2): 265–271.

［10］ Devereaux PJ, Anderson DR, Gardner MJ, et al. Differences between per spectives of physicians and patients on anticoagulation in patients with atrial fibrillation: observational study. BMJ. 2001; 323(7323): 1218–1222.

［11］ Mazur DJ, Hickam DH, Mazur MD, et al. The role of doctor's opinion in shared decision making: what does shared decision making really mean when considering invasive medical procedures？ Health Expect. 2005; 8(2): 97–102.

［12］ Frosch DL, May SG, Rendle KA, et al. Authoritarian physi cians and patients' fear of being labeled 'difficult' among key obstacles to shared decision making. Health Aff (Millwood). 2012; 31(5): 1030–1038.

［13］ Gaston CM, Mitchell G. Information giving and decision–making in patients with advanced cancer: a systematic review. Soc Sci Med. 2005; 61(10): 2252–2264.

［14］ Levinson W, Kao A, Kuby A, et al. Not all patients want to participate in decision making: a national study of public preferences. J Gen Intern Med. 2005; 20(6): 531–535.

［15］ Beaver K, Bogg J, Luker KA. Decision–making role preferences and information needs: a comparison of colorectal and breast cancer. Health Expect. 1999; 2(4): 266–276.

［16］ Montori VM, Rothman RL. Weakness in numbers. The challenge of numeracy in health care. J Gen Intern Med. 2005; 20(11): 1071–1072.

［17］ Whelan T, Gafni A, Charles C, et al. Lessons learned from the Decision Board: a unique and evolving decision aid. Health Expect. 2000; 3(1): 69–76.

［18］ Stacey D, Légaré F, Col NF, et al. Decision aids for people facing health treatment or screening decisions. Cochrane Database of Syst Rev. 2014; 1: CD001431. doi: 10.1002/14651858.CD001431.pub4.

［19］ Charles C, Gafni A, Whelan T, et al. Treatment decision aids: conceptual issues and future directions. Health Expect. 2005; 8(2): 114–125.

［20］ Elwyn G, O'Connor A, Stacey D, et al; International Patient Decision Aids Standards (IPDAS) Collaboration. Developing a quality criteria framework for patient decision aids:

online international Delphi consensus process. BMJ. 2006; 333(7565): 417.

[21] Joseph-Williams N, Newcombe R, Politi M, et al. Toward minimum standards for certifying patient decision aids: a modified delphi consensus process. Med Dec Making. 2013; 34(6): 699-710. c18.indd 413 10-11-2014 13: 36: 55

[22] Elwyn G, Scholl I, Tietbohl C, et al. "Many miles to go …" a systematic review of the implementation of patient decision support interventions into routine clinical practice. BMC Med Inform Decis. 2013; 13(suppl 2): S14. doi: 10.1186/1472-6947-13-S2-S14.

[23] Elwyn G, Frosch D, Volandes AE, et al. Investing in deliberation: a definition and classification of decision support interven- tions for people facing difficult health decisions. Med Decis Making. 2010; 30(6): 701-711.

[24] Weymiller AJ, Montori VM, Jones LA, et al. Helping patients with type 2 dia betes mellitus make treatment decisions: statin choice randomized trial. Arch Intern Med. 2007; 167(10): 1076-1082.

[25] Mullan RJ, Montori VM, Shah ND, et al. The diabetes mellitus medica tion choice decision aid: a randomized trial. Arch Intern Med. 2009; 169(17): 1560-1568.

[26] Montori VM, Shah ND, Pencille LJ, et al. Use of a decision aid to improve treatment decisions in osteoporosis: the osteoporosis choice randomized trial. Am J Med. 2011; 124(6): 549-556.

[27] Hess EP, Knoedler MA, Shah ND, et al. The chest pain choice decision aid: a randomized trial. Circ Cardiovasc Qual Outcomes. 2012; 5(3): 251-259.

[28] Branda ME, LeBlanc A, Shah ND, et al. Shared decision making for patients with type 2 diabetes: a randomized trial in primary care. BMC Health Serv Res. 2013; 13: 301. doi: 10.1186/1472-6963-13-301.

[29] Zuger A. Dissatisfaction with medical practice. N Engl J Med. 2004; 350(1): 69-75.

[30] Yarnall KS, Pollak KI, Østbye T, Krause KM, Michener JL. Primary care: is there enough time for prevention？ Am J Public Health. 2003; 93(4): 635-641.

[31] Mechanic D, McAlpine DD, Rosenthal M. Are patients' office visits with phy sicians getting shorter？ N Engl J Med. 2001; 344(3): 198-204.

[32] Getz L, Sigurdsson JA, Hetlevik I. Is opportunistic disease prevention in the consultation ethically justifiable？ BMJ. 2003; 327(7413): 498-500.

[33] Légaré F, Ratté S, Gravel K, et al. Barriers and facilitators to imple menting shared decision-making in clinical practice: update of a system atic review of health professionals' perceptions. Patient Educ Couns. 2008; 73(3): 526-535.

[34] Vandvik PO, Lincoff AM, Gore JM, et al; American College of Chest Physicians. Primary and secondary prevention of cardiovascular disease: Antithrombotic Therapy and Prevention of Thrombosis, 9th ed: American College of Chest Physicians Evidence-Based Clinical Practice Guidelines. Chest. 2012; 141(2 suppl): e637S-e668S.

[35] Rothberg MB, Sivalingam SK, Ashraf J, et al. Patients' and cardiologists' perceptions of the benefits of percutaneous coronary intervention for stable coronary disease. Ann Intern

Med. 2010; 153(5): 307–313.

[36] Mintzes B, Barer ML, Kravitz RL, et al. Influence of direct to consumer phar maceutical advertising and patients' requests on prescribing decisions: two site cross sectional survey. BMJ. 2002; 324(7332): 278–279.

[37] Barnett K, Mercer SW, Norbury M, Watt G, et al. Epidemiology of multimorbidity and implications for health care, research, and medical education: a cross–sectional study. Lancet. 2012; 380(9836): 37–43.

[38] May C, Montori VM, Mair FS. We need minimally disruptive medicine. BMJ. 2009; 339: b2803.

[39] Woolf SH, Chan EC, Harris R, et al. Promoting informed choice: transform ing health care to dispense knowledge for decision making. Ann Intern Med. 2005; 143(4): 293–300.

[40] Ottawa Hospital Research Institute. Decision Aid Library Inventory (DALI). Patient Decision Aids website. http: //decisionaid.ohri.ca/cochinvent.php. Updated June 25, 2012. Accessed August 4, 2014.

术语表

术语	定义
绝对偏倚	试验组（试验组风险［EGR］）与对照组（对照组风险［CGR］）之间计算得到的绝对偏倚，其结果可能有好有坏。计算公式为对照组风险减去试验组风险（CGR—EGR）。例如，如果对照组的不良事件发生率为20%，治疗组为10%，则绝对偏倚为20% — 10% =10%。
绝对风险（或基准风险或控制事件发生率［CER］）	一个事件的发生风险（例如，如果100例患者中有10例发生事件，绝对风险是10%表示成百分比。写成0.1则表示为比例）。
绝对风险增加（ARI）	试验组（试验组风险［EGR］）和对照组（对照组风险［CGR］）之间有害结果风险的绝对差异，计算方法为试验组有害结果风险减去对照组有害结果发生率（EGR‐CGR）。通常用于描述有害暴露或干预（例如，如果治疗组的不良产率为20%，对照组为10%，则绝对风险增加用百分比表示为10%，用比例表示为0.10）。请参阅绝对风险降低；伤害所需数量。
绝对风险降低（ARR）或（风险误差RD）	试验组（试验组风险［EGR］）和对照组（对照组风险［CGR］）之间有害结果风险的绝对差异（风险差），计算方法为对照组有害结果风险减去试验组有害结果风险（CGR—EGR）。通常用于描述有益的暴露或干预措施绝对风险降低（ARR）（或风险误差［RD］）（例如，如果对照组中20%的患者发生不良事件，而治疗组患者中10%的患者发生不良事件，ARR或风险误差将以百分比表示为10%，以比例表示为0.10）。
学术细节（或教育外联访问）	改变临床医生行为的策略。使用训练有素的人员在实践环境中与医护人员会面，以提供改变实践意图的信息。制药行业经常使用这种策略，"细节"一词适用于此。学术细节是由学术团体或机构而非制药行业发起的这种互动。
添加剂	在遗传关联研究中，这描述了任何性状，当比较那些没有拷贝、1个拷贝或2个拷贝的等位基因时，其表达量按比例增加。即有1个拷贝的等位基因比没有拷贝的等位基因表现出更多的性状，反过来，有2个拷贝的等位基因比有1个拷贝的等位基因表现出更多的性状。
依从性（或顺从性）	患者遵循医疗保健建议的程度或临床医生遵循使用诊断测试、监测设备、介入要求及其他技术规范的程度，表现为患者最佳管理的界定。
调整分析	调整后的分析考虑到可能影响结果的组间预后因素（或基线特征）的差异。例如，比较试验和对照干预时，如果试验组平均年龄较大，因此与对照组相比具有较高的不良后果风险，则对年龄的调整分析比未经调整的分析具有更大的治疗效果。

术语	定义
调整间接比较	一种统计技术，允许在没有直接比较（头对头）但都与同一个第三比较者进行比较的两种干预措施之间进行比较。这种方法保留了随机化的原则。
报警或报警系统	改变临床医生行为的策略。一种计算机决策支持系统，它提醒临床医生注意可能需要采取临床行动的情况（例如，突出显示超出范围的实验室数值的系统）。
运算法则	明确描述可以在特定临床情景下应用的具有分支逻辑的有序序列步骤。算法的逻辑是，如果 a，那么做 x；如果 b，那么做 y；等等。
等位基因	在遗传关联研究中，这是基因的几个变体之一，通常是指基因内的特定位点。
分配隐藏（或隐藏）	如果正在作出关于登记患者的决定的人不知道接受登记的下一个患者是否将进入干预组或对照组（使用诸如中央随机化或顺序编号的不透明密封信封的技术），则随机化是隐藏的。如果随机化没有被隐藏，则具有不同预后的患者可能会差异性地招募到治疗组或对照组。特别令人担忧的是，预后较好的患者可能倾向于优先注入活性治疗组，导致夸大干预有明显益处（甚至干预措施有效的错误结论）。
α 级（或 I 型错误）	当实际上没有差异（也称为 I 型错误）时，错误地得出比较组之间存在差异的概率。通常情况下，研究人员决定在计划样本量进行研究时愿意接受的假阳性结果的机会（例如，调查员经常将 α 水平设置为 0.05）。
基于锚点	建立一种可解释性的患者报告结果措施的方法是基于锚定（另一种是基于分布）。基于锚定的方法需要独立的标准或锚点，其本身是可解释的，并且至少与被评估的仪器有着中等程度的相关。锚点通常有助于建立测量患者报告结果的仪器的最小重要差异。
适用性	请参阅普遍性。
处理后的分析	根据患者接受的干预措施而不是随机接受的干预措施，将患者纳入其中。因此，接受对照的干预组患者计入对照组，接受干预的对照组患者计入治疗组。这种分析方式极有可能破坏随机化所达到的预后平衡，提供误导性的结果。
审计和反馈	改变临床医生行为的策略。任何书面或口头汇总临床医生表现（例如，根据医疗记录检查或临床实践观察）。摘要也可能包括改进实践的建议。
背景问题	临床问题涉及生理学、病理学、流行病学和一般管理学，是临床医生在培训中经常提出的问题。背景问题的答案往往可在教科书或叙述性评论文章中找到。
基础方案	在经济评估中，基础方案是对替代管理策略的成本和影响的每个关键变量的最佳评价。
基线特征	在研究开始时描述研究参与者的因素（例如，年龄、性别、疾病严重程度）。在比较研究中，重要的是这些特征在组之间最初相似；如果存在不平衡或者这种不平衡没有统计调整，这些特征可能会导致混淆，并可能使研究结果产生偏倚。

（续表）

术语	定义
基线风险（或基线事件发生率或对照事件发生率［CER］）	对照组中观察到不良结果的研究对象的比例或百分比。
贝叶斯分析	一种使用事先知识结合数据的统计方法。另请参阅贝叶斯诊断推理。
贝叶斯诊断推理	贝叶斯推理的本质是以先验概率或概率分布开始，并结合新的信息来获得验后概率或概率分布。医学文献用户指南中提出的诊断方法假设诊断人员是直观的贝叶斯思想家，并且随着信息的积累，从预测试到测试后的概率。
前后研究（或单组前后实验设计）	一项研究，调查者在其中比较一组研究参与者在实施干预措施之前和之后的状况。在控制性的前后研究中，调查者确定了一个具有与研究人口相似特征和表现的对照人口。在对研究人群实施干预前后，在研究人群和对照人群中收集数据并测量结果。在干预后的组间观察到的差异或变化分数（从每组的基线）被假定为归因于干预。在不受控的前后研究中，在同一研究环境下，对引入干预措施前后的结果进行测量。假设观察到的结果差异可归因于干预。
β 误差（或II类错误）	β 误差又称II型误差，是指一项研究未能排除零假设的概率，而事实上该零假设（通常是治疗效果为0；例如，相对风险为1.0）为真。换句话说，就是漏掉真实治疗效果的概率。在样本量计算中，β 通常设置为0.2或0.1。
偏倚（或系统错误）	由于设计或进行研究的特点，系统性地偏离了基本真相（例如，由于没有随机化而高估了治疗效果）。有时，作者会在不同的情况下标注特定类型的偏倚。①通道误差或通道偏倚：临床医生根据患者的预后开出治疗处方的倾向。由于观察性研究中的这种行为，接受治疗的患者比未接受治疗的患者更有可能成为高危患者，从而导致对治疗效果的估计出现偏倚。②数据完整性偏倚：干预组使用计算机决策支持系统（CDSS）记录发作情况，而非CDSS对照组使用人工系统，会造成数据完整性的差异。③检测偏倚（或监视偏倚）：倾向于更仔细地寻找对比组中的某一结果。④差异性验证偏倚：当检验结果影响到参考标准的选择时（例如，检验阳性的患者进行侵入性检验以确定诊断，而检验阴性的患者进行长期随访而不应用侵入性检验），对检验性质的评估可能会出现偏倚。⑤期望偏倚：在数据收集中，调查者有一些影响他或她期望找到暴露或结果的信息。在临床实践中，临床医生的评估可能受到先前知道病症存在或不存在的影响。⑥并入偏倚：当调查员使用包含作为调查对象的诊断测试的参考标准时，就会出现这种情况。结果是使得测试在区分目标阳性与目标患者方面比实际显示更加强大。⑦访谈者偏倚：一些参与者的调查者比其他参与者更多的探索，取决于参与者的特殊的特点。⑧导联时间偏倚：从诊断时可以看出，生存时间等结果可能不是因为患者寿命延长而出现，而是因为筛查延长了他们知道患有疾病的时间。⑨病程长短偏倚：当患有疾病被筛查发现的患者似乎可能比患有临床症状的患者更好或活得更长时间发生，因为筛查倾向于检测注定要缓慢进展的疾病，因此预后良好。

术语	定义
偏倚（或系统错误）	⑩观察者偏倚：当观察者的观察结果因参与者的特征而系统性地不同时发生（例如，在治疗组和对照组中进行系统性的不同观察）。⑪部分验证偏倚：只有经过指数检测的患者的所选样本仅由参考标准进行验证，且该样本取决于测试结果。例如，运动测试结果为阳性的疑似冠状动脉疾病患者比运动测试结果为阴性者更有可能进行冠状动脉造影（参考标准）。⑫发表偏倚：当发表研究取决于研究结果的方向以及是否具有统计学意义时发生。⑬回忆偏倚：发生在经历过不良结果的患者与未经历过不良结果的患者回忆暴露的可能性不同，与暴露的真实程度无关。⑭转诊偏倚：当患者的特征在一个环境（例如，初级保健）和另一个只包括转诊患者的环境（例如，二级或三级保健）之间有所不同时发生。⑮报告偏倚（或选择性结果报告偏倚）：作者倾向于根据结果的大小、方向或统计意义差异地报告研究结果的倾向。⑯社会期望偏倚：当参与者根据社会规范或社会期望的行为而不是实际情况来回答时出现（例如，少报饮酒量）。⑰频谱偏倚：理想的情况是，在一个人群中评估诊断测试的特性，在这个人群中，目标阳性患者的疾病频谱包括所有临床医生可能不确定诊断的患者，目标阴性患者包括所有容易与目标病情混淆的患者。当一个诊断测试的准确性在一个不同于这个理想的人群中进行评估时，可能会出现频谱偏倚。频谱偏倚的例子包括目标阳性人群中相当一部分人患有晚期疾病，而目标阴性参与者是健康的或无症状的。这种情况通常发生在诊断性病例对照研究中（例如，将患有晚期疾病的人与健康人进行比较）。这类研究有可能对检测的有用性产生过于乐观的估计。⑱监视偏倚：请参阅检测偏倚。⑲验证偏倚：请参阅差异核实偏倚。⑳诊断检查偏倚：请参阅差异核实偏倚。
二进制结果（或二分结果）	一个分类变量，可以采用2个离散值中的一个，而非连续体上的增量值（例如，怀孕或未怀孕、死亡或活着）。
双变量回归分析	当对因变量进行评估时，只有1个独立变量的回归。另请参阅多变量回归分析（或多变量回归分析）。
盲证（盲法或掩蔽法）	患者、临床医生、数据收集者、结果裁决者或数据分析者不知道哪些患者被分配到试验组或对照组。在诊断测试的情况下，解释测试结果的人不知道参考标准的结果，反之亦然。
邦费罗尼校正	统计调整到阈值P值进行多重比较调整。统计学显著性（α）的通常值为0.05。要进行邦费罗尼校正，可以将临界P值除以进行比较的数量。例如，如果正在测试10个假设，则新的临界P值将为α/10，通常为0.05/10或0.005。邦费罗尼校正代表一个简单的调整，但是非常保守（即，比其他方法给出显著结果的可能性更小）。
布尔运算符（或逻辑运算符）	搜索电子数据库时使用的单词。这些运算符是AND、OR和NOT，用于组合术语（AND/OR）或从搜索策略中排除条款（NOT）。
引导技术	基于从原始样本替换的观察数据的重采样，来估计参数的统计技术，例如标准误差和置信区间。

（续表）

术语	定义
负担	术语"负担"在《医学文献用户指南》中以两种方式使用。一个是疾病负担，指人群中发生疾病的频率及其对生活质量，发病率、病死率和医疗费用的相关影响。另一个是治疗负担，指参与治疗的最佳使用，其监测，其所涉及的生活方式的限制以及与其他治疗相互作用的可能性的不便。
疾病负担	请参阅负担。
治疗负担	请参阅负担。
候选基因研究	评估特定遗传变体与感兴趣的结果或性状的关联研究，根据明确的考虑（已知或假定的生物学或功能，以前的研究等）选择待测试的变体。
病例对照研究	一项旨在确定接触与结果之间关系的研究，其中按结果对患者进行抽样调查。在暴露于可疑有害物剂方面，将有结果的患者（病例组）与无结果的患者（对照组）进行比较。
案例系列	一项关于以相似方式治疗患者的研究报告，没有对照组。例如，临床医生可能会描述 25 名连续接受糖尿病患者接受教育预防足溃疡的结果特征。
案例分析	在定性研究中，探索由一些界限或当代现象定义的案例，通常在现实生活的背景下。
分类变量	分类变量可以是名义变量或序数变量。分类变量可以根据没有任何相关顺序的属性来定义（例如，住院治疗、择期手术或急诊手术）；这些称为名义变量。分类变量也可以根据排序的属性（例如身高，包括高、中、低）进行定义；这些称为序数变量。
审查	当测量值或观察值只是部分已知时才会发生检测。审查数据的问题，即某些变量的观测值部分已知，与缺失数据问题有关。许多统计方法可用于估计，估算或以其他方式对截留数据进行建模。
机会校正协议	可能达成的协议的比例超过了偶然的机会，通常由 κ 统计量来衡量。
机会独立协议	所达成的可能协议的比例与机会无关，不受分级评估的影响，按照 ϕ 统计量度量。
通道误差或通道偏倚	临床医生根据患者的预后开出治疗的倾向。由于观察性研究中的这种行为，治疗的患者或多或少可能是高危患者，而非未治疗的患者，导致对治疗效果的偏倚估计。另请参阅偏倚。
清单效应	由于更完整和结构化的数据收集使得在医疗决策中的得到改进（例如，临床医生填写详细的表格，因此他们的决策得到改进）。
$\chi 2$ 检验	统计学意义的非参数检验用于比较 2 个或更多个组中分类结果的分布，其无效假设是底层分布相同
染色体	携带遗传信息的细胞核中的自我复制结构。
类效应（或药物类效应）	当大多数或一类药的所以成员产生相似的效果时，（例如 β - 阻滞剂或钙拮抗剂）。

术语	定义
临床决策规则（或决策规则，临床预测规则或预测规则）	通过初步检查并最终组合多个变量以预测当前诊断或未来事件的可能性而产生的实践指南。有时，如果可能性足够高或低，则该规则产生建议的行动方案
临床决策支持系统	改变临床医生行为的策略。用于整合临床和患者信息并为患者护理决策提供支持的信息系统。另请参阅计算机决策支持系统。
临床实践指南（指南或实践指南）	改变临床医生行为的策略。系统开发的声明或建议，以协助临床医生和患者对特定临床情景进行适当卫生保健的决定
聚类分析	统计程序，其中分析单位与随机化单位匹配，该单位是患者或参与者（例如学校，诊所）以外的其他事项。另请请参阅集群分配（或集群随机化）。
集群分配（或集群随机化）	将群体（例如，学校、诊所）而非个人分配到干预组和控制组。当个人分配很可能导致污染时，通常采用这种方法（例如，如果学校内的青少年被指定接收或不接受新的性教育课程，那么他们很可能会彼此分享他们学习的信息；相反，如果作业单位是学校，整个学校都被分配接收或不接受新的性教育课程）。集群分配通常是随机的，但是可以通过其他方法将集群分配给治疗或控制（尽管不可取）。
Cochrane 协助网	致力于帮助医护人员，政策制定者，患者，患者倡导者和照料者做出良好的卫生保健决策的国际网络，通过准备，更新和推广超过 5000 份 Cochrane 评估的可访问性，Cochrane 系统在线数据库，作为 Cochrane 图书馆的一部分。Cochrane 协作组织还在名为 CENTRAL 的数据库中准备 RCT 记录，作为 Cochrane 图书馆的一部分。
CochraneQ	一种异质性检验。假设个体研究结果中的所有表观变异性都是由于偶然性而导致为无效假设。CochraneQ 基于 $\chi 2$ 分布产生概率，以 P 值表示，结果之间的研究间差异等于或大于观察到的差异可能仅仅是偶然发生。另请请参阅 I^2 统计。
系数	请参阅相关系数。
一致性	在网络荟萃分析中直接和间接证据之间的治疗效果估计协议。
队列	具有共同特征或一组特征的一群人。通常，该组在指定的时间内进行随访，以确定疾病的发生率或既定病症（预后）的并发症。
队列研究（或纵向研究或前瞻性研究）	这是一项调查，其中没有证据表明感兴趣的结果，但暴露于推定事项个体的群体与同时也没有结果但并不暴露于推定原因的个体群体进行比较。然后及时追踪队列，以比较感兴趣的结果的发生率。当用于研究干预措施的有效性时，调查将接受干预措施的个体群体与不接受干预的同时进行的群体进行比较，其中两个队列都被追踪到比较结果的发生率出于兴趣。队列研究可以回顾性地进行，除了研究人员以外的人追踪患者，研究人员获取数据库，然后检查暴露和结果之间的关联
共同干预	除了正在研究的干预措施之外的干预措施，影响感兴趣的结果，并且可能差异地应用于干预组和对照组，从而潜在地偏向研究结果
合并症	在研究对象中同时存在的疾病或条件，除了作为研究对象的指标条件外。

（续表）

术语	定义
依从性（或依附性）	请参阅依附性。
复合终点（或复合结果）	当研究人员测量了治疗对不同重要性程度的终点的影响时，这是一个复合终点。在以下罕见情况下，复合终点的推论最强，包括：①组分终点具有类似的患者重要性，②更重要的终点发生与不那么重要的至少相似的频率，③强大的生物学原理支持结果，跨组件终点，显示相似的相对危险度与足够窄的置信区间。
计算机决策支持系统（CDSS）	改变临床医生行为的策略。基于计算机的信息系统用于整合临床和患者信息，并为患者护理中的决策提供支持。在基于计算机的临床决策支持系统中，将详细的个体患者数据输入到计算机程序中，并将其与计算机化数据库中的程序或算法进行排序和匹配，从而产生患者特定的评估或建议。计算机决策支持系统可以具有以下目的：警报、提醒、批评、解释、预测、诊断和建议。另请参阅临床决策支持系统。
隐藏（或分配隐藏）	请参阅分配隐藏。
概念	理论的基本构件。
概念框架	一个相互关联的想法或概念的组织，提供这些想法或概念之间的关系系统。
条件概率	给定另一种状态（即 A 的概率，给定 B）特定状态的概率。
置信区间（CI）	一个参数的真实值（例如，平均值、相对危险度）有一定概率落在测量结果的周围的程度。
利益冲突	当研究人员、作者、机构、审阅人或编辑与其他人或组织（例如，研究赞助商）有财务或非财务关系，或对研究项目或项目结果有个人投资，可能会不适当地影响他们的解释或行动时，就存在利益冲突。利益冲突可能导致研究结果的设计、实施、分析和解释出现偏倚，也可能导致综述文章和观点型文章出现偏倚。
混淆（混淆变量或混淆因素）	与感兴趣结果相关的因素，并且在感兴趣的结果暴露和未暴露的患者中差异分布。
连续样本（或连续性样本）	一个样本，其中所有在整个时期内接受治疗的潜在合格患者都被纳入其中。
结果主义者（或功利主义者）	结果主义或功利主义的分配正义观认为，即使在个人决策中，临床医生也应采取广泛的社会观点，赞成为最多的人提供最大利益的行动。在这种广义的观点中，将资源分配给某一特定患者的护理对其他人的影响将影响到决策。这是一个替代的道义观点。
建构效度	在测量理论中，构造是我们希望测量的域的理论推导的概念。对建构的理解将导致对一个工具有效时应如何表现的期望。因此，构建有效性涉及正在评估的仪器与其他措施（例如，患者的特征或其他分数）之间的比较以及它们之间应存在的逻辑关系。
污染物	试验组或对照组的参与者接受本研究另一组的干预时发生。

术语	定义
内容有效性	测量工具代表给定社会结构的所有方面的程度。
连续变量（或区间数据）	一个理论上可以取任何值的变量，实际上可以取大量值，但它们之间的差异很小（例如，身高）。连续变量有时也称为区间数据。
控制事件率（CER）（或基线风险或基准事件率）	请参阅基线风险。
对照组	一个没有接受试验干预的小组。在许多研究中，对照组接受常规护理或安慰剂。
控制组风险（CGR）	研究对照组发生事件的风险。
受控时间序列设计（或受控中断时间序列）	在干预组干预前后和对照组的同一时间，数据被收集好几次。在干预前收集的数据可以估计潜在的趋势和周期（季节）影响。在干预后收集的数据允许在考虑潜在的长期趋势的同时估计干预效应。对照组的使用对时间序列设计的有效性构成最大的威胁，这是与干预同时发生的另一个事件的发生，两者都可能与结果相关联。
便利样品	参与者样本主要是为了方便研究人员而非对研究问题或分析的显著性。这通常被认为是在定性研究中的定量研究或目的性抽样中的概率抽样的科学劣质抽样方法。
关联性	两个变量之间关联的大小。关联的强度由相关系数描述。请参阅相关系数。
相关系数	两个变量之间的关联的大小和方向的数值表达式（例如，r^2 或 R^2），可以将 -1（完全负相关）到 0（无关系）之间的值取为 1.0（完全正相关）。如果分析是双变量，则相关系数可以表示为 r，确定系数为 r^2，如果相关系数来自多变量（或多变量）分析，则相关系数可以表示为 R 和确定系数是 R^2。
成本分析	一种经济分析，只比较各种替代品的成本。这种比较只能说明资源使用的一半决定（另一半是预期的结果）。
成本效益分析	一种经济分析，其中费用和后果（包括生命的长短和质量的增加）都以货币形式表示。
成本效益可接受性曲线	成本效益的可接受性绘制在图表上，该图表涉及一个愿意为特定治疗方案支付的最大金额（例如，一个个体愿意为获得一年寿命支付多少美元）在水平轴上的概率与垂直轴上的所有其他治疗选择相比，治疗替代物具有成本效益。这些曲线是由在决策分析模型中使用的变量的价值估计和基于试验的经济评估中的影响的不确定性或变量周围的不确定性产生的。由于人们愿意为健康结果付出更多的代价，最初被认为不具吸引力的治疗替代方案（例如，每让患者多活一年多需要花费的高额成本）将有更大的可能性变得更具成本效益。成本效益可接受性曲线是将不确定性对经济评估结果的影响呈现在单个数字上的方便方法，而不是通过使用大量的敏感度分析表格和数字来表现。

术语	定义
成本效益分析	一种经济分析，其后果以自然单位表达（例如，每挽救一条生命的成本或每避免一次出血事件的成本）。有时，成本—效用分析被归为成本—效益分析的一个子类。
成本效益前沿	经济评价中每一种替代治疗方法的成本和效果结果都可以在一个被称为成本效益平面的图上显示出来。成本效益平面在垂直轴上绘制成本（即，顶部的无穷大和底部的无穷大）以及在水平轴上绘出效果，例如寿命年数（即，最左边为负无穷大，最右边为正无穷大）。在原点（即 0，0）绘制一种治疗替代方法，例如常规护理，并且所有其他治疗替代品相对于原产地的治疗绘制。如果处理替代物相对于任何其他成本都具有较高的成本和较低的有效性，则被认为是占主导地位的治疗方案。可以绘制线段，连接非主导治疗方案，将加入这些非处方药处理替代方案的线段的组合称为成本效益效率前沿。以这种方式构建，在成本效益边界之上的任何治疗方案被认为是通过治疗替代方案或效率边界上的替代方法的组合而无效（主导）。
成本优化分析	在替代方案后果相同的情况下进行的经济分析，唯一的问题是其相对成本。
成本费用比率	如果成本与费用之间存在系统偏倚，则经济分析可以使用成本收费比来调整费用，以逼近实际成本。
成本效用分析	一种经济分析，其中后果是按照人民的偏好调整的寿命年数表示。通常，考虑质量调整寿命年（QALY）中每增量增益的增量成本。
考克斯回归模型	一种回归技术，可以对应用于生存数据的两组之间基线特征或时间依赖性特征的已知差异进行调整。
可信性（或置信度）	在定性研究中，使用一个术语（优先于诸如"有效性"等量化术语）来反映读者在多大程度上可以相信研究人员的经验性解释或描述是合理和有见地的。信誉的迹象不仅可以在方法的程序描述中找到，而且还可以通过对所报告结果的一致性和深度进行评估。
置信区间	贝叶斯类比与置信区间。
标准（或金标准或参考标准）	一种确定或广泛接受的准确度的方法，用于确定提供可以比较新的筛选或诊断测试的标准的诊断。该方法不必是单一或简单的程序，但可以包括观察病情发展的患者随访，或裁决委员会对患者结果的共识。
批判理论	定性的研究传统集中在了解权力关系和相关结构的性质，往往是为了帮助补救社会中的系统性不公正现象。
批评（或批评制）	改变临床医生行为的策略。一种决策支持方法，其中计算机评估临床医生的决定并产生适当的评级或替代建议。
克朗巴哈系数	克朗巴哈系数是测量工具上项目的可靠性、同质性或内部一致性的指数。克朗巴哈系数随着项间相关性的大小和项目数量的增加而增加。
横断面研究	在单个时间点或特定时间段内观察定义的群体。暴露和结果同时测定。

术语	定义
数据完整性偏倚	使用计算机决策支持系统（CDSS）在干预组中记录事件并在非 CDSS 控制组中使用手动系统可能会导致数据完整性的变化。另请参阅偏倚。
数据挖掘	在没有明确的先验假设的情况下，搜索数据集，以确定各组之间在特定结果上的差异，或患者亚组中的差异。
决策援助	此工具以定量、全面和可理解的方式为患者提供替代行动方案的好处和危害。
决策分析	在不确定的条件下进行决策的系统方法。它涉及确定所有可用的替代方案，并估计与每个替代方案相关的潜在结果的可能性，估算每个结果，并根据概率和价值，对每种替代方案的相对优点进行定量估计。
决策规则（或临床决策规则）	请参阅临床决策规则。
决策树	大多数临床决策分析建立为决策树；文章通常将包括一个或多个图，显示用于分析的决策树的结构。
自由程度	统计分析中的技术术语与分析的能力有关。自由度越高，分析越强大。自由度通常指的是样本中观测值的数量减去模型估计的未知参数的数量。它反映了一种调整后的样本量，根据模型中需要估计的未知数的调整。例如，在两样本 t 检验中，自由度为 $n1+n2 - 1 - 1$，因为 $n1+n2$ 个受试者共有 1 个平均值，1 个平均值在 1 个平均值，另 1 个平均值为 1 个，其中 $n1+n2 - 2$ 个。
义务论	分配正义的道义上的方法认为，临床医生的唯一责任是满足所照顾个体的需要。这是对后果主义或功利主义观点的一种替代理论。
依赖变量（或结果变量或目标变量）	感兴趣的目标变量。假定依赖于或由另一个变量引起的变量，即自变量。
检测偏倚（或监视偏倚）	在比较组之一中，更倾向于看待结果。另请参阅偏倚。
结果的决定因素	最能决定目标事件是否会发生的因素。
二分结果（或二进制结果）	一个分类变量，可以采用两个离散值中的一个，而非连续体上的增量值（例如怀孕或未怀孕、死亡或活着）。
鉴别诊断（或主动替代）	一套可以合理解释患者表现的诊断合集。
差异核实偏倚（或验证偏倚或修正偏倚）	当测试结果影响参考标准的选择（例如，检测阳性的患者进行侵入性检测以确定诊断，而检测阴性的患者进行长期随访而不应用侵入性检测）时，对检测特性的评估可能存在偏差。另请参阅偏倚。
量纲分析	分析基础理论研究的几种可能的方法之一，其中复杂现象以组成部分（属性、背景、条件、过程或行动、意义）为特征。
直接性	评估医疗保健建议的证据质量时要考虑的关键要素。证据直接涉及研究参与者、干预措施和结果措施与感兴趣的人相似的程度。
直接观察	请参阅实地观察。

（续表）

术语	定义
判别分析	一种类似于 logistic 回归分析的统计技术，它能识别与某一特定的（名义）结果的存在或不存在有关的变量。
与疾病相关的健康相关生活质量	请参阅健康相关的生活质量。
基于分布	建立患者报告结果的措施的可解释性的一种方法是基于分布（另一种是基于锚的方法）。基于分布的方法根据观察效应的大小与仪器分数的一些可变性度量之间的关系来解释结果。效果的大小可能是患者的差异，治疗前后或终点分数差异。量度，研究人员可以选择患者间变异性（例如，在基线患者作为可变性的中测量的评分的 SD）或患者内变异性（例如，患者在研究期间经历的分数变化的 SD）。
文件分析	在定性研究中，这是 3 种基本数据收集方法中的 1 种。它涉及书面材料的解释性审查。
显性性状	在遗传关联研究中，这描述了在杂合子中表达的任何性状（即该等位基因的一个拷贝足以显示其性状）。
支配	在经济评价中，如果所关注的干预措施比控制策略更有效、成本更低，则称该干预措施占主导地位。
剂量反应梯度（或剂量依赖性）	在预期的方向发生变化时，当风险的数量或持续时间增加时，其发生的风险就会发生变化。
下游成本	未来的资源消耗和与未来的临床事件相关的是由干预引起的。
药物类效果（或类效果）	请参阅类效果。
生态学研究	生态学研究检查个体群体之间的关系，暴露于假定的风险因素和结果。暴露是在人口、社区或群体层面而非在个体层面上衡量的。生态学研究可以提供关于协会的信息；然而，他们倾向于偏倚：生态学的谬误。生态学谬误认为，群体观察到的关系对于个体而言必然是如此（例如，如果具有更多膳食脂肪的国家具有较高的乳腺癌发生率，那么摄入脂肪食物的妇女更有可能获得乳腺癌）。这些推论可能是正确的，但总体数据只有弱的支持。
经济分析（经济评估）	一套正式的、定量的方法用于比较两种或多种治疗，方案或策略在资源利用方面及其预期成果。
教育会议（或互动研讨会）	改变临床医生行为的策略。专业人士参与，包括互动和讨论在内的研讨会。
教育外联访问（或学术细节）	请参阅学术细节。
效应量	干预和对照组的结果之间的差异除以某种程度上的差异，通常是标准差。
功效分析（有效性分析）	该分析包括试验中接受感兴趣干预的患者的子集，无论最初是否随机化，而且这些患者没有任何原因的数据缺失。这种方法名不副实，因为它既不能告诉人们疗效，也不能告诉人们有效性，因为它损害了随机化所达到的预后平衡，因此很可能提供一个有偏差的治疗效果估计。

术语	定义
效率	技术效率是投入（成本）和产出（在健康方面，质量调整寿命年［QALYs］）之间的关系。为相同或更少资源提供更多 QALY 的干预措施更有效率。技术效率采用成本最小化、效率成本效益和成本效用分析来评估。分配效率意识到健康不是社会希望追求的唯一目标，因此必须对相互竞争的目标进行加权，然后将其与成本联系起来。这通常是通过成本效益分析来实现的。
效率前沿	当经济评估的成本和有效性结果与成本效益平面一起绘制时，以及增量成本效益比率，所得到的线段被称为效率前沿。任何具有基于效率前沿的成本效益的战略都将被视为主导的。
终点	导致个体在研究中完成或终止随访的事件或结果（例如，死亡或主要发病）。
等效性研究（或等价试验）	估计治疗效果的试验，排除任何患者在评估干预措施中的重要优势是等效性试验。等效性试验要求先验地定义这些干预措施之间结果的最小差异，患者会认为这种差异大到足以证明优先选择较好的干预措施是合理的。试验结束时估计治疗效果的置信区间应排除该差异，以便作者声称等效性。当研究者想了解一种更便宜、更安全或更简单（或者，越来越多的情况是，更好的方法为赞助者创收）的干预措施是否比当前的干预措施既不更好也不更差（在疗效方面）时，等效性试验是很有帮助的。
人种志（或人种学研究）	在定性研究中，一种专注于一群人的文化或亚文化的调查方法，以试图了解被研究者的世界观。
证据	证据的广义定义是任何经验性观察，无论是否系统地收集。个别临床医生的非系统性观察构成证据的一个来源。生理试验构成另一个来源。临床研究证据是指对临床事件的系统观察，是《医学文献用户指南》的重点。
循证专家	临床医生能够以先进的方式，独立地发现、评估并明智地将最佳证据应用于患者护理。
循证医疗（EBHC）	认真、明确和明智地使用当前最好的证据来决定患者的护理。循证临床实践要求将个人的临床专业知识和患者的偏好与系统研究的最佳外部临床证据相结合，并考虑可用资源。
循证医学（EBM）	EBM 可以被视为循证医疗保健的一个子类别，其中还包括医疗保健实践的其他部门，如循证护理或 EBM。EBM 的子类别包括基于证据的手术和循证心脏病学。请参阅循证医疗保健。
循证政策制定	政策制定是基于实践政策（例如，临床医生使用资源）、服务政策（例如，资源分配、服务模式）和治理政策（例如，组织和财务结构）的证据，基于利益或成本效益的研究证据。
循证实践（EBP）	循证实践是指患者管理决定符合循证保健原则的临床实践。首先，决策将符合关于其他管理策略的好处和缺点的最佳证据。其次决定与个体患者的价值观和偏好一致。

（续表）

术语	定义
循证实践者	临床医生能够将循证总结和建议与非循证总结和建议区分开来，并充分理解结果，在临床护理中审慎应用，确保决策符合患者的价值观和偏好。
证据资料	证据简介是针对替代性管理战略的结构性临床问题的一组证据的表格或清单摘要。至少包括了研究和患者的数量、研究设计（s）、评估中增加或减少信心评级的原因，以及相对和绝对效果的衡量标准。证据摘要文件是总结结果表的扩展版本。
证据主义	一种知识的理论认为信仰的正当性和理由是由信徒对信仰的证据质量来决定。
排除标准	使潜在的参与者没有资格参加一项研究或使研究没有资格列入系统审查的特征。
期望偏倚	在数据收集中，调查者的信息会影响其对曝光或结果的期望。在临床实践中，临床医生的评估可能会受到先前关于是否存在或不存在障碍的知识的影响。请参阅偏倚。
试验疗法（或试验性治疗或试验性干预）	一种替代标准或控制疗法的治疗方法，通常是一种新型干预或一种标准药物的不同剂量。
暴露	一种可能影响患者健康的状况（可能是一种潜在的有害干预或潜在的有益的干预）。
表面有效性	测量工具用来测量其测量值的程度。
自动防故障装置 N	没有被发现的研究的最少数量，这些研究的负面结果需要改变荟萃分析的结论。一个小的故障安全的 N 表明，荟萃分析的结论可能容易受到发表偏倚的影响。
假阴性	那些患有目标疾病的人，但是测试错误地识别为未患目标疾病。
假阳性	那些没有目标疾病的人，但是测试错误地将其识别为患有目标疾病。
联邦搜索引擎	联合搜索引擎可以同时搜索多个在线信息源，当没有一个全面的、最新的、严谨的资源时，联合搜索引擎就显得尤为有用，目前循证医疗的情况就是如此。以证据为基础的联邦搜索引擎示例包括 ACCESSSS（http: //plus.mcmaster.ca/ACCESSSS）和 Trip（http: //www.tripdatabase.com）。
反馈效应	绩效评价与反馈在医疗决策中的改进。
情感温度计	感觉温度计是以温度计的形式呈现的视觉模拟量表，一般标号从 0 到 100，0 代表死亡，100 代表完全健康。受访者用温度计表示他们对自己的健康状态或假设的健康状态的效用等级。
现场调查	在定性研究中，这是三种基本数据收集方法中的一种。它涉及当事件发生时研究人员发现现场和记录事件。现场调查有三种办法。通过直接调查，研究人员从他们正在学习的环境中记录详细的现场笔记。在非参与者观察中，研究人员相对较少参与他或她正在学习的互动。在参与观察中，研究人员在社会环境中扮演着重要角色，超出了研究的角色（例如，临床医生、委员会成员）。

术语	定义
固定效应模型	一个在荟萃分析中产生效应大小的概要估计模型，限制了对荟萃分析中包含的一组研究的推断，假设单一的真实价值是所有初级研究结果的基础。假设如果所有的研究都是无限大的，他们会产生相同的效果估计；因此，观察到的效果估计值只是因为随机误差而不同。这个模型只考虑到内部的变化，而不是研究之间的差异。
焦点小组	请参阅专访。
后续行动（或完成后续行动）	研究人员了解参与研究的每位患者的结果的程度，如果后续活动完成，所有研究参与者都会知道结果。
前景问题	这些临床问题是经验丰富的临床医生比较常问的问题。它们是在浏览文献时提出的问题（例如，我应该知道哪些重要的新信息，以便对患者进行最佳治疗？），或者在解决问题时提出的问题（例如，确定在护理患者时提出的具体问题，然后查阅文献以解决这些问题）。
森林图	森林图是一个图形显示，说明了在几个研究中，干预和控制的效果是多么的重要。提供了直观地显示出每项研究的最佳效果估计和可信的真实范围（置信区间），以及所有研究的综合估计。竖线代表没有效果。每个正方形或圆点（通常代表单个研究）或菱形（通常代表汇总估计）的面积有时与研究在荟萃分析中的权重成正比。
频率论的分析	一种统计方法将重点放在可用的数据上（传统的统计分析方法，与贝叶斯对比）。
漏斗图	一种用来评估在系统综述中发表偏倚的可能性的图形技术。通常在横轴上画出效果衡量标准，在纵轴上画出与每项研究相关的随机误差衡量标准。在没有发表偏倚的情况下，由于抽样变异性，该图应呈漏斗状。如果有偏向于发表无效结果或揭示干预措施不利影响的结果，漏斗图的一个象限将部分或完全缺失。
普遍性（或适用性）	一个研究的结果可以被推广到其他的环境中，而非被研究的。
与健康相关的生活质量	请参阅与健康相关的生活质量。
遗传学相关性研究	一项研究试图鉴别和描述多因子疾病易受影响的基因变异。
基因组	生物体所拥有的全部遗传信息（或基因）的集合。
全基因组关联研究（GWAS）	一项研究，通过在基因组中使用 10 万到 100 万个或更多的标记来评估遗传变异与感兴趣的结果或性状的关联。
基因型	个体的整体或特定基因的遗传构成。
网络几何	治疗的分布及其在网络中的比较的图形表。
金标准（或参考标准或标准）	请参阅标准。
GRADE（推荐分级的评估、制订与评价）	推荐分级的评估、制订与评价（GRADE）方法是一种可以明确、全面地对证据质量和建议强度进行评级的系统，并越来越多地被准则组织采用。GRADE 将证据质量分为高、中、低和极低四个级别。推荐等级分为强、弱。

（续表）

术语	定义
扎根理论	在定性研究中，收集和分析数据的方法是为了开发基于现实世界观察的理论。
单倍型	由于单核苷酸多态性接近并因此一起遗传，因此倾向于同一染色体上一起发生的等位基因。
危害	接触干预的不良后果。
霍桑效应	当参与者意识到他们的行为被观察时，人类表现的倾向得到改善。
危害比（HR）	整个研究期间结果的加权相对危险度（例如，死亡）；经常在生存分析的背景下报告。
健康费用（或医疗费用）	消费的医疗保健资源。这些反映出无法使用相同的资源用于其他有价值的目的（机会成本）。
健康成果	某一特定人群的健康状况可能发生的所有变化，或可能与接触干预措施有关的所有变化。这些包括生活的长短、质量的变化、主要疾病事件和病死率。
健康档案	一种数据收集工具，旨在用于整个体群（包括健康人、重患者和有任何健康问题的患者），试图衡量健康相关生活质量（HRQL）的所有重要方面。
健康相关生活质量（HRQL）	与健康相关的生活质量（HRQL）：衡量人们感觉或对健康状况的重视程度。这种测量可以是疾病特异性或通用性。 特定疾病的健康相关生活质量：疾病特异性 HRQL 测量评估患者与特定疾病或疾病相关的全部问题和经验。 通用健康相关生活质量：通用 HRQL 措施包含涵盖 HRQL 所有相关领域的项目。它们旨在对具有任何基础健康问题的人（或根本没有问题）进行管理。通用 HRQL 测量可以比较疾病或病症。
健康状况	指定间隔期间个体或群体的健康状况（通常在特定时刻评估）。
异质性	个体研究的差异包括系统综述，通常指研究结果；该术语也可以应用于其他学科。
杂合体	个体在基因位置是杂合的，如果他或她在那个位置上有 2 个不同的等位基因（一个在母源染色体上，一个在父源染色体上）。
层次回归分析	分层回归检验自变量（例如，年龄，性别，疾病严重程度）和因变量（或结果变量）（例如死亡，运动能力）之间的关系。分层回归与标准回归不同，因其一个自变量是另一个自变量的子类别。较低级别的自变量嵌套在较高级别的自变量中。例如，在参与国际研究的重症监护室（ICUs）生命支持的维持可能性预测中，城市在嵌套国家内，ICU 嵌套在城市内。
证据等级	一种分类和组织证据类型的系统，通常用于治疗和预防问题。临床医生应从层次结构中的最高位置寻找证据。
历史学	一种定性研究方法，既了解历史事件，也了解历史叙事的写作方法。
均匀性	异质性的倒数。

术语	定义
纯合子	如果个体在该位置具有 2 个相同的等位基因，则个体在基因位置是纯合的。
I^2 统计量	I^2 统计量是异质性的检验。I^2 可以根据 CochraneQ 计算公式：I^2=100% × （Cochrane Q- 自由度）。I^2 的任何负值被认为等于 0，所以 I^2 值的范围分别为 0% 至 100%，表示不均匀性与高异质性无关。
不精密度	在评定证据质量时，GRADE（推荐等级的评估、制定与评价）建议对 95% 置信区间（CIs）的检查为不精确的决策提供最优的主要方法。如果在 CI 的下边界代表了真相，那么在证据质量（即对效果估计的信心）上降低评级是必要的。这个规则的一个例外是当效果很大，单独考虑独联体的时候会产生一个强大的效果，但是总样本量并不大，而且事件的数量很小。在这种情况下，人们应该考虑对证据质量的评价不精确。
发病率	在某一特定时期发生的新病例数，按当时患病人数的比例表示。
纳入标准	定义有资格参加研究的人口的特征，或定义将有资格纳入系统审查的研究。
不连贯	直接证据和间接证据在治疗效果评估中的分歧，如网络荟萃分析。
不一致性	在 GRADE（推荐等级的评估、制定与评价）建议制度中，一个证据体在质量上没有一致性，但如果不一致，则可能被评为质量不合格。评估一致性的标准包括点估计的相似性、置信区间重叠程度和统计标准，包括异质性检验和 I^2。为了探索异质性，少数先验子群可能是检查与人口、干预、结果和偏倚风险有关。
掺合偏倚	其发生时当研究人员使用一个参考标准，其中包含一个诊断测试，该诊断测试也是调查的主题。其结果是偏向于使测试在区分目标阳性和目标阴性患者时显得比实际情况更强大。请参阅偏倚。
增量成本效益比	可以获得额外收益单位的价格。
独立关联	在调整了多个其他潜在的预后因素后（通常在回归分析之后），则一个变量与一个结果相关联，该关联是一个独立的关联。
独立变量	被认为是引起、影响或至少与因变量相关。
指标条件	经常发生的临床情景（例如，疾病、症状、伤害或健康状况），而且有可靠证据表明高质量的护理是有益的。指标条件可用于评估通过比较所提供的护理（通过医疗记录审查或观察评估）与推荐的护理质量进行比较。
间接成本和收益	替代患者管理策略对患者和其他参与患者护理的人的生产率的影响。
间接证据	有关治疗的相对效果的证据，它们没有直接比较，但有一个空白对照。间接证据可以使用公认的统计方法进行评估，包括调整的间接比较和网络荟萃分析。

（续表）

术语	定义
间接性	评估对效应估计的信心（证据质量）时，GRADE（推荐等级的评估、制定与评价）方法建议检查直接性。GRADE 的直接性有 2 个元素。研究证据在多大程度上是关于患者和感兴趣的干预措施，并测量对患者重要的结果。如果证据足够间接，则需要降低估计的信心，这有四种方式：①如果患者与感兴趣的患者不同；②如果干预措施与感兴趣的干预措施不同；③如果结果与患者感兴趣的结果不同（例如，替代结果）；④如果干预措施未在直接比较中进行测试，因此需要进行间接比较。
个体病例数据荟萃分析	一项荟萃分析，每一项主要研究的个体病例数据用于创建汇总估计。这种方法可以促进更准确地意向治疗分析和知情的亚组分析。
信息冗余	在定性研究中，新数据不能产生新主题和新信息的分析点变得多余。在大多数方法中，这被认为是数据收集的适当停止点，在某些方法中是分析的适当的停止点。
知情同意	参与者在充分披露风险，利益和其他影响后，表达（口头或书面）意愿参与研究。
意向性治疗分析，意向性治疗原则	各权威机构对意向性治疗分析的定义各不相同。大家都认为，这意味着在随机分组的患者中可以分析可获得数据的患者，无论其接受什么治疗。如何处理那些无法获得数据的患者（遗失后续）意向性治疗分析是有争议的。《医学文献用户指南》的作者认为，"意向治疗"一词应限于具有后续数据的患者。因此，如何处理这些失去随访的患者应该是与意向治疗分开的问题。
内部效度	一项研究是否能提供有效的结果取决于它的设计和实施是否足够好，研究结果准确地代表了潜在真实效应的方向和大小。内部有效性偏倚 / 系统错误的可能性较低。
评判间信度	在何种程度上的 2 个或更多的人员能够始终如一地区分科目的较高和较低的值的一个基本特质（同一个组内相关典型的测量）。
断续时间系列设计（或时间系列设计）	请参阅时间系列设计。
区间数据（或连续变量）	请参阅连续变量。
干预效果（或治疗效果）	请参阅治疗效果。
采访	在定性研究中，这是三种基本数据收集方法中的一种。它包括调查者提出问题，让与会者参与对话，以便在参与者自己的角度解释经验和事件。两个最常见的访谈是个体或焦点小组的访谈，这是一个研究人员便于多个参与者之间进行讨论的小组访谈。然后将语句和交互作为数据。在定量研究中，采访是一种采集数据的方法，访问者通过会话获得参与者的信息。
访谈者偏倚	对某些参与者的调查比其他人更深入，取决于参与者的特定特征。请参阅偏倚。

术语	定义
组内相关系数	这是重复性的量度，其比较患者与总方差之间的差异，包括患者间和患者间差异。
标准效度	在何种程度上能够始终如一者区分参与者在时间上重复率上具有较高和较低的值的一个基本特质（同一个组内相关典型的测量）。
3s 的逆规则	一个粗略的经验法则告诉我们：如果事件发生，平均来说，每 x 天一次，我们需要观察 3x 天，以至于至少有 95% 的自信可以观察到一次。
研究人员三角测定	请参阅三角测定。
亚型	蛋白质氨基酸序列的变体。
Jackknife 技术（或 Jackknife 色散测试）	估计方差和偏倚的统计技术。应用于研究样本的预测模型，以确定模型是否符合模型的不同子样本。
判断抽样（或有目的抽样或有目的抽样）	请参阅立意抽样。
Kaplan–Meier 曲线（生存曲线）	在生存分析中，Kaplan–Meier 统计估计值的图解图。请参阅生存曲线和生存分析。
κ 统计（或加权 κ 或 κ 值）	衡量观察人员达成协议的程度，超出预期仅由偶然事件发生的程度。取值范围从 0 到 100，0 表示没有任何协议，通常值大于 75 表示很好的协议。
乘法机率法则	独立事件的乘法概率定律（其中一个事件不影响另一个事件）告诉我们，在 10 次抛硬币中连续 10 次抛硬币的概率，可以通过将单头（1/2）的概率相乘 10 次而得到。即 1/2，1/2，1/2，1/2，以此类推。
主要假设（或工作诊断）	请参阅工作诊断。
领先时间偏倚	从诊断时间测量时，其结果如存活，可能会增加，而非因为患者活得更长，而是因为筛查延长了他们知道自己有疾病的时间。请参阅偏倚。
持续时间偏倚	当通过筛选发现疾病的患者也可能表现得比那些疾病临床上表现出症状的人表现得更好或更长寿，因为筛查倾向于发现注定进展缓慢的疾病，因此有良好的预后。请参阅偏倚。
证据等级	一种研究证据的等级制度，通常从最强到最弱。
似然比	对于筛查或诊断测试（包括临床体征或症状），似然比（LR）表示在患有或不患有相关疾病的患者中预期会出现特定测试结果的相对可能性。LR 为 1 意味着验后概率与验前概率相同。随着 LR 增加到 1 以上，验后概率逐渐上升相对于验前概率增加。随着 LR 降低到 1 以下，验后概率相对于验前概率逐渐降低。LR 的计算方法是将某一测试结果中阳性目标的比例（在单一切点下，该结果为阳性或阴性）除以同一测试结果中阴性目标的比例。
李克特量表，李克特秤	通常有 3 ～ 9 个等级，包括极端的态度或感觉（例如完全不同意完全同意），受访者表示评级。
线性回归	当因变量或目标变量是连续变量时，用于回归分析的术语，并且因变量和自变量之间的关系被认为是线性的。

（续表）

术语	定义
连锁	基因或其他特定位点上的 DNA 序列由于同一染色体上的物理接近而遗传到一起的趋势。
连锁不平衡	在不同位置的等位基因之间的联系。
地方共识流程	改变临床医生行为的策略。将参与临床的临床医生纳入讨论，与建议的方法达成一致，以改变临床医生的实践。
当地意见领袖	改变临床医生行为的策略。这些人是被同事公认为模范护理者或被视为具有特定内容专长的临床医生同行。
轨迹	在染色体上，某一特定性状的基因所在的位点或某一特定单核苷酸多态性的基因所在的位点。
逻辑运算符（或布尔运算符）	请参阅布尔运算符。
逻辑回归	一种回归分析，其中因变量是二元的。
纵向研究（或队列研究或前瞻性研究）	请参阅队列研究。
失访	患者在结果或终止点上的状态是未知的。
马尔可夫模型（或多态过渡模型）	马尔科夫模型是用于决策分析的工具。马可夫模型是以 19 世纪俄国数:学家的名字命名的，它是软件程序的基础，在一系列周期（例如，1 年的周期）中，模型可能发生在一群患者身上。该模型允许患者可能从一个健康状态转移到另一个健康状态。例如，一名患者在一个 3 个月的周期中可能有轻微的卒中，在几个周期中继续保持最小的功能限制，在随后的循环中有一个胃肠出血事件，最后经历一次重大的卒中。理想情况下，数据随机试验将决定在竞争管理选项的任何周期内从一个状态转移到另一个状态的概率。
蒙蔽	请参阅设盲。
匹配	使干预组和对照组与调查目的无关的因素（或混杂因素）相比较的蓄意过程，但这种干预可能干扰研究结果的解释。例如，在病例对照研究中，个体病例可根据年龄、性别或其他临床特征与对照组相匹配。
中位生存期	当累积生存率为 0.5 时所对应的生存时间
医学主题词（网）	国家医学图书馆的受控词汇用于为 MEDLINE/PubMed 索引文章。医学主题标题（MeSH）术语提供了一种一致的方法来检索可能对相同概念使用不同术语的信息。
成员检查	在定性研究中，这包括与参与者分享研究结果，以获得关于这些发现是否对他们有意义的反馈，研究人员是否忠实地解释了他们的观点，或者他们是否感知到了事实的错误。注意，任何差异并不一定表明研究是有偏倚的或错误的，而应该是下一个经验分析阶段应解释差异。
信使 RNA	一种含有 RNA 的单链基因，从细胞核迁移到核糖体，并将其转化为蛋白质。

术语	定义
荟萃分析	荟萃分析是指用统计学的方法对收集的多个研究资料进行分析和概括，以提供量化的平均效果来回答研究的问题。其优点是通过增大样本含量来增加结论的置信度，解决研究结果的不一致性。荟萃分析是对同一课题的多项独立研究的结果进行系统的、定量的综合性分析。它是文献的量化综述，是以同一课题的多项独立研究的结果为研究对象，在严格设计的基础上，运用适当的统计学方法对多个研究结果进行系统、客观、定量的综合分析。
Meta 回归分析	Meta 回归分析采用回归分析的方法，探讨某些试验或病例特征等协变量对荟萃分析中合并效应的影响。以试图明确各研究间异质性的来源，探讨协变量对合并效应的影响，对今后进一步的资料搜集工作具有指导意义，同时也为后续的亚组分析提供了分亚组的依据。
综合集成	一种将定性研究与特定主题相结合的程序，研究人员对个别研究的文本进行比较和分析，并开发新的解释。
最小重要差异	患者认为有益于患者重要结果的最小差异，即在没有不良副作用和过高费用的情况下，患者的健康护理管理发生了变化。
最小破坏性医疗	医学实践，以尽量减少对患者生活的治疗或干预的负担。
混合方法研究	将数据收集方法（可能是定性和定量的）结合到研究方法中，通常用于服务交付和组织的研究中。一些混合方法研究结合了研究设计（例如，研究人员可以将定性或定量的过程评估与定量评估设计相结合，以增加对影响某一现象的因素的理解）。一些混合方法研究包括一个单一的总体研究设计，但使用混合方法进行数据收集（例如，调查、采访、观察和文献资料分析）。
模型	"模型"一词常用于描述涉及 1 个独立变量和 1 个因变量的统计回归分析。这是一个多变量或多重回归（或多变量）分析。
多方面干预措施	使用多种策略来改变临床医生的行为。多种策略可能包括以下 2 种或更多的组合：审计和反馈、提醒、地方共识流程、患者中介干预或计算机决策支持系统。
多态转换模型	请参阅马尔可夫模型。
多变量回归分析（或多变量回归分析）	提供一种通过同时考虑 2 个或更多个独立变量（或预测变量）来尝试解释或预测因变量（结果变量或目标变量）的数学模型的回归。多变量是指单个结果（因变量）的多个预测因子（独立变量）。多变量是指多个结果的 1 个或多个独立变量。另请参阅双变量回归。
突变	一种罕请参阅的基因变异，在不到 1% 的人群中发生。请参阅多态性。
叙述性综述	一篇评论文章（例如，典型的书籍章节），没有使用尽量减少偏倚的方法进行（与系统综述相反）。
自然历史	与预后不同，自然历史是指疾病或疾病的可能后果和结果，以及在疾病未得到治疗时可能发生的频率。
负预测值（NPV）	请参阅预测值。

（续表）

术语	定义
负面研究（或负面试验）	研究报告的作者得出结论，对照组在感兴趣的变量中没有统计学差异。研究结果不能支持研究人员的假设。
网络荟萃分析（或多重治疗比较荟萃分析）	这一系统综述允许将多个干预措施进行比较，包括头对头评估同时进行间接比较。
类神经网络	非线性统计在模式识别问题上的应用。神经网络可用于制定临床预测规则。该技术可以识别那些与感兴趣的结果最密切相关的预测因子，这些预测因子属于临床预测规则，而那些预测因子可以从规则中省略而不损失预测能力。
N-of-1 随机临床试验（或 N-of-1 RCT）	是一种基于单个病例进行双盲、随机、多周期二阶段交叉设计的随机对照试验，一般安排两种干预和 3 个或 3 个以上周期，每个周期形成一个二阶段交叉设计，随机分配每个周期两个阶段的干预，相邻阶段间有一个洗脱期；相邻周期之间亦安排一个洗脱期。该试验常用于评价某种药物与对照药物的疗效。N-of-1 试验可揭示个别患者对干预的异同，了解病例存在的特殊规律；N-of-1 试验更加关注个体化的治疗效果，符合循证医学的要求，并为个体患者的决策提供了强有力的证据。
列线图	一个易于计算概率的图形比例。EBM 中最常用的诸如图是 Fagan 开发的一种从测试前概率（通过似然比）转移到验后概率的方法。
非依附	如果患者没有接受研究干预的完整疗程（例如，一般情况下，他们不服用药物的处方剂量或持续时间，或不完全参与研究项目），则为非依附性。
非劣效性检验	非劣效性试验研究了试验干预的效果是否比标准干预要好，超过规定的限度。这与等效试验形成对比，等效试验旨在确定干预措施是否类似于另一干预措施。如果新干预措施具有其他优势，如更容易获得、成本更低、侵入性更小、危害更少或负担更轻，或者有可能为赞助者增加收入，则对标准治疗的试验性干预措施的降低可能是有意义的。
非参与观察	请参阅现场观察。
无效假设	在假设检验框架中，这是开始的假设，统计测试被设计为考虑和可能的拒绝，认为在研究变量之间没有关联。
零结果	结果不重要，组间差异无统计学意义。
治疗导致危害所需人数（NNH）	如果患者接受了试验干预，会导致 1 名患者在特定时期受到副作用。这是绝对风险增加的反比，以百分比（100/ARI）表示。
需要筛检的患者数（NNS）	需要对 1 例不良事件进行筛查的患者人数。
需要治疗的患者数（NNT）	需要在特定时期内治疗的患者数量，以达到 1 个额外的良好结果。当讨论 NNT 时，必须明确干预措施、持续时间和理想结果。如果 NNT 计算结果为小数，请按照 Cochrane 指南（http://www.cochrane—net.org/openlearning/html/mod11—6.htm）四舍五入。为绝对风险降低（absolute risk reduction，ARR）倒数，以百分数（100/ARR）表示。

术语	定义
需要邀请筛查人数（NNI）	为预防一起不良事件，需要邀请筛查的人数（根据随机筛查试验的意向治疗分析中的绝对风险差异计算得出）。NNI 大于筛查所需的数量，因为其取决于筛查的吸收率；然而，NNI 可能低估了在完全参与计划的个体中进行筛选的效果。
观察性研究（或观察性研究设计）	一项观察性研究可以用来描述许多非随机试验的设计（例如，队列研究或病例对照研究，目的是建立因果关系、研究预后、诊断测试和定性研究）。这个术语通常用于队列研究、病例对照研究的背景下，患者或照护者偏好，或偶发事件，决定一个体是否暴露于一个干预或公认的有害剂或行为（与暴露在研究人员的控制下，在随机试验中）。
观察者偏倚	当观察者的观察结果有系统地根据参与者的特征（例如，对治疗和控制组进行系统的不同观察）时发生。请参阅偏倚。
比值	事件与非事件的比率；研究参与者的数量与研究参与者的数量之比没有体验到兴趣的结果。
比值比（OR）（或相对优势）	暴露组中发生事件的概率与未暴露组中发生相同事件的概率之比。
比值降低	比值降低表示风险的相对危险度降低。就像相对危险度降低是 1− 相对危险度，比值降低是 1− 相对概率（相对概率和比值比率是同义）。因此，如果治疗结果是比值比，对于特定结果的 0.6，治疗减少了 0.4 的比值。
单组前后试验设计（或前后设计）	请参阅前后设计。
开放式访谈／问题	没有为受访者的回答提供特定结构的问题，允许受访者用自己的话回答。在定性研究中，这有时也被称为 "非结构化" 访谈。调查者邀请受访者用自己的语言叙述他们的故事或对一个非常笼统的话题的看法，调查者尽可能少的提示或引导。
意见领袖（或地方意见领袖）	请参阅当地意见领袖。
机会成本	当使用资源时，替代使用的（健康或其他）优势价值被舍弃。
最优信息样本量（OIS）	当使用 GRADE（推荐等级的评估、制定与评价）方法来解释精度时，检查 95% 置信区间（CI）提供了最佳的主要方法。我们对具有大效应和明显令人满意的 CI 的早期研究持怀疑态度。最优信息样本量（OIS）是处理这种情况的一种方式。OIS 是假设适度治疗效果的充分供电的个体试验所需的患者人数。如果 CI 看起来较为正常，但样本量小于 OIS，那么我们就会因为不精确而对估计结果失去信心。
结果变量（或相关变量或目标变量）	利益的目标变量。假定依赖于或由另一个变量（独立变量）引起的变量。
过度检测	针对轻微疾病的检测，轻微疾病是指符合疾病病理标准，但不会引起症状或未被发现和未经治疗的危及生命的疾病。

（续表）

术语	定义
部分验证偏倚	当只有经过指数检测的患者的选定样本被参考标准验证，并且该样本取决于测试结果时发生。例如，运动测试结果为阳性的疑似冠状动脉疾病患者比运动测试结果为阴性者更有可能进行冠状动脉造影（参考标准）。另请参阅偏倚。
参与者观察	请参阅现场观察。
患者重要性结果	患者直接价值的结果。这与临床医生认为重要的替代、替代或植物治疗结果相反。一种考虑患者重要结果的方法是，如果它是唯一改变的东西，患者将愿意接受具有相关风险、成本或不便的干预。这对于改善症状或预防病率或病死率的治疗是正确的。但对于降低血压、改善心输出量、改善骨密度或类似的治疗，如果不改善质量或增加生命的长度，就不会有这种情况。
患者介入干预	改变临床医生行为的策略。任何旨在通过与患者互动或提供信息来改变医疗保健专业人员表现的干预措施。
患者偏好	患者在各种健康状态下的相对价值。偏好是由患者在考虑他们在管理决定中所能获得的或者是所带来的结果而带来的价值观、信念和态度所决定的。明确的枚举和利益平衡而对于基于证据的临床实践来说，风险是使管理决策变得大胆的潜在价值判断。
患者报道结果	患者的健康状况的任何报告，直接来自患者，而不解释患者的反应由临床医生或其他任何人。患者报告的结果可以用绝对术语（例如，症状的严重程度、症状或病情的严重程度）来衡量，也可以用以前的方法来衡量。
血统	描述一个家庭两代或几代人的遗传特征的图表。
皮尔逊相关系数	两组正态分布数据之间的相关性统计检验。Pearson 相关性提供了一种关联度量，而非衡量一致性。请参阅相关系数。
方案分析（功效分析或有效性分析）	包括根据协议完成整个临床试验的患者的亚组。这种方法损害了随机化达到的预后平衡，因此很可能对治疗效果提供有偏倚的估计。
药物基因组学	分析遗传构成如何影响个体对药物的反应。药物基因组学通过将基因表达或单核苷酸多态性与药物的功效或毒性相关联来处理患者遗传变异对药物反应的影响。目标是优化药物根据患者的基因型进行治疗，以确保最大疗效，最小的不良反应。
第一阶段研究	通常在健康志愿者中进行的研究，调查药物的生理作用，评估其是否表现出不可接受的早期毒性作用。
第二阶段研究	对患者进行初步研究，提供可能的药物有效性的初步证据。
第三阶段研究	随机临床试验，旨在测试一种药物的益处和危害的大小。
第四阶段研究（或上市后监督研究）	在确定药物的有效性和药物上市后进行的研究，通常是为了确定不常见的或未预期的毒性作用的频率。
现象	在定性研究中，一种强调人类经验复杂性的调查方法，以及实际了解整体经验的需要。

术语	定义
表型	细胞或生物的可观察特征，通常是基因编码的产物（基因型）的结果。
φ（或 φ 统计量）	机会独立协议的度量。
PICO（患者，干预，比较，结果）	一种回答临床问题的方法。
安慰剂	安慰剂与活性干预措施尽可能相似的生物惰性物质（通常是药丸或胶囊）。药物试验的对照组有时会将安慰剂给予参与者，以帮助确保为研究中的参加者不知情。
安慰剂效应	干预的效果与生物效应无关。
点估计	单个值最好表示人口参数的值。
多态性	一种基因的两种或多种变体的存在，在人群中发生，至少有 1% 的频率的不常见变异。请参阅突变。
联合估计	统计摘要测量值代表适用于所有有助于解决类似问题的研究的参数的最佳估计（例如，来自一组随机试验的合并相对危险度和 95% 置信区间）。
阳性预测值（PPV）	请参阅预测值。
实证研究（或阳性试验）	阳性对照是一种干预方法，比如一种药物、疗或医疗器械，这种干预方法的有效性以前已经是明确的，只是为了说明新疗法的有效性。与阴性对照相比，阳性对照是与要进行的试验内容很相似但不相同，而且其由经验可以预见其结果，即应该得出正面的结果。
后测比值	在诊断测试结果之后出现目标条件的比值。
验后概率	在诊断测试结果可用后出现目标条件的概率。
功率	研究在虚假时拒绝无效假设的能力（应该被拒绝）。权力与样本量的充分性相关：如果样本量太小，则研究将没有足够的能力来检测组之间的差异。
实践指南（或临床实践指南或指南）	请参阅临床实践指南。
预测规则（或临床预测规则）	请参阅临床预测规则。
预测值	预测值有两类。阳性预测值是具有阳性检测结果的患者的比例；阴性预测值是具有阴性测试结果且无疾病的人群的比例。
首选项	请参阅值和首选项。
预测比值	在诊断测试结果可用之前存在目标条件的可能性。
验前概率	在诊断测试结果可用之前存在目标条件的概率。
患病率	在特定时间内受特定疾病影响的人员的比例。从高质量研究中获得的患病率可以为预检概率提供信息。

（续表）

术语	定义
预防	预防性措施是指减少未来事件或疾病威胁发生的风险的行动。一级预防旨在阻止发展中的病症。二次预防旨在阻止或缓解疾病或疾病的进展，当患者患有疾病并且有发展与其目前疾病相关的疾病的风险时。二次预防通常与治疗无法区分。一级预防的一个示例是百日咳接种疫苗。二级预防的一个例子是对骨密度低和有椎体骨折证据的妇女进行抗骨质疏松干预，以防止以后的骨折。三级预防的一个示例是为经历心肌梗死相关不良影响的患者提供康复计划。
初级研究	收集原始数据的研究。初步研究与总结个体初级研究结果的概要不同，它们与总结一些初步研究结果的系统综述不同。
主成分分析	一系列微阵列试验，在多个条件下产生数千个基因的差异表达观察。主成分分析是一种用于确定多维数据集中的关键变量的统计技术，可解释观察值的差异，并可用于简化多维数据集的分析和可视化。
概率敏感度分析	与经济分析相关，这是一种处理经济模型不确定性的方法，其中分配是为模型变量定义的，模拟技术用于随机抽取分布以估计估计成本和结果的变异性。
可能性	对病情存在（例如，诊断）或后续事件（例如，干预研究中）的可能性的定量估计。
预测	疾病的可能后果和结果以及预期发生的频率。
预后因素	患者或参与者的特征，可以增加或降低阳性或不良结局的风险。
预后研究	一项在一段时间内报告患者的研究，并将其跟进，以确定后续事件的频率和时间。
前瞻性研究（或队列研究或纵向研究）	请参阅队列研究。
发表性偏倚	发表研究结果取决于研究结果的方向以及是否具有统计学意义。另请参阅偏倚。
立意抽样（目的性抽样或判断抽样）	在定性研究中，根据与研究问题相关的关键特征和分析过程中出现的分析问题，选择参与者的一种非概率抽样。具体的抽样标准可能会在项目过程中演变。根据不同的主题，例子包括记录范围或多样性的最大变异抽样；极端案例抽样，即选择在某种程度上相反的案例；典型或代表性案例抽样，以描述感兴趣的现象中常见的东西；关键性抽样，以戏剧性地提出一个观点；标准抽样，即研究所有符合某种预先确定的重要标准的案。
P 值（或 P）	如果无效假设成立，试验重复一遍又一遍，那么结果极端或极端的概率就会出现。$P < 0.5$ 的意思是，在重复的试验中，在重复的试验中，如果无效假设是正确的，那么结果就会极端或极端。
循证证据金字塔	以证据为基础的医学资源，可分为三大类：总结和指导方针，预先评估研究和未预先评估的研究。

术语	定义
定性研究	定性研究侧重于社会和解释，而非可量化的现象，旨在发现，解释和描述，而非测试和评估。定性研究对社会经验或环境理论进行归纳，描述性推论，而定量研究则对人群进行因果关系或相关推理。定性研究不仅仅是依赖于定性数据的描述和解释的一种分析方法。具体方法包括例如基础理论、人种学、现象学、案例研究、批判理论和历史学。
质量调整寿命年（QALY）	考虑到健康状况不佳和生活质量受限的生存度量单位。例如，如果患者患病后存活了 10 年，生活质量因慢性肺部疾病而下降了 50%，那么生存期就相当于 5 个质量调整生命年（QALYs）。
质量改进	确定、衡量、改进和控制实践以维持或改善医疗保健服务适当性的方法。
护理质量	医疗保健在多大程度上符合最佳护理的技术和人文标准。
定量研究	通过对产生适合统计分析的数量的预定变量的精确测量和定量，对现象的调查进行测试。
随机	通过正式的机会过程来管理，其中以前的事件的发生在预测未来的事件中是没有价值的。例如，将参与者分配给 2 个指定组中的 1 个的概率为 50%。
随机分配（或随机化）	请参阅随机化。
随机效应模型	用于对荟萃分析中的效应量进行汇总估计的模型，假设所研究的研究是针对荟萃分析中提出的问题的研究人群的随机样本。每项研究估计出不同的潜在真实效果，并且假设这些效应的分布在平均值附近是正常的。由于随机效应模型考虑到学习内部和学习变异性之间，点估计之间的置信区间是当研究结果有明显的变异性时，比使用固定效应模型时可能更宽。
随机误差（或机会）	我们永远不能确定地知道由于随机误差而导致的干预效应的真正价值。在所有测量中都是固有的。在研究中提出的观察结果只是所有可能的观察结果的样本可以从相关患者的人群中获得。因此，任何观察样本的平均值或平均值与整个体口的真实值有一些变化。当与测量相关的随机误差水平较高时，测量值不太精确，而且我们对该测量的值不太确定。
随机（或随机分配）	参与者按机会分配给组，通常通过随机数字表的辅助来完成。不要与系统分配或准随机化（例如，每月的奇数日和偶数日）或调查员酌情使用的其他分配方法混淆。
随机临床试验（RCT）或随机试验	个体随机分配接受或不接受试验性诊断、预防、治疗或姑息治疗的试验，然后随访以确定干预的效果。
随机抽样	通过选择抽样单位（例如，个别患者）获得的样本，使得每个单位具有独立和固定（大致相等）的选择机会。给定的单位是否被机会确定（例如，通过随机排序的数字表）。
回忆偏倚	当发生不良结局的患者与不经历不良结局的患者相比，不考虑暴露的真实程度，回忆偏倚暴露的可能性不同。另请参阅偏倚。

（续表）

术语	定义
接收器工作特性（ROC）曲线	描绘诊断测试功能的图形。受试者工作特征（ROC）曲线显示了横向轴上测试的真实阳性率（即敏感度）和垂直轴上的阳性和阴性测试结果的不同切点的假阳性率（即1–特异性）。完美测试的ROC曲线具有1.0的曲线面积，而不能比机会更好的测试的曲线下面积仅为0.5。
隐性	描述在纯合子中表达但不是杂合子的任何性状（即，该等位基因的2个拷贝是体现其效果的必要条件）。
递归分区分析	一种用于确定使用一组预测变量的最佳方法，以估计个体经历某一特定结果的可能性。这项技术不断地将人口（例如，年老和年老的人，年轻的和年老的）区分开来，根据在那些将会有利益结果的人之间的差异，以及那些不会产生利益的人之间的区别。
参考标准（或标准或金标准）	请参阅判据标准。
推荐偏倚	当患者的特征在一种环境（例如，初级保健）和另一种情况下（例如，二级或三级护理）不同时发生。请参阅偏倚。
自反性	在使用实地观察的定性研究中，无论采用哪三种方法，观察者都会对被观察到的、小的或大的事物产生一定的影响。观察者与被观察到的相互作用称为自反性。研究人员必须承认并研究其自反性，并在数据解释中对其进行研究，无论它在获取社会真理方面起着积极或消极的作用。
回归（或回归分析）	一种使用预测变量或独立变量来构建统计模型的技术，该模型预测个体患者相对于因变量或目标变量的状态。
相对诊断比值	诊断比值比是提供诊断测试功能的一种方式的单一值。当我们有一个测试点，并将测试结果分为正负时，它是适用的。诊断比值比计算为真阳性和真阴性结果的乘积除以假阳性和假阴性结果的乘积。相对诊断比值比是一种诊断比值比与另一种诊断比值比的比值。
相对比值	请参阅比值比。正如相对危险度和风险比是同义词，相对比值和比值是同义词。
相对危险度（或风险比）	暴露人群中的事件风险与未暴露的风险之间的比例。
相对危险度增加（RRI）	试验组和对照组之间有害结局风险成比例增加。通过将试验组（试验组风险［EGR］）中的有害结果的风险除以风险来计算，对照组（［EGR–CGR］/CGR）有害结局风险，对照组（对照组风险［CGR］）有害结局。通常用于有害暴露。
相对危险度减少率（RRR）	试验与对照参与者之间有害结局风险的比例降低。通过将对照组（对照组风险［CGR］）的有害结果的风险除以试验组（试验组风险［EGR］）中的有害结局的风险，将有害结果的风险除以对照组（［CGR–EGR］/CGR）。用于有利的暴露或干预。请参阅相对危险度；风险；治疗效果。

术语	定义
可靠性	一项技术统计术语，指的是一种测量工具区分受试者，患者或某些潜在性状参与者的能力。随着受试者（随时间推移或超过评估者）的变异性增加，受试者的变异性增加和减少，可靠性增加。可靠性通常表示为分子间相关系数，分子中的受试者间变异性和分母中的总体变异性（受试者和受试者之间）。
提醒（或提醒系统）	改变临床医生行为的策略。手动或电脑化提醒，以促使行为改变。
报告偏倚（或选择性结果报告偏倚）	作者倾向于根据结果的大小、方向或统计意义对研究结果进行不同的报告。请参阅偏倚。
残余混杂	未知的、未测量的或次优测量的预后因素，这些因素在通过统计技术进行充分的协变量调整后，在各组之间仍然不平衡。剩余的不平衡将导致对任何假定的因果暴露的效果评估出现偏差。
响应性	一种检测随时间变化的仪器的敏感度或能力。
审查	一篇有系统地评估和总结超过 1 个主要研究结果的文章，如在系统综述中，或在没有证据基础的方法的文章中总结一个主题的文章，如叙事综述。请参阅系统综述和叙事综述。
核糖体	信使 RNA 翻译发生的细胞的蛋白质合成机制。
风险	暴露与结果之间的关系（包括发病率、不良反应或毒性）。
风险差异	试验和控制参与者之间的危险结果的绝对差异。它的计算方法是控制组（制组风险［CGR］）中有害结果的风险减去试验组风险（试验组风险［EGR］）（CGR—EGR）。
风险因素	风险因素是一开始就与疾病发展相关的患者特征。预后因素是指能增加或降低特定疾病阳性或阴性结果风险的患者特征。
偏倚风险	研究结果在多大程度上受到系统误差的影响。
风险比（或相对危险度）	请参阅相对危险度。
筛选	旨在检测高危人群的服务，该服务有一个与可修改的不良后果相关的条件，提供给既无症状又无危险因素的人。
次级循证期刊	二级期刊不发表原创研究，而是包括已发表的研究成果的概要，它们符合临床相关性和方法质量的预先指定标准。
长期趋势	事件的概率随时间的变化，独立于已知的结果预测因子。
半结构化面试	在定性研究中，面试是建立在一个涉及分析的具体问题的意义上，但非结构化的，在这种意义上，询问问题的方式和回答的方式不同，从一个面试到另一个面试。调查者系统触摸专题但提问自然，从参与者的会话语言，邀请开放式的答案。
敏感度	在目标人群中有阳性测试结果的人群比例。也看到特异性。
敏感度分析	对健康保健评估结论的稳定性的任何测试，包括概率论，价值判断，以及关于决定的结构的假设。这可能涉及对决策模型的重复评估，其中一个或多个相关参数是变化的。

（续表）

术语	定义
前哨作用	当参与者意识到他们的行为正在被评估时，人类的表现就会得到改善，而霍桑效应则是指行为的改变是被观察到的结果，而非被评估的结果。
顺序样本（或连续样本）	请参阅连续样本。
标志	临床医生在检查患者时发现的疾病的任何异常。这是疾病的一个客观方面。
信噪比	信号是指测量的目标；干扰指的是掩盖信号的随机误差。当人们试图在一个时间点上区分人与人之间的差异（谁的情况更好，谁的情况更差）时，信号来自患者之间分数的差异。干扰来自患者随时间的推移而发生的变化差异。干扰越大，就越难发现信号。当一个体试图评估随时间的变化时，信号来自病情改善或恶化的患者的分数差异。干扰来自状态没有改变的患者的评分差异。
信号测试	一种非参数检验，用于比较两组之间的相对值。
谷仓效应	在进行经济分析时，考虑狭隘观点的一个主要原因是评估改变对主要预算持有者的影响，因为在采取新的干预措施之前，可能需要调整预算（谷仓效应）。
单核苷酸多态性（SNP）	与普通或野生型序列相比，单个碱基对在特定点上的DNA序列发生变化。
社会期望偏倚	当参与者根据社会规范或社会期望的行为而不是实际情况来回答时，就会发生这种情况（例如，漏报饮酒）。请参阅偏倚。
特异性	真正脱离了特定疾病的人的比例，他们被测试证实了。该试验可能包括或包括临床观察。请参阅敏感度。
疾病谱偏倚	理想情况下，诊断测试属性将在一个体群中进行评估，在这些人群中，目标阳性患者的疾病范围包括所有临床医生可能对诊断不确定的人，而目标阴性的患者包括那些容易与目标条件混淆的患者。当在不同于这个理想的人群中评估诊断测试的准确性时，可能会出现频谱偏倚。频谱偏倚的示例包括目标阳性人群中相当大比例的人患有晚期疾病，而目标阴性参与者是健康或无症状的情况。这种情况通常发生在诊断性病例对照研究中（例如，将患有晚期疾病的人与健康人进行比较）。这样的研究可能会对测试的有用性做出过于乐观的估计。请参阅偏倚。
利益相关者分析	旨在增进对利益相关者行为、计划、关系和利益的理解，并产生有关利益相关者的影响、支持和资源的信息的战略。
标准误差	一个总体参数估计的标准偏倚。均值的标准误差是人口平均值估计的标准差。
标准博弈法	是一种以期望效用理论为基础的选择型效用值测量方法。标准博弈法给应答者提供两种可选择方案 A 和 B。选择方案 A 有两种可能的结果，一是患者通过治疗得到康复并且能健康生存一定的年限（概率为 P），二是患者立即死亡（概率为 $1-P$）；选择 B 方案的结果是患者在某种疾病状态（例如，残疾状态 i）下生存 t 年。然后不断改变 p 值，直至应答者对两种方案的偏好相等位子，此时，状态 i 持续 t 年要求的效用值为 p。

术语	定义
标准均数差	在综合分析中使用的一种统计数据，当所有的研究都评估相同的结果时，但使用不同的测量工具（例如，测量焦虑或疼痛的不同仪器）来衡量结果。报告为 d，也请参阅效果大小。
统计过程控制	一种基于对过程或结果的预期变化进行质量改进的统计方法。它包括测量、绘制和分析数据，以检测稳定、改进或下降的性能，最后一个提示控制或纠正操作。
统计显著性	一项表示在研究数据分析中得到的结果不太可能是偶然发生的，无效假设被拒绝。当有统计学意义时，在给定零假设的情况下，观察到的结果的概率低于规定的概率水平（通常是 $P < 0.05$）。当只考虑一个方向的影响时，进行单边显著性检验。注意 P 值不提供估计的大小或精度估计的大小。应该提供具体的统计测试结果和方差度量（例如，比值比和 95 ％置信区间、中位数和四分位数、平均值和标准偏倚）。
阶梯式楔形设计方法	在若干时期向研究单位（临床医生、组织）依次推出质量改进干预措施，以便在研究结束时所有参与者都接受干预措施。参与者接受干预的顺序可以是随机的（类似于群组随机设计的严格程度）。在新的一组参与者（"步骤"）接受 QI 干预的每一个点收集数据和测量结果。楔形对照组与干预组之间在结果上的观察差异归因于干预。
早期终止试验（截断试验）	被截断的随机临床试验（RCTs）由于明显的伤害而提前停止了试验，因为研究人员已经得出结论，他们将无法证明治疗效果（无效），或者是明显的好处。如果停止试验的决定是在一个随机的高水平上发现治疗的明显好处，那么相信从早期的 RCTs 治疗中停止的治疗将会产生误导。
终止规则	这些方法和统计指南将决定尽早停止试验。他们可以合并计划样本规模、计划和进行中期分析、存在和类型的数据监测，包括独立研究监督、统计边界和临时分析和停止的统计调整。
结构式摘要	一篇文章的主要内容的简要概述。例如，ACP 期刊俱乐部治疗摘要包括问题的主要标题、方法、设置、患者、干预、主要结果和结论。更高度结构化的摘要包括副标题。例如，ACP 期刊《俱乐部治疗文摘》的方法包括设计、分配、设盲和随访。
亚组分析	对患者分组的数据进行单独的分析，例如在疾病的不同阶段，有不同的共病条件，或不同年龄的患者。
替代结果或终点（或替代结果或终点）	请参阅替代终点。
调查结果汇总表	在一项根据分级（推荐评估、开发和评估）方法制定的实践指南中，总结表提供了所有重要结果的置信评级和相关的估计相对和绝对的影响。总结表可以促进共享决策。
优效性检验	目的是确定试验干预是否优于对照（通常是标准干预或现有的护理标准）。解释优越性试验的结果需要先验地定义干预措施之间最小的结果差异，即患者认为在可能的危害、负担或成本的情况下，试验干预措施有足够大的优势，可以证明患者对它的偏好。

（续表）

术语	定义
替代结果或终点（或替代结果或终点）	这些结果本身对患者并不重要，但与患者重要的结果相关的结果（例如，与骨折线相关的骨密度、与心肌梗死相关的胆固醇和与卒中相关的血压）。如果这些结果是干预措施唯一能改变的结果，那么它们就不会影响患者的行为。
监测偏倚	请参阅监测偏倚。
调查	一项观察性研究，主要通过采访者管理或自我管理的方法，从受访者中获得关于活动、信仰、偏好、知识或态度的信息。
生存分析	一种统计程序，用来比较每一组在整个研究过程中经历不同结局的患者的比例（例如，死亡）。
生存曲线（或 Kaplan–Meier 曲线）	从研究人口的 100% 开始，在有资料可查的情况下，显示人口在连续时间内仍然存活（或没有疾病或其他结果）的百分比的曲线。另请参阅 Kaplan–Meier 曲线。
症状	在患者报告的功能、外观或感觉上的正常现象或偏离或暗示或预示疾病。
综合征	症状或生理异常的集合。
同义单核苷酸多态性（单核苷酸多态性）	单核苷酸多态性（SNP）与普通或野生型序列相比，不导致氨基酸序列的变化；在一个非同义的 SNP 中，由于 SNP 的结果，氨基酸序列发生了变化。
简介	简要概括了一个研究或系统回顾的关键方法的细节和结果。
系统误差（或倾向）	请参阅偏倚。
系统综述	主要研究的识别、选择、评估和总结，以减少偏误的可能性，解决了集中的临床问题。
系统	系统包括实践指南，临床路径或循证教科书总结，整合有关特定临床问题的证据信息，并提供定期更新来指导个体患者的护理。
目标条件（或目标疾病）	在诊断试验研究中，研究人员或临床医生特别关注鉴别（例如，结核病，肺癌或缺铁性贫血）的情况。
目标阴性	在诊断试验研究中，不具备目标条件的患者。
目标结果（或目标终点或目标事件）	在干预研究中，研究人员或临床医生特别感兴趣的条件是预期干预将减少（例如，心肌梗死、卒中或死亡）或增加（例如，溃疡愈合）。
目标阳性	在诊断试验研究中，具备目标患者的患者。
目标变量（或相关变量或结果变量）	请参阅从属变量。
诊断阈值	临床医生决定诊断的概率不需要进一步考虑。
主题	定性研究结果要素的通用术语。研究人员通常会根据其数据中的模式描述或解释现象的标签和定义来表达主题。
理论饱和度	在定性研究中，这一点在分析中将主题组织成一个连贯的理论或概念框架；新的数据很容易适应，而不需要修改理论。这被认为是适当的数据分析的停顿点，特别是基于理论的方法。

术语	定义
理论	理论由概念及其关系组成。
理论三角校正	请参阅三角校正。
需要治疗阈值（或需要危害的阈值）	治疗所需的最大数量需要接受伤害，因为证明治疗的好处和危害是合理的。另请参阅需要治疗的人数和需要伤害的人数。
时间序列设计（或中断时间序列设计）	在本研究设计中，在干预前后的几个点收集数据。在干预前收集的数据可以估计潜在的趋势和周期（季节）影响。在干预后收集的数据允许在考虑潜在的长期趋势的同时估计干预效应。干预可能会中断，然后重新引入多次。时间序列设计在多个周期内监测结果或终点的发生，并确定模式是否与干预措施相吻合。
可转移性	基于研究结果的知识在多大程度上可以合理地应用于与原始研究环境不同的情况。除了研究报告提供的信息外，还需要其他来源的判断和专业知识。
治疗效果（或干预效果）	比较临床研究的结果可以用各种干预措施来表达。例如绝对风险降低（ARR）、相对危险度减少率（RRR）、比值比（OR）、治疗所需数量（NNT）和效应大小。使用这些表达干预效果的适当性以及概率，手段或中位数是否用于计算它们取决于用于测量健康结果的结果变量的类型。例如，ARR、RRR 和 NNT 用于二分变量，效应大小通常用于连续变量。
治疗目标	治疗所针对的疾病表现（症状、体征或生理异常）。
治疗阈值（或治疗阈值）	概率高于此值，临床医生会考虑诊断确认并停止测试并开始治疗。
治疗试验	在治疗试验中，医师向患者提供干预，在随后的一段时间内对干预措施的影响进行评估，根据效果，建议继续或停止干预。
三角校正法	在定性研究中，三角校正法是一种分析方法，即利用多种信息来源来证实关键结论。三角法有不同的类型。利用三角校正法时，需要 1 名以上的调查员收集和分析原始数据，以便研究人员通过协商一致发现调查结果。三角分析理论是将出现的调查结果与现有的社会科学理论进行印证的过程。请注意，任何差异并不一定表示研究有偏倚或错误，而是下一阶段的实证分析应该对差异进行解释和说明。
剪补定量分析法	在系统综述中怀疑存在发表性偏倚时，研究人员可能会试图通过删除或修剪那些没有对应的负结果研究的小规模正结果研究来估计真实的干预效果，然后从所产生的对称漏斗图中计算出假定的真实效果。研究人员随后取代了已经删除的阳性结果研究，并添加了反映阳性结果研究的假设研究，以创建一个保留新的汇总效应估计的对称漏斗图。这种方法可以计算出调整后的置信区间和缺失试验数量的估计。
真阴性	测试正确识别没有目标障碍的人。
真阳性	被测试者正确识别为目标障碍的人。
截断试验（早期终止试验）	请参阅早期终止试验。
可信性（或可信性）	请参阅置信度信誉。

（续表）

术语	定义
t 检验	一种参数统计检验，检验 2 组值的均值之间的差异。
I 型错误	当零假设为真时，拒绝零假设而产生的错误（即研究人员得出结论，当变量不存在时，变量之间存在关联）。请参阅 α 级和 II 型错误。
II 型错误	当零假设为假时，接受零假设而产生的错误（即研究人员得出结论，当事实上存在关联时，变量之间不存在关联）。请参阅 β 错误和 I 型错误。
非设盲（或揭露）	患者、临床医生、监测结果的人员、结果的司法评估人员、数据分析师和高健作者都知道患者是否被分配到试验组或对照组。
分配单位	用于分配给比较组的单位或重点（例如个体或集群，如学校、保健团队、医院病房、门诊实践）。
分析单位	分析的单位或重点；虽然最常见的是个体研究参与者，但在使用群组分配的研究中，分析的单位是群组（例如，学校、诊所）。
分析单位误差	当研究人员使用任何种类的集群随机化（由医生而非患者进行随机化时、实践而非医师或患者、或村庄而非参与者），并且分析好像已经根据患者或参与者随机化，已经犯了分析误差单位。适当的分析确认了群集随机化并考虑到群组间的结果差异程度，与治疗效果无关。
单变量回归（或单变量回归或简单的回归）	这个术语用于简单的描述性分析。人们经常错误地使用多元线性回归。请参阅双变量回归。
揭露（或非设盲）	请参阅设盲。
前期成本	产生"治疗"所需的费用，如医生的时间、护士的时间和材料。
功利主义（或结果主义）	请参阅结果主义。
效用	健康经济学建模中的效用指的是健康状态的价值，通常从 0（死亡）到 1.0（完全健康）。
有效性（或可信性）	就健康状况的测量而言，有效性是一个仪器测量其打算测量的程度。在关键评价术语中，在批判性评价方面，有效性反映了研究设计的局限性使研究容易出现系统性错误或虚假推论的程度。请参阅可信性。
价值观和偏好	通常使用"价值和偏好"一词时，我们提到个体对某些决策及其潜在成果的目标、期望、倾向和信念的收集。在决策中纳入患者的价值观和偏好是循证医学的核心。这些术语在其他场合也有特定的意义。在卫生经济学中，要求在不确定条件下进行选择以间接衡量对某一结果的偏好的测量工具（例如，标准博弈法）量化了偏好。测量工具，在一个有确定的有利和不利结局的量表上评估结果（例如，视觉模拟量表、感觉温度计），量化了价值。
变异等位基因	某个单核苷酸多态性的等位基因在群体中出现频率最低。
验证偏倚	请参阅差异核实偏倚。
视觉模拟量表	一种由一条直线组成的评价程序，两端用代表某种现象极端的词语或短语固定（例如，"我有史以来多经历的最严重的疼痛"到"完全不痛"）。受访者被要求在直线上对应于他们的现象体验的点上做一个标记。

术语	定义
洗脱期	在交叉或单病例随机对照试验，对停止行为一旦被中断了治疗所需的时间。
加权平均差异	加权平均差是一组研究中连续测量的初始值和最终值之间的差值。加权平均差值也是荟萃分析中呈现效果大小的一种方式，在荟萃分析中，所有研究都使用相同的加权平均差值连续变量（如运动能力或特定的生活质量工具）。给出了差分的最佳估计。在 2 个疗程之间，使用所有研究中使用的特定结果的单位。计算方法是将各个研究中的差异之和，加权到每个研究的个体方差。
野生型等位基因	某一单核苷酸多态性处的等位基因，在一个群体中最为常见，也称为共同等位基因。
支付意愿	在某些经济分析中，可能需要使用相同的标准（即成本）来比较成本和结果。在这种情况下，试图询问人们可以承受多少为改善健康状况或避免负面的健康事件 / 结果而造成的花费。
工作诊断（或预先假设）	临床医生对患者临床问题的唯一最佳解释。
工作偏倚	请参阅差异核实偏倚。